高等医药院校试用教材

针 灸 医 籍 选

（供针灸专业用）

主　编　靳　瑞

副主编　郭诚杰

编　委　张　吉　徐国仟

盛灿若（以笔画为序）

上海科学技术出版社

图书在版编目（CIP）数据

　　针灸医籍选／靳瑞主编. —上海：上海科学技术出版社,1986.6（2023.2 重印）
　　高等医药院校试用教材. 供针灸专业用
　　ISBN 978 − 7 − 5323 − 0496 − 7

　　Ⅰ.①针…　　Ⅱ.①靳…　　Ⅲ.①针灸学 − 古籍 − 医学院校 − 教材　　Ⅳ.①R245

　　中国版本图书馆 CIP 数据核字（2016）第 036782 号

针灸医籍选
（供针灸专业用）

主编　靳　瑞

上海世纪出版（集团）有限公司
上 海 科 学 技 术 出 版 社　出版、发行
（上海市闵行区号景路 159 弄 A 座 9F − 10F）
邮政编码 201101　　　www.sstp.cn
常熟市兴达印刷有限公司印刷
开本 787×1092　1/16　印张 11.25
字数 184 千字
1986 年 6 月第 1 版　2023 年 2 月第 24 次印刷
ISBN 978 − 7 − 5323 − 0496 − 7/R·135K
定价：30.00 元

前　　言

　　由国家组织编写并审定的高等中医院校教材从初版迄今已历二十余年。其间曾进行了几次修改再版,对系统整理中医药理论、稳定教学秩序和提高中医教学质量起到了很好的作用。但随着中医药学的不断发展,原有教材已不能满足并适应当前教学、临床、科研工作的需要。

　　为了提高教材质量,促进高等中医药教育事业的发展,卫生部于一九八二年十月在南京召开了全国高等中医院校中医药教材编审会议。首次成立了全国高等中医药教材编审委员会,组成32门学科教材编审小组。根据新修订的中医、中药、针灸各专业的教学计划修订了各科教学大纲。各学科编审小组根据新的教学大纲要求,认真地进行了新教材的编写。在各门教材的编写过程中,贯彻了一九八二年四月卫生部在衡阳召开的"全国中医医院和高等中医教育工作会议"的精神,汲取了前几版教材的长处,综合了各地中医院校教学人员的意见;力求使这套新教材保持中医理论的科学性、系统性和完整性;坚持理论联系实际的原则;正确处理继承和发扬的关系;在教材内容的深、广度方面,都从本课程的性质、任务出发,注意符合教学的实际需要和具有与本门学科发展相适应的科学水平;对本学科的基础理论、基本知识和基本技能进行了较全面的阐述;同时又尽量减少了各学科间教材内容不必要的重复和某些脱节。通过全体编写人员的努力和全国中医院校的支持,新教材已陆续编写完毕。

　　本套教材计有医古文、中国医学史、中医基础理论、中医诊断学、中药学、方剂学、内经讲义、伤寒论讲义、金匮要略讲义、温病学、中医各家学说、中医内科学、中医外科学、中医儿科学、中医妇科学、中医眼科学、中医耳鼻喉科学、中医伤科学、针灸学、经络学、腧穴学、刺灸学、针灸治疗学、针灸医籍选、各家针灸学说、推拿学、药用植物学、中药鉴定学、中药炮制学、中药药剂学、中药化学、中药药理学等三十二门。其中除少数教材是初次编写者外,多数是在原教材,特别是在二版教材的基础上充实、修改而编写成的。所以这套新教材也包含着前几版教材编写者的劳动成果在内。

　　教材是培养社会主义专门人才和传授知识的重要工具,教材质量的高低直接影响到人才的培养。要提高教材的质量,必须不断地予以锤炼和修改。本套教材不可避免地还存在着一些不足之处,因而殷切地希望各地中医药教学人员和广大读者在使用中进行检验并提出宝贵意见,为进一步修订作准备,使之成为科学性更强、教学效果更好的高等中医药教学用书,以期更好地适应我国社会主义四化建设和中医事业发展的需要。

全国高等中医药教材编审委员会

一九八三年十二月

编 写 说 明

　　《针灸医籍选》系针灸专业的理论课程,通过学习以提高学生的针灸基础理论水平,并对针灸源流和发展,以及历代针灸学术流派有较全面的了解,同时培养学生阅读针灸古籍文献的能力。

　　本教材分为三部分,第一部分选录《灵枢》、《素问》、《难经》中有关针灸论述;第二部分是针灸论著;第三部分是针灸歌赋。每篇将原文分为若干段,篇首均有提要,每段原文之后,均加注释和按语,以便学生阅读和加深理解。

　　本书根据中央卫生部一九八二年南京会议高等医药院校针灸专业《针灸医籍选教学大纲》的要求,由广州中医学院靳瑞、陕西中医学院郭诚杰、北京中医学院张吉、山东中医学院徐国仟、南京中医学院盛灿若等负责编写。全稿经编委集体审阅、讨论,后由正副主编作全面修订。编写期间南京中医学院邱茂良教授到会指导,使本书编写质量有了显著提高。广州中医学院明顺培老师参加了本书校对工作。

　　使用本教材,可根据实际,结合临床讲授,以提高教学质量。由于针灸专业教材还属初创,本书又是第一版教材,无论在内容选择,注释详略,都难免有不当之处,恳请各院校在使用过程中不断总结经验,收集反映,提出宝贵意见,以便再版时进一步修订提高。

编　者

一九八四年一月

目　　录

1 医经选

1·1 《内经·灵枢》选

1·1·1 九针十二原第一(节选)

本篇是《灵枢》中有关针灸理论和临床重要篇章之一。主要论述了九种不同形态的针具名称和功用,以及人体十二原穴的治疗意义,故名"九针十二原"。现节选了著述《针经》的目的;针刺治疗基本原则;针刺操作要求;误治造成的后果,强调脉诊和十二原穴的重要性,并比喻了针刺不但治新病,而且可治久病等经文。

【提要】

论述编撰《针经》之目的等重要意义。

【原文】

余欲勿使被毒药①,无用砭石②,欲以微针③通其经脉,调其血气,营其逆顺出入之会④。令可传于后世,必明为之法。令终而不灭,久而不绝,易用难忘,为之经纪⑤。异其章⑥,别其表里,为之终始⑦。令各有形⑧,先立《针经》⑨。

【注释】

① 毒药:古代对一般药物的统称。《素问·五常政大论篇》将其分为大毒、常毒、小毒、无毒四类。

② 砭石:我国最早医疗工具之一。为楔形石块,用于砭刺患部以治疗各种疼痛及排脓放血等,约起源于新石器时代。《山海经》云:"高氏之山,其上多玉,其下多箴石。"晋·郭璞注:"箴石,可以为砥(砭)针,治痈肿。"又《礼记·内则》曰:"古者以石为针,所以为刺病。"系后世针具之导源。

③ 微针:毫针。《黄帝内经·灵枢集注》注,(下简称《灵枢集注》):"微针……是九针之外,又立小针也。"《灵枢识》注:"微针小针,盖谓九针中之毫针。"以后说为是。

④ 营其逆顺出入之会:营,管理、调节。《诗·小雅·黍苗》:"召伯营之。"郑玄笺:"营,治也。"逆顺,经脉之不同走向,出入,经气由外入内或由内出外。本句意为:调节经脉运行,使经气逆顺出入会聚功能正常。

⑤ 经纪:秩序,引申为条理。

⑥ 异其章:分别章节。《太素》补遗本作"异其篇章"为四言句,前后文则一致。

⑦ 为之终始:使它(指《针经》)有始有终。即如下节(本书未选入)所言:"令有纲纪,始于一,终于九焉。"

⑧ 令各有形:形,此指针具的形状。意为使九针各有不同的形态。

⑨《针经》:即《灵枢经》。《类经·针刺类·九针之要》注:"《灵枢》即名《针经》,义本诸此。"

【按语】

本段经文指出,针刺治疗与药物或砭石治疗有所不同。它具有疏通经脉,调节气血的特殊作用。故应进行分类编纂,不仅令后人学有所依,而且能使这一疗法得以流传千古,不致湮没。

确实,《黄帝内经》特别是其中被指为《针经》的《灵枢》部分,其中,大量有关经络针灸理论,至今仍有效地指导着临床实践。

【提要】

概述针刺治疗的基本原则。

【原文】

小针之要,易陈而难入①,粗守形②,上守神③,神乎,神客在门④,未覩⑤其疾,恶⑥知其原。刺之微,在速迟⑦粗守关,上守机⑧,机之动,不离其空⑨,空中之机,清静而微⑩,其来不可逢,其往不可追⑪。知机之道者,不可挂以发⑫,不知机道,叩之不发⑬,知其往来,要与之期⑭,粗之闇⑮乎,妙哉! 工独有之。往者为逆,来者为顺⑯,明知逆顺,正行无问⑰。逆而夺之,恶得无虚,追而济之,恶得无实⑱,迎之随之,以意和之,针道毕矣。

【注释】

① 易陈而难入:陈,陈述;入,深入。《类经·针刺类·九针之要》注:"易陈者,常法易言也。难入者,精微难及也。"

② 粗守形:粗,指技术低劣的医生。形,指刺法也。《类经·针刺类·九针之要》注:"粗工守形迹之见在也。"《灵枢注证发微》注:"下工泥于形迹,徒守刺法。"

③ 上守神:上,指技术高明的医生。神,精神气血的内在变化。《灵枢注证发微》注:"所谓神者,人之正气也。"《类经·针刺类·九针之要》注:"上工察神气于冥冥也。"

④ 神乎,神客在门:神乎,系医生聚精会神。神,正气也。客,邪气也。神客,正邪共会也。《灵枢注证发微》注:"邪气之所感,有时如客之往来有期,名之曰客。"门,邪气侵入的门户。

⑤ 覩:同睹。

⑥ 恶(wū 乌):何,怎么。

⑦ 刺之微,在速迟:微,微妙。速迟,运针快慢,此指手法而言。《灵枢注证发微》注:"刺之微妙,在于速迟,速迟者,即用针有徐疾之意也。"

⑧ 粗守关,上守机:关,四肢关节的腧穴。机,经气至的动静时机。《类经·针刺类·九针之要》注:"粗守关,守四肢之关节也。上守机,察气至之动静也。"

⑨ 空:同孔,此指腧穴。

⑩ 清静而微:经气活动变化是微妙而不易觉察的。《类经·针刺类·九针之要》注:"言察宜详慎也。"

⑪ 其来不可逢,其往不可追:其来,指邪气方盛。逢,补法。其往,指邪气衰去。追,泻法。《灵枢集注》注:"如其气方来,乃邪气正盛,邪气盛则正气大虚。不可乘其气来即迎而补之,当避其邪气之来……不可乘其气往,追而泻之,恐伤其正气。"

⑫ 不可挂以发:挂,差也。不可差于毫发之间。指应及时施行补泻。《灵枢注证发微》注:"知机之道者,唯此一气而已,犹不可挂一发以间之。"《灵枢集注》注:"静守于来往之间而补泻之,少差毫发之间则失矣。"

⑬ 叩之不发:指不能及时掌握施行补泻时机,如箭在弦,应当发射而不射。《灵枢集注》注:"叩之不发,补泻失时。"

⑭ 要与之期:要,相约。《类经·针刺类·九针之要》注:"要……约也"。与,给予。本句意指严格掌握针刺时机。《灵枢集注》注:"要与之可取之期而取之也。"

⑮ 闇:愚昧不明。

⑯ 往者为逆,来者为顺:指正气盛衰的情况。《类经·针刺类·九针之要》注:"往,气之去也,故为之逆;来,气之至也,故为之顺。"

⑰ 正行无问:正行,依据法则治疗;问,疑问。《类经·针刺类.九针之要》注:"正法行之,而不必疑而更问也。"

⑱ 逆而夺之,恶得无虚,追而济之,恶得无实:逆,迎也。逆迎同义,即迎着经脉来的方向针刺,泻其邪

气,使实转虚。《类经·针刺类·九针之要》注:"逆其气至而夺之,泻其实也,恶得无虚。"追,顺也。指顺着经脉去的方向针刺,补其正气,使之由虚转实。

【按语】

本段提出针刺治疗的一些基本原则:其一,不能仅满足于局部证候的观察,而应通过外在征象,着重了解疾病内部气血变化情况,以探求本源;其二,针刺治疗的关键在于掌握气至的时机;依据正邪盛衰不同表现,给予恰当的补泻手法。这些精辟的论述,不仅充分体现了祖国医学治病求本、辨证施治的根本观点,同时还强调了正确掌握机体生理病理活动规律而予以治疗的重要意义。

【提要】

针刺操作的基本要求。

【原文】

持针之道,坚者为宝①,正指直刺②,无针左右,神在秋毫③,属意病者④,审视血脉者,刺之无殆⑤。方刺之时,必在悬阳,及与两卫⑥,神属勿去,知病存亡。血脉者,在腧横居⑦,视之独澄,切之独坚⑧。

【注释】

① 坚者为宝:持针须坚定有力。《类经·针刺类·用针虚实补泻》注:"坚而有力,则直达病所。"

② 正指直刺:手指执针端正,直刺而入。《类经·针刺类·用针虚实补泻》注:"正而不斜,则必中气穴。"

③ 神在秋毫:神,指医生的神志。秋毫,鸟兽在秋天新生的细毛。比喻极纤细之事物。此指,医者必须聚精会神,不放过微细的征象。《类经·针刺类·用针虚实补泻》注:"医之神见,在悉秋毫,必精必确。"

④ 属意病者:全神贯注地观察病人。

⑤ 殆:危险。

⑥ 必在悬阳,及与两卫:《甲乙经》:"必"作"心","卫"作"衡"。对此两句解释意见不一。有的注家认为:悬阳,指目;卫应作衡,指眉上的部位。这里泛指眉间及面部。全句意即为:必察患者两目、眉间及面部的神色变化。

⑦ 在腧横居:腧,腧穴。血络由于经脉痹阻不通显现于腧穴上的现象。《灵枢集注》注:"一经上实下虚而不通者,此必有横络盛加于大经,令之不通。"

⑧ 视之独澄,切之独坚:《甲乙经》,澄作满。澄,清澈。本句意为:痹阻之血脉显露,观之清晰,因系外邪结聚,故按压之结实。《灵枢集注》注:"故有血络横在于经腧者,当视之独清,切之独确而去之也。"

【按语】

本段经文强调,医者在进行针刺操作时,精神必须集中,手法必须正确,应细审血脉虚实,详查目睛、面部色泽,这样才能治之有效而不会发生任何危险。至于痹阻血络横结于腧穴的情况,现针灸临床上虽有所见和应用,但还不够重视。对慎视血脉色泽,按切经腧坚实的诊断方法,值得今后进一步探讨。

【提要】

从误治造成的严重后果强调脉诊的重要意义。

【原文】

凡将用针,必先诊脉,视气之剧易①,乃可以治也。五脏之气已绝于内②,而用针者反实其外,是谓重竭③,重竭必死,其死也静④,治之者,辄反其气,取腋与膺⑤；五脏之气已绝于外，而用针者反实其内，是谓逆厥⑥，逆厥则必死，其死也躁⑦，治之者，反取四末⑧。刺之害中而不去，则精泄⑨；害中而去，则致气⑩。精泄则病益甚而恇⑪，致气则生为痈疡。

【注释】
① 剧易：剧，繁多。这里引申为虚实盛衰。
② 绝于内：此指五脏之气灭绝于内。
③ 重竭：严重衰竭，虚上加虚的征象。《类经·针刺类·用针先诊反治为害》注："脏气已绝于内，阴虚也，反实其外，误益阳也。益阳则愈损其阴，是重竭也。"
④ 其死也静：死，此指生命垂危。由于阴竭造成的危重症候，病人表现安静。《类经·针刺类·用针先诊反治为害》注："阴竭必死，死则静也。"
⑤ 輒（zhé 哲）反其气，取腋与膺：輒同辄，即则。反其气，指与应补脏阴的方法相反。取腋与膺，即选取腋部和胸前和脏气转输有关的穴位。《类经·针刺类·用针先诊反治为害》注："腋与膺，皆脏脉所出。气绝于内，而复实之，则致气于外，而阴愈竭矣。"
⑥ 逆厥：《类经·针刺类·用针先诊反治为害》注："脏气已绝于外，阳虚也；反实其内，误补阴也；取阴则阳气愈竭，故致四逆而厥，逆厥必死，死必躁也。"
⑦ 其死也躁：《灵枢集注》注："其死也，阴气有余故躁。"
⑧ 反取四末：四末，此指手足之端腧穴。《灵枢集注》注："反取其四末之输，有留针以致其阴气，阴气至则阳气反入，入则逆。"
⑨ 刺之害中而不去，则精泄：害，病邪。《灵枢集注》注："刺之害，中病而不去其针。"指刺中病邪当即出针，若留针时间过长，则反伤其气，气由精气化生，故曰精泄。
⑩ 致气：未出尽的邪气留滞结聚。
⑪ 恇（kuāng 匡）：怯弱、衰败的样子。

【按语】
本段着重论证"用针，必先诊脉"的意义。指出，应用脉诊了解机体虚实，是针刺治疗的重要前提之一。否则，可造成辨证不当，诊断失误，犯实实虚虚的毛病。导致重竭、逆厥等严重后果。依据四诊，进行辨证施治，仍然是目前针灸临床普遍适用的诊治原则。

另外，经文还提及因留针时间过短或过长所引起的某些后遗症候。尽管其中包含了古人认识上的局限，如痈疡，可能是针具感染所致，与留针长短不一定有直接关系。但是，恰当掌握留针时间，对提高针灸疗效还是有一定意义的。

【提要】
十二原穴在诊断和治疗五脏疾病中的重要性。

【原文】
五脏六腑，六腑有十二原，十二原出于四关①，四关主治五脏。五脏有疾，当取之十二原，十二原者，五脏之所以禀三百六十五节气味②也。五脏有疾也，应出十二原，而原各有所出，明知其原，睹其应③，而知五脏之害矣。

【注释】
① 四关：此指两膝和两肘关节的合称。《类经·经络类·十二原》注："四关者，即两肘两膝，乃周身骨节之大关也。故凡井、荥、输、原、经、合穴，皆手不过肘，足不过膝。"
② 气味：这里指水谷之气味而言。
③ 睹其应：应，反应。观察脏腑病变在穴位上的反应。

【按语】

本段经文表明，十二原穴是脏腑气血汇聚之处，《难经》称为"气之所留止"。因它直接与五脏六腑沟通，故既能反映脏腑病候，又能治疗脏腑疾病，有着十分重要的临床意义，为历代医家所重视。现代一些临床观察已证实原穴确实有反映内脏一定病变的特异征象，而大量治疗实践也肯定了多数原穴的卓越疗效。

【提要】

以比喻的方法，论述针刺可治久病。

【原文】

今夫五脏之有疾也，譬犹刺也，犹污也，犹结也，犹闭也①。刺虽久，犹可拔也；污虽久，犹可雪②也；结虽久，犹可解也；闭虽久，犹可决也。或言久疾之不可取者，非其说也。夫善用针者，取其疾也，犹拔刺也，犹雪污也，犹解结也，犹决闭也。疾虽久，犹可毕③也。言不可治者，未得其术也。

【注释】

① 犹刺也、犹污也、犹结也、犹闭也：比喻人体患病，如肌肉扎了刺，物体染上污点，绳子打了结，河道淤阻不通一样。《灵枢集注》张开之注："夫风雨寒暑，大惊卒恐，犹刺犹污，病从外入者也；阴阳喜怒，饮食居处，犹结犹闭，病由内生也。"《灵枢集注》张玉师注："污在皮毛，刺在肤肉，结在血脉，闭在筋骨。"

② 雪：洗涤。《吕氏春秋·不苟论》："故（秦穆公）雪殽之耻，而西至河雍也。"《灵枢识》注："雪，洗也。"

③ 毕：结束，引申为治愈。

【按语】

本段通过形象的比喻，讨论针刺的治疗。不仅对病程短的疾患取效迅捷，而且对于一些病程较长的疾患，同样也有良效。《类经·针刺类·久病可刺》曾作过如下阐释："此详言疾虽久，而血气未败者，犹可以针治之。故善用针者，犹拔刺也，去刺于肤，贵轻捷也；犹雪污也，污染营卫，贵净涤也；犹解结也，结留关节，贵释散也；犹决闭也，闭塞道路，贵开通也。四者之用，各有精妙。要在轻摘其邪，而勿使略伤其正气耳。故特举此为喻。若能效而用之则疾虽久，未有不愈者也。"

1·1·2 本输第二（节选）

本篇主要叙述了各经的重要输穴，并详细地论述了井、荥、俞、原、经、合五腧穴的名称与部位，所以名为"本输"篇。现节选了针刺的基本理论中有关经络流注的经文。

【提要】

论述十二经脉起止以及流注过程。

【原文】

黄帝问于岐伯曰：凡刺之道，必通十二经络①之所终始②，络脉之所别处③，五输之所留④，六府之所与合⑤，四时之所出入⑥，五脏之所溜处⑦，阔数之度⑧，浅深之状，高下所至⑨，愿闻其解。

【注释】

① 络："络"疑误，《太素·本输》作"脉"义长。

② 终始：终，止；始，起。指十二经脉起始和终止的部位。

③ 别处：处作"起"较妥。指络脉从正经分别所起的部位。《太素·本输》注："十五络脉皆从脏腑正经别走相入。"《灵枢集注》注："络脉之所别处者，藏府之经别大络，与经脉缪处，通血脉于孙络，渗出于皮肤

者也。"

④ 五输之所留：通"流"。五脏六腑之气在肘膝以下井、荥、俞、原、经、合五个穴位所灌注流行的情况。《太素·本输》注："各从井出留止于合。"

⑤ 六腑之所与合：脏腑表里的配合关系，六腑应指五脏六腑而言。《太素·本输》："五脏六经为里，六府六经为表，表里合也。"

⑥ 四时之所出入：四时气候对人体的影响，从而造成气血盛衰出入的变化。《灵枢集注》注："气血随四时之气，而生长收藏也。"《太素·本输》注："秋冬阳气从皮外入至骨髓，阴气出至皮外；春夏阴气从皮外入至骨髓，阳气出至皮外。"

⑦ 五脏之所溜处：脏腑经脉之气流注聚结于体表的所在。引《灵枢集注》注："五脏之血气，溜于皮肤经脉之外内者也。"

⑧ 阔数之度：经络宽窄的程度。《灵枢集注》注："阔数，宽窄也，经络宽大……孙络窄小。"

⑨ 高下所至：头面与肢末的联系。《灵枢集注》注："血气之上下循行也。"《太素·本输》注："经脉高上于头，下至于足。"

【按语】

本段主要强调针灸医生要熟悉针刺的道理，不但要通晓针灸基本理论知识，如对经脉的起始终止，在四肢循行过程和浅深宽度以及从头走足、从足走头的情况，而且还要了解四时气候对人体经络气血的影响。这些观点，对现在针灸临床仍有指导意义。

1·1·3　小针解第三（全篇）

本篇主要是对首篇"九针十二原"中，有关小针（微针）的一些问题，如守神、守机、补泻手法、察色脉、针害等加以解释，并作了进一步的补充说明，所以称为"小针解"。

【提要】

提示针治前必先了解人体的正邪关系和气血盛衰，才能正确运用毫针的补泻手法。

【原文】

所谓易陈者，易言也。难入者，难著于人也①。粗守形者，守刺法也。上守神者，守人之血气有余不足，可补泻也。神客者，正邪共会②也。神者，正气也。客者，邪气也。在门者，邪循正气之所出入也，未睹其疾者，先知邪正何经之疾也。恶知其原者，先知何经之病所取之处也。刺之微在数③迟者，徐疾之意也。粗守关者，守四肢④而不知血气正邪之往来也。上守机者，知守气也。机之动不离其空中者，知气之虚实，用针之徐疾也，空中之机清静以微者，针以得气，密意⑤守气勿失也。

【注释】

① 难著于人也：著，显明，有明白之意。针刺的精微之处，使人很难明白的。

② 正邪共会：正气邪气共留处于血脉之中。《类经·针刺类·九针之要》注："邪正相干，故曰共会。"

③ 数："九针十二原"作"速"。

④ 守四肢：仅注重四肢关节部位的一些腧穴。

⑤ 密意：言意之周，无所不至，示谨慎之意。

【按语】

本段经文认为，针刺治疗的关键，不在于守形，而在于守神。神，这里指的是正气，人体的精神气血活动。守神，就是通过恰当的补泻手法，促使有余不足之血气，恢复平衡。从而告诫医者，切不可只注重病人某些外部证候的观察或局部穴位的选用，应当探求病源，明确诊断,了解整体,重视手法。

【提要】

讨论候气的重要意义和手法的具体操作。

【原文】

其来不可逢者,气盛不可补也。其往不可追者,气虚不可泻也。不可挂以发者,言气易失也。扣之不发者,言不知补泻之意也,血气已尽而气不下也。知其往来者,知气之逆顺盛虚也。要与之期者,知气之可取之时也。粗之暗者,冥冥①不知气之微密也。妙哉! 工独有之者,尽知针意也。往者为逆者,言气之虚而小,小者逆也。来者为顺者,言形气之平,平者顺也。明知逆顺,正行无问者,言知所取之处也。迎而夺之者,泻也;追而济之者,补也。所谓虚则实之者,气口②虚而当补之也。满者泄之者,气口盛而当泻之也。宛陈③则除之者,去血脉④也。邪胜则虚之者,言诸经有盛者,皆泻其邪也。徐而疾则实者,言徐内而疾出也。疾而徐则虚者,言疾内而徐出也。言实与虚若有若无者,言实者有气,虚者无气也。察后与先若亡若存者,言气之虚实,补泻之先后也,察其气之已下与常存也。为虚与实若得若失者,言补者必然⑤若有得也,泻则怳然⑥若有所失也。

【注释】

① 冥冥:亦作溟溟。昏暗,糊涂,愚昧。

② 气口:两手桡骨头内侧动脉的脉诊部位。肺主气,气之盛衰见于此,故称气口。因该处距大鱼际约一寸,所以又名寸口。《素问·经脉别论》:"气口成寸,以决死生。"

③ 宛(yù郁)陈:宛同郁;陈,陈旧。宛陈指瘀结之血。

④ 去血脉:指泻血法,以排除血脉中郁结已久的病邪。

⑤ 必(bì必)然:必铺满。《汉书·扬雄传上》:"骈衍必路。"颜师古注:"必,次比也,一曰满也。"必然,满的样子。

⑥ 怳然:怳同"恍"。怳然,恍惚的样子。《灵枢集注》注:"恍,惚也。"《灵枢识》注:"怳、恍同,恍惚,又作怳惚。"

【按语】

本段论述候气,是针灸获取疗效的重要前提。经文指出必须密切地注视经气的活动情况,选择最恰当的时机进行针刺。另外,本段所指的候气,与针刺穴位采用一定手法使之产生得气,含义有所不同,应注意区别。关于补泻手法,重点介绍徐疾补泻和迎随补泻这二种最基本的手法。徐疾补泻的具体操作方法,《素问·针解篇》:"徐而疾则实者,徐出针而疾按之。疾而徐则虚者,疾出针而徐按之。"与本段解释不同,这可能和《内经》的不同作者、不同体验有关。

【提要】

从正反两方面论述针刺治疗须辨明病邪性质及其所侵犯的部位,而后采用不同的刺法。

【原文】

夫气之在脉也,邪气①在上者,言邪气之中人也高,故邪气在上也。浊气②在中者,言水谷皆入于胃,其精气上注于肺,浊留于肠胃,言寒温不适,饮食不节,而病生于肠胃，故命曰浊气在中也。清气在下者，言清湿地气之中人也，必从足始，故曰清气在下也。针陷脉③则邪气出者，取之上。针中脉④则浊气出者，取之阳明合⑤也。针太深则邪气反沉者，言浅浮之病，不欲深刺也，深则邪气从之入，故曰反沉也。皮肉筋脉各有所处者，言经络各有所主也。取五脉⑥者死，言病在中，气不足，但用针尽大泻其诸阴之脉也。取三阳之脉者，唯言尽泻三阳之气，令病人恇然不复也。夺阴⑦者死，言取尺之五里五往⑧者也。夺阳⑨者狂，正言也。

【注释】

① 邪气：此专指风寒病邪而言。《类经·针刺类·针分三气失宜为害》注："伤于风者，上先受之。"

② 浊气：此指水谷之浊气滞留于肠胃之间。《类经·针刺类·针分三气失宜为害》注："若寒温失宜，饮食过度，不能运化，则必留滞肠胃之间而为病。"

③ 陷脉：泛指各经脉。"取之上"似指头部陷脉。《灵枢集注》注："陷脉，额颅之脉，显陷于骨中，故针陷脉则阳气之表邪去矣。"

④ 中脉：指足阳明胃经。因脾胃均属中上。

⑤ 阳明合：足阳明胃经之合穴足三里。《类经·针刺类·针分三气失宜为害》注："阳明合穴，足三里也。刺之可以清肠胃，故能取浊气之在中者。"

⑥ 五脉：五脏所主的五条阴经。

⑦ 夺阴：消竭五脏之脏阴。《类经·针刺类·针分三气失宜为害》注："夺阴者死，夺脏气也。"

⑧ 尺之五里五往：尺，尺泽穴；五里，手五里穴，在尺泽穴上三寸；五往，指在手五里穴上误刺五次而言。《类经·针刺类·针分三气失宜为害》注："尺之五里，尺泽后之五里也，手阳明经穴，禁刺者也。"此穴，现代已不列入禁针穴。

⑨ 夺阳：泻三阳经太过而耗伤阳气。

【按语】

本段经文从三个角度对针刺须辨病位作了阐述。首先，因病邪性质有邪气、浊气、清气之分，故致病部位亦有上、中、下之异，针刺治疗须按部取穴。其次，病邪侵入人体又有深浅层次之分，针刺深度也应有浅有深，邪深针浅，不能中病，邪浅针深，则可引邪深入，加重病情。最后，经脉分为阴阳，各自连接脏腑，针刺补泻，既要依据病证虚实，又要选择阴脉阳脉，以免造成"夺阴"、"夺阳"的严重后果。

【提要】

望色，观形，闻声，辨脉等诊察法在针灸临床中的重要意义。

【原文】

觇其色、察其目、知其散复①、一其形②、听③其动静者，言上工知相④五色于目，有知调尺寸小大缓急滑涩，以言所病也。知其邪正者，知论虚邪与正邪⑤之风也，右主推之，左持而御之⑥者，言持针而出入也。气至而去之者，言补泻气调而去之也。调气在于终始一⑦者，持心⑧也。节之交三百六十五会⑨者，络脉之渗灌诸节者也。所谓五脏之气已绝于内者，脉口气内绝不至⑩，反取其外之病处与阳经之合，有留针以致阳气，阳气至则内重竭，重竭则死矣，其死也无气以动，故静。所谓五脏之气已绝于外者，脉口气外绝不至⑪，反取其四末之输，有留针以致其阴气，阴气至则阳气反入，入则逆⑫，逆则死矣，其死也阴气有余，故躁。所以察其目者，五脏使五色循明⑬，循明则声章⑭，声章者，则言声与平生异也。

【注释】

① 散复：精神气血的活动变化情况。《类经·针刺类·候气》注："神完则气复，神散则气散。"

② 一其形：一，全面观察症状。形，病人的体征。

③ 听：判断。

④ 相(xiàng)：视、观察。《史记·滑稽列传》："相马失之瘦，相士失之贫。"

⑤ 虚邪与正邪：虚邪，指四时八节的贼风乘虚侵入人体而言；正邪，指人体正气不足时，受到风邪的侵袭。《素问·八正神明论》："虚邪者，八正之虚邪气也。正邪者，身形若用力汗出，腠理开，逢虚风。"

⑥ 右主推之，左持而御之：御，驾御，执住针不使偏。本句意指进针时两手以不同的动作互相配合。《灵枢注证发微》注："右手主于推之，所以入此针也，左手持针而御之，然后可以出此针也。"

⑦ 终始一：此指标本、根结等的从始至终两方面。一，使这两者得到平衡和统一。

⑧ 持心：医者持针要专心致志。《类经·针刺类·候气》注："释前文，一其形，听其动静，知其邪正者，皆主持于心也。"

⑨ 节之交三百六十五会：节，骨节。节之交，关节的间隙。会，气血会聚处即腧穴。指全身关节间隙共三百六十五个穴位。

⑩ 内绝不至：指寸口脉虚浮，重按则无，是阴气竭绝的危重征象。《类经·针刺类·用针先诊反治为害》注："脉口浮虚，按之则无，是谓内绝不至。脏气之虚也。"

⑪ 外绝不至：指寸口脉沉微，轻取则无，是阳气衰败的征象。《类经·针刺类·用针先诊反治为害》注："脉口沉微，轻取则无，是谓外绝不至，阳之虚也。"

⑫ 阴气至则阳气反入，入则逆：入，此作消耗之意。阳气已虚的病人，如留针误补其内在之阴，可令阳气进一步耗竭，导致厥逆。《类经·针刺类·用针先诊反治为害》注："阳气既虚，复留针四末以致阴气，则阳气愈竭，必病逆厥而死。"

⑬ 五色循明：五色，黄白青黑赤。循明，同修明，昌明。指反映五脏的目睛五色清明朗润。《类经·针刺类·候气》注："五脏六腑之精气皆上注于目而为之精，故能使五色循明盖色明于外者，由气盛于内。"《灵枢注证发微》注："循明当作修明。"

⑭ 声章：声，声音。章，彰明。指声音宏亮有力。

【按语】

本段以望形、诊脉为主，反复强调四诊在针灸临床中诊断、治疗和预后等方面的重要意义。医生只有详细地察目、观色、闻声、"知调尺寸小大缓急滑涩"，才能作出准确的诊断，进行适当的调气补泻，判断疾病的预后。经文特别指出，由于不重视脉象，往往误针，而导致"重竭"等严重后果。另外，对调气的关键和方法也作了介绍。这对目前针灸临床仍有重要的指导意义。

1·1·4 邪气脏腑病形第四（节选）

本篇主要论述了邪气伤人的原因、部位和五脏六腑受邪后出现的疾病形态及其诊断方法，所以篇名为"邪气脏腑病形"。现节选了有关邪中经络而传脏腑所表现的证候、脉象及采用五腧穴治疗等方面的经文。

【提要】

病邪伤人有上部、下部、阴经、阳经之别。

【原文】

黄帝问于岐伯曰：邪气之中人也奈何？岐伯答曰：邪气之中人高也。黄帝曰：高下有度①乎？岐伯曰：身半已②上者，邪中之也；身半已下者，湿③中之也。故曰：邪之中人也，无有常④，中于阴⑤则溜⑥于府，中于阳⑦则溜于经。

【注释】

① 度：法度，常度，法规。

② 已：同"以"。

③ 湿：湿邪。《灵枢集注》注："湿乃水土之气，故中于身半以下。"

④ 常："恒"也，作恒常之意。

⑤ 阴：指阴经。

⑥ 溜：同"留"。

⑦ 阳：指阳经。

【按语】

本段强调因病邪性质不同，其侵犯人体部位有上下之别。并进一步指出，由于经脉的传导作用，外邪侵入人体后，其发病部位并不一定在侵入部位，如侵犯与脏连属的阴经，也可影响及六腑等。体现了祖国医学的整体动态观念。

【提要】

论述病邪中于阳的原因及部位。

【原文】

　黄帝曰：阴之与阳也，异名同类①，上下相会②，经络之相贯③，如环无端。邪之中人，或中于阴，或中于阳，上下左右，无有恒常，其故何也？岐伯曰：诸阳之会④，皆在于面。中人也方乘虚时，及新用力⑤，若饮食⑥汗出腠理开，而中于邪。中于面则下阳明⑦，中于项则下太阳⑧，中于颊则下少阳⑨，其中于膺背两胁⑩，亦中其经⑪。

【注释】

① 异名同类：《灵枢集注》注："谓脏腑之血气，虽有阴阳之分，然总属一气血耳，故异名而同类。"这里是专指阴经与阳经而言的。

② 上下相会：指经络系统在人体上下各部相交会。《灵枢集注》注："上下相会者，标本之出入也。"

③ 相贯：互相贯通。

④ 诸阳之会：诸阳，指督脉及手足三阳经。会，会聚。《类经·疾病类·邪之中人阴阳有异》注："手足六阳，俱会于头面，故为诸阳之会。"

⑤ 新用力：刚刚用力劳累之后。

⑥ 若饮食：《甲乙经》作热饮食义长。

⑦ 阳明：指足阳明胃经。

⑧ 太阳：指足太阳膀胱经。

⑨ 少阳：指足少阳胆经。

⑩ 膺背两胁：膺，胸部，为足阳明胃经所过。背，为足太阳膀胱经所过。两胁，为足少阳胆经所过。

⑪ 亦中其经：其经，意指外邪如不从头面部侵袭，亦可通过胸部两胁，进入足三阳经。《类经·疾病类·邪之中人阴阳有异》注："膺在前，阳明经也，背在后，太阳经也，两胁在侧，少阳经也，中此三阳经。"

【按语】

本段系指风寒等外邪中于阳的情况。首先与病人机体抵抗力的强弱有关，其侵入部位多在诸阳之会的头面，亦可在胸背两胁进犯。通过手足阳经，主要是足三阳经传导到全身。

【提要】

论述病邪中于阴的特点与原因。

【原文】

黄帝曰：其中于阴奈何？岐伯答曰：中于阴者，常从臂胻^①始，夫臂与胻，其阴皮^②薄，其肉淖泽^③，故俱受于风，独伤其阴。

【注释】

① 臂胻(héng 衡)：胻，足胫。臂和胻的内侧为手足三阴经的经脉和络脉分布的部位。《类经·疾病类·邪之中人阴阳有异》注："臂胻内廉曰阴，手足三阴之所行也。"《灵枢集注》注："中于阴者……始者，始于三阴之皮部，而入于三阴之络脉也。"

② 阴皮：阴，指内侧，系臂及足胫内侧的皮肤。

③ 淖(nào 闹)泽：柔顺，润泽。指肌肉柔润。

【按语】

本段论述邪中于阴，多侵犯手臂或足胫内侧阴经所循行的部位。此处皮肤薄嫩，肌肉柔润，最易感受风邪。

【提要】

五脏受邪之不同病因特点。

【原文】

黄帝曰：邪之中人脏奈何？岐伯曰：愁忧恐惧则伤心。形寒寒饮则伤肺，以其两寒相感^①，中外皆伤，故气逆而上行。有所堕坠^②，恶血^③留内，若有所大怒，气上而不下，积于胁下，则伤肝。有所击仆^④，若醉入房，汗出当风，则伤脾。有所用力举重，若入房过度，汗出浴水，则伤肾。

【注释】

① 两寒相感：两寒，指形寒饮冷。相感，互相感受。《类经·疾病类·邪之中人阴阳有异》注："其脏畏寒，形寒饮冷，故伤肺也。"

② 堕坠：落下。

③ 恶血：瘀血。

④ 击仆：受打击而跌倒。

【按语】

本段详论五脏受邪发病的病因。主要包括精神情志失调，风寒等气外感，跌打损伤，房事不节等，实开后世致病三因说之先导。通过对肺、肝等脏的病机分析，进而指出疾病的发生，多见于机体正气本虚或有伏邪时，再感受了外邪。这一思想对后世有十分重要的影响。

【提要】

依据缓急大小滑涩六种脉象，决定不同针刺之法。

【原文】

黄帝曰：病之六变^①者，刺之奈何？岐伯答曰：诸急者^②多寒；缓者^③多热；大者^④多气少血；小者血气皆少；滑者^⑤阳气盛，微有热；涩者多血少气^⑥，微有寒。是故刺急者，深内^⑦而久留之。刺缓者，浅内而疾发针^⑧，以去其热。刺大者，微泻其气，无出其血。刺滑者，疾发针而浅内之，以泻其阳气而去其热。刺涩者，必中其脉，随其逆顺而久留之，必先按而循之^⑨，已发针，疾按其痏^⑩，无令其血出，以和其脉。诸小者，阴阳形气俱不足，勿取以针，而调以甘药也。

【注释】

① 六变:指脏腑病变反映在脉象上所出现的缓急大小滑涩这六种变化。《灵枢集注》注:"六变者,五脏之所生,变化之病形,有缓急大小滑涩之六脉,此缘阴阳血气寒热之不和,而变见于脉也。"

② 急者:弦紧的脉象。《类经·脉色类·藏脉六变病刺不同》注:"急者,弦紧之谓。"《灵枢集注》注:"寒气收劲,故脉急。"

③ 缓者:缓纵的脉象。《类经·脉色类·藏脉六变病刺不同》注:"缓者,纵缓之状,非后世迟缓之谓。"

④ 大者:浮大的脉象。《类经·脉色类·藏脉六变病刺不同》注:"大为阳有余,阳盛则阴衰,故多气少血。"《灵枢集注》注:"宗气荣(营)气行于脉中,卫气行于脉外,故大主多气。"

⑤ 滑者:滑脉。《类经·脉色类·藏脉六变病刺不同》注:"滑脉为阳,气血实也。"《灵枢集注》注:"阳气盛而微有热,则脉行滑利。"

⑥ 涩者多血少气:涩脉,一般反映血少精伤或气滞血瘀。所以历代注家对经文提法存疑。《类经·脉色类·藏脉六变病刺不同》注:"涩为气滞,为血少,气血俱虚。"

⑦ 内:同纳,进针入内。

⑧ 发针:发,放出,射出。意为拔针。

⑨ 按而循之:促使得气的一种针刺手法。以手指顺经脉循行通路来回按压,令其气血通畅。

⑩ 痏(wěi委):有四种解释:①针刺所留下的瘢痕;②针刺的刺数;③穴位;④疮疡。此指穴位。

【按语】

本段就六种脉象所反映的不同疾病变化,提出了相应刺法。病有虚实寒热之异,脉则有急缓滑涩之分,故针治亦应有深刺、浅刺、久留、疾出之别。经文还以小脉不宜单用针刺为例,指出针刺疗法须按适应证而施,体现了针药结合、各有所长的辨证论治思想。

【提要】

提出"荥输治外经,合治内腑"这一重要针治原则。

【原文】

黄帝曰:余闻五脏六腑之气,荥输①所入为合②,令何道从入,入安连过③,愿闻其故。岐伯答曰:此阳脉之别④入于内,属于腑者也。黄帝曰:荥输与合,各有名⑤乎? 岐伯答曰:荥输治外经⑥,合治内府⑦。黄帝曰:治内府奈何? 岐伯曰:取之于合。黄帝曰:合各有名乎⑧? 岐伯答曰:胃合于三里⑨,大肠合入于巨虚上廉⑩,小肠合入于巨虚下廉⑪,三焦合入于委阳,膀胱合入于委中央⑫,胆合入于阳陵泉。

【注释】

① 荥输:五输穴中的荥穴和输穴。

② 合:合穴。此专指下合穴。

③ 入安连过:《甲乙经》作"入安从道"。意为进入合穴之后,又从何处经过且与哪些脏器连属。《灵枢集注》注:"谓从荥输所入为合之气血,从何道而入,入安所连而为合,安所行过而相连。"

④ 别:指经别或别络。

⑤ 名:功也,引申为作用。

⑥ 外经:指十二经脉之病候。

⑦ 内府:指六腑病症。

⑧ 合各有名乎:指合穴是否各有名称。

⑨ 胃合于三里:足阳明胃经之合穴为足三里。

⑩ 巨虚上廉:上巨虚穴,手阳明大肠经之合穴。

⑪ 巨虚下廉:下巨虚穴,手太阳小肠经之合穴。

⑫ 委中央:委中穴,足太阳膀胱经之合穴。

【按语】

本段提出的"荥输治外经,合治内府"的观点,仍是目前针灸临床所遵循的重要针治原则之一。经文认为,下合穴的部位较之荥输穴更接近于脏腑,且和六腑的关系最为密切。故能治腑病,且就此作了重点论述。这些看法,值得深入探讨。

【提要】

详述六腑病候及针灸取穴。

【原文】

黄帝曰:愿闻六腑之病。岐伯答曰:面热者足阳明病①,鱼络血②者手阳明病,两跗之上脉竖陷③者足阳明病,此胃脉也。大肠病者,肠中切痛④而鸣濯濯⑤,冬日重感⑥于寒即泄,当脐而痛,不能久立,与胃同候,取巨虚上廉。胃病者,腹䐜胀⑦,胃脘当心而痛,上支⑧两胁,膈咽不通,食饮不下,取之三里也。小肠病者,小腹痛,腰脊控睾而痛,时窘之后⑨,当耳前热,若寒甚,若独肩上热甚,及手小指次指之间热,若脉陷⑩者,此其候也,手太阳病也,取之巨虚下廉。三焦病者,腹气满,小腹尤坚,不得小便,窘急,溢则水⑪,留即为胀,候在足太阳之外大络,大络在太阳少阳⑫之间,亦见于脉⑬,取委阳。膀胱病者,小腹偏肿而痛,以手按之,即欲小便而不得,肩上热若脉陷,及足小指外廉⑭及胫踝后皆热,若脉陷,取委中央。胆病者,善太息,口苦,呕宿汁⑮,心下淡淡⑯,恐人将捕之,嗌⑰中吤吤然,数唾⑱,在足少阳之本末⑲,亦视其脉之陷下者灸之,其寒热者取阳陵泉。

【注释】

① 足阳明病:指足阳明胃经病。下句手阳明病亦指经病。

② 鱼络血:手大鱼际部络脉瘀血,属手阳明大肠经病候。《类经·针刺类·六府之病取之于合》注:"手阳明之脉,行于手鱼之表。"

③ 竖陷:《甲乙经》及《太素》均作"坚若陷"。竖,高起,隆起。陷,陷下,指两足背之冲阳脉按之有隆起或陷下现象,均属阳明证。亦有注家主张竖作坚,如《类经·针刺类·六府之病取之于合》注:"两跗之上脉,即冲阳也,竖者坚而实,陷者弱而虚,皆足阳明胃脉之病。"可互作参照。

④ 切痛:切,急也。急剧的疼痛。《灵枢注证发微》注:"切痛者,痛之紧也。"

⑤ 鸣濯濯(zhuó浊):濯,肠中水气冲激发出的响声。《灵枢注证发微》注:"肠中有水,而往来气冲,则有声也。"

⑥ 重感:此系指内本有寒,又复感受外寒。

⑦ 䐜(chēn 嗔)胀:䐜,胀起。此指上腹部胀满。

⑧ 支:支撑。此指气机不舒,撑胀两胁。

⑨ 时窘之后:窘,窘迫,急迫。这里指小便急迫,大便里急后重等大小便不利的情况。历代注家对本句解释不同。《灵枢注证发微》注:"痛时窘甚,而欲往去后也。"《类经·针刺类·六府之病取之于合》注:"诸痛及不得大小便,而时窘之后,盖即疝之属也。"《灵枢集注》注:"病府气而痛窘之后,则入于手之经脉矣。"以《类经》之说较妥。

⑩ 脉陷:此指络脉下陷。

⑪ 窘急,溢则水:小便急迫,而尿不得出,水溢于肌肤之间而为水气。

⑫ 太阳少阳:指足太阳膀胱经和足少阳胆经。

⑬ 脉:指经脉。《灵枢注证发微》注:"三焦有病则脉必下陷。"

⑭ 廉:侧边。

⑮ 宿汁:混有胆汁的苦水。《灵枢识》注:"即呕胆。"

⑯ 淡淡:亦作憺憺,澹澹,心中悸动不安的样子。

⑰ 嗌(yì 益):咽喉。《穀梁传·昭公十九年》:"嗌不容粒。"

⑱ 阶阶(gā 嘎)然,数唾:阶阶,欲吐不出之声。《类经·针刺类·六府之病取之于合》注:"阶阶然,有声也。"本句意指:喉中有物作梗,咯吐不舒,时时欲将其吐出。

⑲ 足少阳之本末:指少阳胆经起始和终止处的经穴。《灵枢集注》注:"足少阳之本在下,其末在颈嗌之间。"

【按语】

本段经文对腑病证作了详细介绍。从证候上看,腑病大致表现为二个方面,即腑本身的功能障碍和所属经脉病候。从小肠病为例,既有小腹痛、腰脊控睾而痛等腑的症状,也有耳前热肩上热甚、手小指次指热等经的症状。当然总的看,以前者为主。

经文还强调,腑病的外候在脉,通过切脉可获知病的虚实,并以此决定或灸或针。取穴遵照"合治内府"的原则。

【提要】

从正反两方面论刺法的基本要求。

【原文】

黄帝曰:刺之有道乎? 岐伯答曰:刺此者,必中气穴①,无中肉节②,中气穴则针染于巷③,中肉节则皮肤痛。补泻反则病益笃④。中筋则筋缓,邪气不出,与其真⑤相搏,乱而不去,反还内著⑥,用针不审,以顺为逆也。

【注释】

① 气穴:腧穴。腧穴为经气输注之处,故名。

② 肉节:肌肉与骨节相连接处。《类经·针刺类·六府之病取之于合》注:"肉有节界,其谓肉节。"

③ 针染于巷:《甲乙经》:染作游义长。游行之意;巷,通路。形容针刺穴位后,有痠麻重胀等感应沿经传导。《类经·针刺类·六府之病取之于合》注:"中其气穴,则针着脉道而经络通。"

④ 笃(dǔ 赌):病重。《史记·范睢蔡泽列传》:"应候遂称病笃。"

⑤ 真:真气。

⑥ 反还内著:著,同着,附着,留而不去之意。本句指针刺不当,不仅未能驱邪外出,反致内陷于里。《灵枢注证发微》注:"与真气相搏而乱,邪反内着。"

【按语】

本段提出刺法的几点基本要求,即:刺必中穴,针刺深度适宜,补泻手法恰当,最好能激发感应循经传导。否则,就有可能以顺为逆,使病邪留而不去,导致"病益笃"的现象。

1·1·5　根结第五(节选)

本篇详述了三阴三阳经穴之根结的部位和穴名,开合枢的功能及所主病症,讨论了以脉搏搏动止数测定脏气受损的原理,并提出针刺时应考虑体质及内外正邪等因素。因重点在于论述有关根结的内容,所以篇名称为"根结"。现节选有关论述形气与病气关系的经文。

【提要】

论述形体表现与病气轻重之关系以及针灸补泻的根本原则和目的。

【原文】

黄帝曰:形气①之逆顺奈何? 岐伯曰:形气不足,病气②有余,是邪胜也,急泻之③。形气有余,病气不足,急补之④。形气不足,病气不足,此阴阳气俱不足⑤也,不可刺之,刺之则重不足⑥,重不足则阴阳俱竭,血气皆尽,五脏空虚,筋骨髓枯,老者绝灭,壮者不复⑦矣。形气有余,病气有余,此谓阴阳俱有余也,急泻其邪,调其虚实。故曰:有余者泻之,不足者补之,此之谓也。故曰:刺不知逆顺,真邪相搏。满而补之,则阴阳四溢⑧,肠胃充郭⑨;肝肺内䐜⑩,阴阳相错。虚而泻之,则经脉空虚,血气竭枯,肠胃㑊辟⑪,皮肤薄著⑫,毛腠夭膲⑬,予以死期。故曰:用针之要,在于知调阴与阳,调阴与阳,精气乃光⑭,合形与气,使神内藏。故曰:上工平气⑮,中工乱脉⑯,下工绝气危生⑰。故曰:下工不可不慎也。必审五脏变化之病,五脉之应,经络之实虚,皮之柔粗⑱,而后取之也。

【注释】

① 形气:形,形体外貌,气,功能表现,即形体与神气。

② 病气:指邪气。

③ 急泻之:形气不足,病气有余,属外虚内实,故用泻法。《类经·针刺类·贵贱逆顺》注:"貌虽不足,而神气病气皆有余,此外似虚而内则实,邪气胜也,当急泻之。"

④ 急补之:形气有余,病气不足,属外实内虚,故用补法。《类经·针刺类·贵贱逆顺》注:"形虽壮伟,而病气神气则不足,此外似实而内则虚,正气衰也,当急补之。"

⑤ 阴阳气俱不足:在外形体不足,在内正气虚弱,二者俱不足,故阴阳双虚。《类经·针刺类·贵贱逆顺》注:"阳主外,阴主内,若形气病气俱不足,此阴阳表里俱虚也。"

⑥ 重不足:指阴阳本虚,再以针刺致虚,使虚上加虚。

⑦ 复:恢复。

⑧ 阴阳四溢:阴阳各经之气血满溢于外。《灵枢集注》注:"阴阳四溢,溢于外也。"

⑨ 充郭:郭同廓,此指胸腹腔。意为肠胃之气壅滞不通,充塞胸腹之腔。

⑩ 内䐜:《甲乙经》作胀。内䐜,充胀于内,指肝肺二脏之气而言。《灵枢集注》注:"溢于内也。"

⑪ 㑊(shè 慑)辟:形容松弛而又有皱纹的意思。

⑫ 薄著:著,附着。指肌肉脱削,皮肤枯涩附着于骨,即俗称之皮包骨。

⑬ 毛腠夭膲(jiāo 焦):腠,腠理。夭,不荣。膲,通焦。本句意为毛短发折,腠理憔悴。

⑭ 光:《甲乙经》作充义长。充,充沛之意。

⑮ 平气:平复失调的阴阳气血功能。

⑯ 乱脉:《甲乙经》脉作经。为脉象所惑乱。

⑰ 绝气危生:耗竭气血,危及生命。

⑱ 皮之柔粗:《甲乙经》皮下有肤字。柔,柔软润泽。粗,粗糙。

【按语】

本段指出,外在形证表现和内在病理变化,有时相一致,有时则不一致。针灸治疗时须予以详辨;外似虚而内实者,当泻;外似实而内虚者,当补;体格壮实,急泻为宜;阳阴俱虚,病属危重,不宜单用针灸。

针灸补泻基本原则是:"有余者泻之,不足者补之。"针灸治疗的根本目的是:"在于知调阴与阳",维持机体平衡。

1·1·6　寿夭刚柔第六（节选）

本篇以论述人体形态有缓急、气有盛衰、皮肤有厚薄、骨骼有大小，并以其是否相应或平衡而推断其寿命的长短为重点，故篇名为"寿夭刚柔"。篇中还指出在治疗上，因体质有刚柔之别，病位有阴阳之异，刺法亦应有"三变"和火焠、药熨等的不同。现选的是有关针刺治疗部分经文。

【提要】

从体质、病位、病邪、形证等方面，细审病之阴阳。

【原文】

黄帝问于少师①曰：余闻人之生也，有刚有柔②，有弱有强③，有短有长④，有阴有阳⑤，愿闻其方⑥。少师答曰：阴中有阴，阳中有阳，审知阴阳，刺之有方，得病所始，刺之有理⑦，谨度病端，与时相应⑧，内含于五脏六腑，外合于筋骨皮肤。是故内有阴阳，外亦有阴阳。在内者，五脏为阴，六腑为阳；在外者，筋骨为阴，皮肤为阳。故曰：病在阴之阴⑨者，刺阴之荥输；病在阳之阳⑩者，刺阳之合⑪；病在阳之阴者⑫，刺阴之经；病在阴之阳者⑬，刺络脉。故曰：病在阳者命曰风⑭，病在阴者命曰痹，阴阳俱病命曰风痹。病有形而不痛者⑮，阳之类也；无形而痛者⑯，阴之类也。无形而痛者，其阳完⑰而阴伤之也，急治其阴，无攻其阳；有形而不痛者，其阴完而阳伤也，急治其阳，无攻其阴。阴阳俱动⑱，乍有形，乍无形⑲，加以烦心，命曰阴胜其阳，此谓不表不里，其形不久⑳。

【注释】

① 少师：《甲乙经》作岐伯。上古的医生。

② 有刚有柔：指性格的刚强柔弱。

③ 有弱有强：指体质的强弱。

④ 有短有长：指身材的高矮。

⑤ 有阴有阳：指病人的体质，有偏于阴，有偏于阳。

⑥ 方：针治的方法。

⑦ 得病所始，刺之有理：了解疾病始发的情况，针刺治疗，才有理可循。《类经·针刺类·阴阳形气外内易难》注："谓知其或始于阴，或始于阳，故刺之有理也。"

⑧ 谨度病端，与时相应：端，头绪。病端，发病缘由。本句意为须认真探索发病的原因与四季气候变化的相应关系。《类经·针刺类·阴阳形气外内易难》注："谓察其风因木化，热因火化，湿因土化，燥因金化，寒因水化，故与时相应也。"

⑨ 阴之阴：指病在脏，因体内为阴，五脏又属体内之阴，故称阴之阴。《类经·针刺类·阴阳形气外内易难》注："阴之阴者，阴病在阴分也。"可作参考。

⑩ 阳之阳：指病在皮肤。因体表为阳，皮肤为体表之阳，故称阳之阳。《类经·针刺类·阴阳形气外内易难》注："阳之阳者，阳病在阳分也。"

⑪ 刺阳之合：系针刺阳经的合穴。

⑫ 阳之阴者：指筋骨。因其位于体表之阴。

⑬ 阴之阳者：指六腑。因其位于体内之阳。

⑭ 风：风邪。《灵枢识》李东垣注："病在阳者命曰风。此病在阳，因十二经各受风邪，以高言之气分也。故身半以上，风之中也。"

⑮ 病有形而不痛者：病变在体表有可见之形征，但无疼痛者，如斑疹之类。《类经·针刺类·阴阳形气

外内易难》注："有形而不痛者,病浅在外也。"《灵枢集注》注："病有形而不痛者,病在外之阳也。"

⑯ 无形而痛者:因气血瘀阻引起体内疼痛而无形征可见的病人。《类经·针刺类·阴阳形气外内易难》注："无形而痛者,病深在内也。"

⑰ 阳完:完,完整。阳气未受病邪侵袭而损伤。

⑱ 阴阳俱动:阴阳都发生病变。《类经·针刺类·阴阳形气外内易难》注："阴阳俱动,表里皆病也。"

⑲ 乍有形,乍无形:有时出现某些形征,有时则仅在体内表现为无形的病。《类经·针刺类·阴阳形气外内易难》注："乍有形,乍无形,往来不常也。"

⑳ 其形不久:有二种解释,一种认为系指病在半表半里,因阴病偏胜,病渐入里,故在外之形证,不会长久存在,随病邪入里而消失,产生无形而痛的阴之类病变。另一种释为此时表里俱伤,病情严重,形体的败坏不会长久了。《类经·针刺类·阴阳形气外内易难》注："故曰不表不里,治之为难,形将不久矣。"似前说为妥。

【按语】

本段从以下几个方面提出详审疾病之阴阳:从体质之阴阳;性格之刚柔;身材之短长;体力之强弱等论述。将病位之阴阳、皮肤、筋脉、六腑、五脏分为阴之阳,阳之阴,阳之阳,阴之阴六个层次。并以病邪之阴阳:分风属阳,易犯上部、外部,因寒湿等致气血瘀阻在体内者,属内属阴。以病证之阴阳:有形而不痛属阳,无形而疼痛者,属阴。

这样,就可以为正确进行针刺治疗,提供可靠的依据。

【提要】

针刺治疗须因人因病制宜。

【原文】

黄帝曰:余闻刺有三变①,何谓三变? 伯高答曰:有刺营者,有刺卫者,有刺寒痹之留经者②。黄帝曰:刺三变者奈何? 伯高答曰:刺营者出血③,刺卫者出气④,刺寒痹者内热⑤。黄帝曰:营卫寒痹之为病奈何? 伯高答曰:营之生病也,寒热少气,血上下行。卫气生病也,气痛时来时去,怫忾贲响⑥,风寒客于肠胃之中。寒痹之为病也,留而不去,时痛而皮不仁。黄帝曰:刺寒痹内热奈何? 伯高答曰:刺布衣者⑦,以火焠之⑧。刺大人者⑨,以药熨⑩之。

【注释】

① 刺有三变:指三种不同的刺法。《灵枢注证发微》注："法有不同,谓之变也"。

② 寒痹之留经者:滞留于经脉之中的寒痹。

③ 刺营者出血:刺营分的病变,应放散其郁血。《灵枢注证发微》注："正以血者营气之所化"。

④ 刺卫者出气:刺卫分的病变,应疏泄其卫气。《素问·调经论》:"取气于卫"。

⑤ 刺寒痹者内热:刺寒痹病变,须使针下热,热入内散寒,从而温通痹阻的气血。《灵枢集注》注："寒之痹,使之热散于内"。《灵枢识》张璐注："内,纳同,谓温其经。使热气内入,血脉流通也"。

⑥ 怫忾(fú扶、kài欬)贲响:怫忾,心情不舒畅,忿恨。本句意指,因情志等引起气机失调,郁结体内,腹中奔实鼓动作响。

⑦ 布衣者:泛指劳动人民。

⑧ 火焠(cuì翠)之:焠,烧灼。火焠泛指各种性质较猛的烧针和直接或间接的灸法。《类经·针刺类·刺有三变营卫寒痹》注："以火焠之,即近世所用雷火针及芥、蒜、蒸、灸之类。"

⑨ 大人者:王公贵族之类。

⑩ 药熨:外治法之一。系将药物粗末炒热,布包外熨病痛之所。以疗风寒湿痹、脘腹冷痛等症。

【按语】

本段经文主要讨论下面两个问题：

首先是病症不同，刺法应变，营病以寒热并作，呼吸急迫，血上下妄行为主，故去其瘀血；卫病以气郁作痛，气无定处，鼓动作响为主，则重在疏理气机；寒痹以肢体时常作痛，肌肤麻木不仁为主，多用药熨。

其次是体质有别，治法亦异，刺布衣，因肌厚肉坚，应用火焠，治大人，因肉嫩皮薄，宜于药熨。

1·1·7　终始第九（节选）

本篇阐发了《终始》这篇古代文献有关经脉病候证治的论述，内容涉及三阴三阳经，人迎寸口脉证，补泻及循经近刺远刺的原则，十二种针刺禁忌与十二经气终绝症状等。因为经文强调医者针刺治疗时，须掌握脏腑阴阳变化，经脉气血运行等自始至终的变化规律，故篇名曰"终始"。现节选了其中部分经文。

【提要】

以天地、阴阳、五脏为纲领，脉象变化为依据，才能全面了解机体气血活动。

【原文】

凡刺之道，毕于终始①，明知终始，五脏为纪②，阴阳定矣。阴者主脏，阳者主府，阳受气于四末，阴受气于五脏。故泻者迎之，补者随之，知迎知随，气可令和。和气之方，必通阴阳，五脏为阴，六腑为阳，传之后世，以血为盟③，敬之者昌④，慢⑤之者亡，无道行私⑥，必得夭殃⑦。谨奉天道，请言终始⑧，终始者，经脉为纪，持其脉口人迎⑨，以知阴阳有余不足，平与不平，天道毕关。所谓平人者不病，不病者，脉口人迎应四时也，上下相应而俱往来也，六经之脉不结动⑩也，本末之寒温之相守司⑪也，形肉血气必相称也，是谓平人。少气者，脉口人迎俱少而不称尺寸也。如是者，则阴阳俱不足，补阳则阴竭，泻阴则阳脱。如是者，可将以甘药，不可饮以至剂⑫。如此者弗灸，不已者⑬因而泻之，则五脏气坏⑭矣。

【注释】

① 终始：较之《内经》更早的古代文献篇名。《灵枢注证发微》注："终始，本古经篇名。"《类经·针刺类·四盛关格之刺》注："终始，本篇名，详载阴阳针刺之道，今散类各章。"

② 明知终始，五脏为纪：此终始和前一终始涵义不同。指人体的一切生命活动，都是有始有终的，要了解这一点应以五脏为纲纪。《灵枢集注》注："论人之脏腑阴阳、经脉、气血，本于天地之所生，有始而有终也。"

③ 以血为盟：也称歃（shā 霎）血为盟。古代一种宣誓仪式，以口含血或血涂口旁表示决不弃信背约。

④ 敬之者昌：敬，恭敬地对待。昌，昌盛。

⑤ 慢：怠慢，傲慢。

⑥ 无道行私：不循客观规律，一味按个人意志行事。《类经·针刺类·四盛关格之刺》注："不明至道，而强不知以为知，即无道行私也。"

⑦ 夭殃：夭，短命。殃，灾祸。

⑧ 请言终始：此终始指经气活动的起始和终止。《灵枢集注》注："夫血脉本于五脏五行之所生而外合于阴阳之六气，有生始而经终。"

⑨ 人迎：此为切脉的部位，在颈部两侧（相当于颈动脉搏动处）。

⑩ 不结动:结,指脉象结涩不利,属虚、动、脉象动疾滑数,属实。不结动,即无此两类脉象。《类经·针刺类·四盛关格之刺》注:"结涩则不足,动疾则有余。皆非平脉也。"

⑪ 本末之寒温之相守司:相守司,互相约束管理或互相协调。本句意为:属于内在脏气的本与外在肌表的末,在寒温变化的气候中,均能保持正常的活动功能。《类经·针刺类·四盛关格之刺》注:"脏气为本,肌体为末,表里寒温司守不致相失。故必外之形肉,内之血气,皆相称者,谓之平人。"

⑫ 至剂:药力猛而剂量大的药剂。

⑬ 不已者:已,此作病愈解。不已指病未愈者。

⑭ 五脏气坏:五脏的功能败坏。

【按语】

本段论述所谓终始,是指气血终而复始的活动规律,对它的认识须建立在天地阴阳的基础上,以脏腑经脉为纲纪,以脉象变化为依据,对人体的全面考察。只有掌握"终始",才能清楚了解"阴阳有余不足"、"平与不平"等基本功能状态,在治疗中准确采取或补或泻,或针或药等不同的方法或原则。

【提要】

补虚泻实,调节经气,是获取针灸疗效的重要手段。

【原文】

凡刺之道,气调而止,补阴泻阳①,音气益彰②,耳目聪明,反此者血气不行。所谓气至而有效者,泻则益虚③,虚者脉大如其故而不坚也,坚如其故者,适虽言故④,病未去也。补则益实,实者脉大如其故而益坚也,夫如其故而不坚者,适虽言快⑤,病未去也,故补则实,泻则虚。痛虽不随针⑥,病必衰去。必先通十二经脉之所生病,而后可得传于终始矣。故阴阳不相移⑦,虚实不相倾⑧,取之其经。

【注释】

① 补阴泻阳:阴主内,阳主外。指补其在内的正气,泻其外来的邪气。《灵枢集注》注:"补阴者,补五脏之衰阴;泻阳者,导六气之外出。"

② 音气益彰:《甲乙经》作声音益彰义长。音气:声音。本句指声音更为宏亮。《灵枢集注》注:"音主长夏,是补其阴脏,则心肺脾脏之气积而音声益彰矣。"

③ 泻则益虚:用泻法,使亢进的现象,由实转虚。《灵枢集注》注:"泻者,泻其盛而益其虚也。"

④ 适虽言故:适,通纔,仅仅。故,旧,恢复,复原。意指仅仅凭主观推断说病已恢复,(其实并未好转)。《灵枢注证发微》注:"苟坚如其初,则适纔虽言病去复旧,其病尚未去也。"

⑤ 适虽言快:快,舒适,轻快。病减轻之意。

⑥ 痛虽不随针:《甲乙经》痛作病义长。病痛虽然不随着针刺而立即减轻。《灵枢注证发微》注:"痛者虽不随针而即去,然亦必以渐而衰矣。"

⑦ 故阴阳不相移:移作"易"讲,系指阴经与阳经所属关系不会互相改变。

⑧ 虚实不相倾:倾作"乱"讲,是不错乱之意。

【按语】

本段论述针灸治疗的基本手段就是通过调气,协调内外功能活动,从而使机体恢复为耳聪目明、元气充沛的健康状态。本节还对"气至而有效",加以进一步阐发,这里不仅仅是如《九针十二原》所指的针下得气取效,还包括通过补其内在正气,泻其外来邪气,使气各有所主,从而获取更佳疗效的含义在内。

【提要】

经脉之阴阳错杂病症以及重舌、手屈伸不利等杂病的针治要点。

【原文】

阴盛而阳虚,先补其阳,后泻其阴而和之。阴虚而阳盛,先补其阴,后泻其阳而和之①。三脉②动于足大指之间,必审其实虚。虚而泻之,是谓重虚③,重虚病益甚。凡刺此者,以指按之,脉动而实且疾④者疾泻之,虚而徐④者则补之,反此者病益甚。其动也⑤,阳明⑥在上,厥阳⑥在中,少阴⑥在下。膺腧中膺,背腧中背⑦。肩膊虚者,取之上⑧。重舌⑨,刺舌柱⑩以铍针⑪也。手屈而不伸者,其病在筋,伸而不屈者⑫,其病在骨,在骨守⑬骨,在筋守筋。

【注释】

① 阴盛而阳虚……和之:阳,阳经;阴,阴经;盛,邪实;虚,正虚。这是以人迎和寸口脉象变化为依据的二种经脉阴阳错杂之证。在治疗上,不论阴经阳经,均采取先补正虚后泻邪实。《类经·针刺类·阴阳虚实补泻先后》注:"此以脉口人迎言阴阳也,脉口盛者,阴经盛而阳经虚也……人迎盛者,阳经盛而阴经虚也……以治病者,皆宜先顾其正气,后治邪气,盖攻实无难,伐虚当畏。"

② 三脉:指足阳明胃经在足跗上的冲阳脉,足厥阴肝经在足跗内的太冲脉,足少阴肾经在足跗之下的太溪脉。三者均位于足大趾周围,为古人切脉之处。

③ 重虚:虚上加虚,与重竭、重不足含义相同。

④ 实且疾,虚而徐:指脉象实数和虚缓。

⑤ 其动也:《甲乙经》作"三脉动于大指者"七字。指脉动。

⑥ 阳明、厥阴、少阴:指三阴经所属的三处切脉部位,即冲阳脉、太冲脉、太溪脉。《医学纲目》云:"阳明在上,冲阳脉也;厥阴在中,太冲脉也;少阴在下,太溪脉也。"

⑦ 膺腧中膺,背腧中背:膺腧,胸部之腧穴,背腧,背部之腧穴。本句意为:针刺胸背部穴位时,必须选准刺中。《灵枢注证发微》注:"此言凡取穴者,必当各中其所也……凡刺膺腧者,当中其膺可也……凡刺背腧者,当中其背与肩膊可也。"

⑧ 取之上:指取用与上肢经脉相通的膺背各腧穴。《类经·针刺类·刺四支病》注:"病在手经故取之上。上者手也。如手太阴之中府、云门;手厥阴之天池,皆膺腧也。手少阳之肩髎、天髎;手太阳之天宗、曲垣、肩外俞,皆背腧也,咸主肩膊虚痛等病。"

⑨ 重舌:舌下肿胀高起,形如小舌,故名。《类经·针刺类·刺头项七窍病》注:"舌下生小舌,谓之重舌。"

⑩ 舌柱:舌下的大筋,其状如柱,故名。《类经·针刺类·刺头项七窍病》注:"舌柱即舌下之筋如柱者也。"

⑪ 铍针:九针之一,长四寸,宽二分半,形如剑,痈脓外症割治用。《灵枢识》注:"刺出恶血也。"

⑫ 屈而不伸……伸而不屈者:《类经·针刺类·刺四支病》注:"屈而不伸者,筋之拘挛也……伸而不屈者,骨主废弛也。"

⑬ 守:保持,遵循。指病在骨以治骨为原则,在筋以治筋为原则。

【按语】

本段重点讨论阴阳经脉之虚实错杂病症,本症的诊断虽以人迎脉和气口脉脉象变化为主,经文还强调了足跗三脉(冲阳脉、太冲脉及太溪脉)的切诊意义。本症的治疗,在取穴上重视胸背部腧穴,要求刺必中穴,这是分部取穴的方法。因阴经在胸,阳经多在背。刺法上,以先补虚,后攻实补泻结合为原则,这一观点对后世复式补泻的产生可能有一定影响。

经文还涉及到重舌和手臂伸屈不利等的治疗。指出须按不同病症选用不同针具以及应寻求病本所在,方能获得预期疗效。

【提要】

论述提插开阖补泻法及如何辨针下之气。

【原文】

补须一方实①,深取之,稀②按其痏,以极③出其邪气;一方虚,浅刺之,以养其脉,疾按其痏,无使邪气得入。邪气来也紧而疾④,谷气⑤来也徐而和。脉实者深刺之,以泄其气;脉虚者,浅刺之,使精气无得出,以养其脉,独出其邪气。刺诸痛者,其脉皆实⑥。

【注释】

① 补须一方实:补,后世医家多作"刺"解。如《类经·针刺类·阴阳虚实补泻先后》注:"补,当作刺。刺法虽多,其要惟二,则补泻而已。一者因其方实,故当深取之,勿按其痏,欲以出其邪气,此泻法也……一者因其方虚,故当浅刺之。以养其血脉,疾按其穴,以拒其邪气,此补法也。"《灵枢经校释》针刺时施用补泻手法,必须依照脉的虚实来确定义长。

② 稀:少,指少按针孔。

③ 极:引申为"尽"。

④ 邪气来也紧而疾:和下句谷气来也徐而和,均指针下得气感应而言。《灵枢注证发微》注:"盖邪气之来,其针下必紧而疾;谷气之来,其针下必徐而和,可得而验者也。"

⑤ 谷气:指正气。《类经·针刺类·阴阳虚实补泻先后》注:"谷气,元气也,即胃气也。"此指缓而和的一种针下得气感应。

⑥ 刺诸痛者,其脉皆实:《甲乙经》"者"下尚有"深刺之,诸痛者"六字。义胜。本句意为属于实证的各种疼痛疾患,其脉皆实,可用泻法。《类经·针刺类·刺诸病诸痛》注:"此言痛而可刺者,脉必皆实者也。然则脉虚者,其不宜刺可知矣。"

【按语】

本段具体论及提插开阖补泻法,深刺,取针后少按轻按以至不按穴孔为泻,浅刺,取针后急速按压穴孔为补。这已成为后代常用的补泻法之一。

经文还提出如何辨别针下所得之气,主要区别点是:邪气之来,针下多感紧涩而疾速,正气之来,针下感多徐缓而平和。此类感应,已为多数医家所体认,有一定临床价值。

【提要】

提出循经局部及循经近道取穴法。

【原文】

故曰:从腰以上者,手太阴阳明皆主之;从腰以下者,足太阴阳明皆主之。病在上者下取之,病在下者高取之,病在头者取之足,病在足者取之腘。病生于头者头重,生于手者臂重,生于足者足重,治病者先刺其病所从生①者也。

【注释】

① 从生:从,由。从生,产生的本源。

【按语】

本段阐述针灸取穴的二个基本方法:一曰局部取穴法,二曰远道取穴法,又称上病下取,下病上取等。此两法又在循经远穴的基础之上。对此阐发颇精,如《类经·针刺类·刺诸病诸痛》注:"腰以上者……当取肺与大肠二经,盖肺经自胸行手,大肠经自手上头也。腰以下者……故当取脾胃两经,盖脾经自足入腹,胃经自头下足也。有病在上而脉通于下者,当取于下,病在下而脉通于上者,当取于上……盖疏其源,而流自通。"

这两种取穴法,临床多结合应用,但不论取用何法,首先须针刺其原发病处,以治其本。

【提要】

据病发于阴阳先后,定针刺治疗之先后。

【原文】

病在上者阳也,病在下者阴也,痒者阳也①,浅刺之。病先起阴者②,先治其阴而后治其阳,病先起阳者,先治其阳而后治其阴。

【注释】

① 痒者阳也:瘙痒之症,多在表,属风,故为阳病。《类经·针刺类·刺诸病诸痛》注:"痒者散动于肤腠,故为阳。"

② 病先起阴者:病先从阴经和阴分发生的。阴及下句之阳,均指经脉和部位而言。《类经·针刺类·刺诸病诸痛》注:"此以经络部位言阴阳也。病之在阴在阳,起有先后,先者病之本,后者病之标,治必先其本。"

【按语】

本段经文要求进一步从经脉及部位的阴阳属性角度,阐明先后治疗主次间的辩证关系,体现了治病求本的精神。

【提要】

医者必须专心致志,细审病人精神形气,注重刺法和得气。

【原文】

凡刺之法,必察其形气,形肉未脱,少气而脉又躁①,躁厥②者,必为缪刺③之,散气可收聚气可布④。深居静处,占神往来⑤,闭户塞牖⑥,魂魄不散,专意一神,精气之分⑦,毋闻人声,以收其精,必一其神,令志⑧在针,浅而留之,微而浮之⑨,以移其神,气至乃休,男内女外,坚拒勿出,谨守勿内⑩,是谓得气⑪。

【注释】

① 躁:脉象急促而又躁动不安。《类经·针刺类·得气失气在十二禁》注:"病少气而形肉未脱,其脉躁急。"

② 躁厥:病人躁动不安而呈厥逆的征象。《类经·针刺类·得气失气在十二禁》注:"其病躁而厥逆者,气,虚于内,邪实于经也。"《灵枢集注》注:躁者阴之动象,厥逆也。

③ 缪刺:刺法之一,是浅刺络脉,左病右刺,右病左刺。

④ 散气可收,聚气可布:散气,耗散的精气。聚气,积聚的邪气。布同怖,怖散之意。《类经·针刺类·得气失气在十二禁》注:"精气之散者可收,邪气之聚者可散也"。

⑤ 占神往来:占,预测。《说文·卜部》:"占,视兆问也。"本句意为,预测病人的精神活动情况。《灵枢集注》注:"必察其病者之形气,占其精神,而后行针也。"

⑧ 闭户塞牖(yǒu 有):户,大门;牖,窗。

⑦ 精气之分:分,给与。分配。《左传哀公元年》:"在军,熟食者分,而后敢食。"杜预注:"必须军士皆分熟食,不敢先食;分犹遍也。"本句意为内养精而外调气,使之遍及全身。

⑧ 志:意志,引申为意念集中于针。

⑨ 微而浮之:指轻微的捻转提插手法。

⑩ 男内女外,坚拒勿出,谨守勿内:历来有不同解释,主要为二种,一种认为指针刺手法,因男女而有不同,如《难经·七十八难》:"男内女外,乃言针法。"另一种为男子忌入内室,女子忌入外室,意指避免房事。《类经·针刺类·得气失气在十二禁》注:"既刺之后,尤当戒慎,男子忌内,女子忌外,忌外者,坚拒勿出,忌内者,谨守勿内。"以后者为妥。

⑪ 得气:此指正气得以恢复而言,与一般所指针刺感应的得气含义不同,应加以区别。《类经·针刺类·得气失气在十二禁》注:"则其邪气必去,正气必复,是谓得气。"

【按语】

本段首先对针灸医生提出几项基本要求,最关键的一点是全心全意地对待病者,专心致志进行诊治,这是取得疗效的前提和保证。其次,细察形体征象,借以判断内部气血变化。还必须在针刺过程中用一定手法激发经气至针下或到达病所。治疗结束时,应详告病人有关注意事项,这样才能达到预期的效果。

1·1·8　四时气第十九(全篇)

本篇强调人体的疾病,针刺治疗均与四时之气变化密切相关。还列举了八种杂病和邪在腑的五种病症的治疗。其重点在于前者,故名为"四时气"。

【提要】

论述灸刺之法,须合四时。

【原文】

黄帝问于岐伯曰:夫四时之气,各不同形①,百病之起,皆有所生②,灸刺之道,何者为定③?岐伯答曰:四时之气,各有所在,灸刺之道,得气穴为定③。故春取经、血脉、分肉④之间,甚者深刺之,间者⑤浅刺之。夏取盛经⑥,孙络,取分间绝皮肤⑦。秋取经腧,邪在府,取之合。冬取井荥,必深以留之。

【注释】

① 各不同形:各有不同的表现。

② 皆有所生:疾病的发生,都有一定的致病因素。

③ 定:《甲乙经》及《太素》均作"宝"。

④ 经、血脉、分肉:指经脉、络脉和分肉。《太素·杂刺》注:"春时人气在脉,谓在经络之脉,分肉之间。"

⑤ 间者:此指病症较轻的患者。和上句"甚者"相对应。

⑥ 盛经:指阳经。《素问·水热穴论》:"盛经者,阳脉也。"

⑦ 分间绝皮肤:分间,分肉之间的经脉。绝,过也,有穿过之意,越过之义。此指浅刺过皮肤。

【按语】

本段论述四时气候变化,对人体施以不同影响,产生疾病亦随之有别,故针灸治疗,应根据不同季节,选取适当穴位,运用不同刺法。春季宜取络脉,病轻浅刺,病重深刺;夏季多用阳经穴位及刺孙络;秋季多取五输穴中的经穴、腧穴,如邪在腑,取合穴;冬季因病邪易于深伏,取井穴,荥穴外,还应深刺留针。当然,此仅是示人以大法,最关键的问题还是"得气穴为定",即随症定穴。

【提要】

论述温疟汗出等八种杂病之证治。

【原文】

温疟汗不出,为五十九痏①。风痎肤胀②,为五十七痏③,取皮肤之血者,尽取之。殉泄，补三阴之上④，补阴陵泉，皆久留之，热行乃止⑤。转筋于阳治其阳⑥转筋于阴治其阴，皆卒刺⑦之。徒㾬⑧，先取环谷下三寸⑨，以铍针针之，已刺而筒之⑩，而内之，入而复之，以尽其㾬，必坚束之⑪，束缓则烦悗，束急则安静⑫间日一刺之，㾬尽乃止。饮闭药⑬，方刺之时徒饮之，方饮无食⑭，方食无饮，无食他食，百三十五日。著痹不去，久寒不已，卒取其三里，骨为干⑮。肠中不便，取三里，盛泻之，虚补之，疠风⑯者，素⑰刺其肿上，已刺，以锐针针其处，按出其恶气，肿尽乃止，常食方食⑱，无食他食。

【注释】

① 五十九㾬（wěi 委）：㾬，此指穴位。指治疗热病的五十九个穴位，详见《灵枢·热病》。

② 风㾬肤胀：㾬，通"水"。《灵枢注证发微》注："㾬，即水"。风水，属水肿病症之一，肤胀指风水引起的皮肤肿胀。

③ 五十七㾬：指治疗水肿的五十七个穴位，可参见《素问·水热穴论》。

④ 三阴之上：《甲乙经》"之"作"支"较妥。此指三阴交穴。《灵枢注证发微》注："补三阴之上者，补三阴交。"

⑤ 热行：指针下产生热感。《灵枢注证发微》注："候针下热行，乃止针。"

⑥ 转筋于阳治其阳：转筋，即腓肠肌痉挛。前一"阳"指病位，即外侧，后一"阳"指经脉，即阳经。下句同。

⑦ 卒刺：卒同猝，猛然、突然。卒刺，指速刺即拔针。

⑧ 徒㾬：徒，但，只有。此指单纯的水肿症。《类经·针刺类·肾主水水俞五十七穴》注："徒，但也。有水无风，故曰徒水。"

⑨ 环谷下三寸：全身无此经穴，各注家解释不一，有以为是风市穴。《类经·针刺类·肾主水水俞五十七穴》注："环谷，义无所考，或即足少阳之环跳穴。其下三寸许……有风市一穴，或者即此。"一认为是脐中。如《太素卷·杂刺》注："环谷，当是齐中也，齐下三寸，关元之穴也。"存疑待考。

⑩ 筒（tǒng 筒）之：《灵枢校释》注："筒与筒同，是指中空如筒的针。"楼英："筒针，针中有窍，如筒出水也。"

⑪ 必坚束之：指用筒针放腹水时，必须用布带束紧腹部。"束之"原脱，据《甲乙经》卷八第四及《太素》卷二十三杂刺补。

⑫ 束缓则烦悗，束急则安静：悗，意义同闷。"束"原作"来"，据《甲乙经》卷八第四改。缓，松缓。指布带束腹部松缓，放腹水时可引起病人闷满烦躁；若布带束得很紧，放腹水时，病人则舒适安静。

⑬ 饮闭药：启闭药，指化气利水通小便一类的药物。《灵枢注证发微》注："必饮通闭之药，以利其水，防其再肿。"

⑭ 方饮无食：刚饮了药，不要进食。《类经·针刺类·肾主水水俞五十七穴》注："药食不宜相混，混则难以取效。水肿既消，当忌伤脾发湿等物。"

⑮ 骨为干：此三字见于《灵枢·经脉》。在此与上下句都不相衔接，当系衍文。《灵枢注证发微》注："此句与上下文不相蒙，意者乃经脉篇之脱简欤。"

⑯ 疠风：指麻风病。

⑰ 素：《太素》卷二十三杂刺及《甲乙经》卷十一第九下作"索"，《证治准绳》五册疗风类引作"数"，《卫生宝鉴》卷九引作"当"。可参。

⑱ 方食：符合调理方法的食物。《类经·针刺类·刺诸风》注："食得其法，谓之方食。"

【按语】

本段主要介绍温疟汗不出，风水肤胀，殉泄，转筋，水肿，着痹，肠中不便和疠风等八种病症的治法。除了提倡多穴配合及针药结合外,还特别提出用筒针放腹水的方法。更应注意的是,在放腹水时,腹部要束紧布带,否则会出现烦闷。在两千年前我国医学有此高深认识,确是难能可贵的。并强调了治疗腹水疾病时尚须注意饮食宜忌,这些显然都有着重要的临床价值。

【提要】

邪在六腑之病机与证治。

【原文】

腹中常鸣,气上冲胸,喘不能久立,邪在大肠,刺肓之原①,巨虚上廉②、三里。小腹控睾③,引腰脊,上冲心,邪在小肠者,连睾系,属于脊,贯肝肺,络心系。气盛则厥逆,上冲肠胃,熏肝④,散于肓,结于脐。故取之肓原以散之⑤,刺太阴以予之⑥,取厥阳以下之,取巨虚下廉⑦以去之,按其所过之经以调之。善呕,呕有苦⑧,长太息,心中憺憺,恐人将捕之,邪在胆,逆在胃,胆液泄则口苦,胃气逆则呕苦,故曰呕胆。取三里以下胃气逆,则刺少阳血络以闭胆逆,却调其虚实以去其邪。饮食不下,膈塞不通,邪在胃脘,在上脘则刺抑而下之,在下脘则散而去之。小腹痛肿,不得小便,邪在三焦约⑨,取之太阳大络⑩,视其络脉与厥阴小络结而血⑪者,肿上及胃脘,取三里。睹其色,察其以⑫,知其散复者,视其目色,以知病之存亡也。一其形,听其动静者,持气口人迎以视其脉,坚且盛且滑者病日进,脉软者病将下⑬,诸经实者病三日已。气口候阴,人迎候阳⑭也。

【注释】

① 肓之原:《九针十二原》:"肓之原出于脖映。"脖映即气海穴。

② 巨虚上廉:指上巨虚穴。

③ 控睾:控,牵引之意。控睾,指牵引睾丸。

④ 熏肝:《甲乙经》在"肝"下加"肺"字,较妥。熏蒸肝肺。

⑤ 散之:消散脐部的结聚。《类经·针刺类·刺胸背腹病》注:"散脐腹之结也。"

⑥ 予之:补益肺虚。《类经·针刺类·刺胸背腹病》注:"补肺经之虚也。"

⑦ 巨虚下廉:下巨虚。

⑧ 呕有苦:呕吐出苦味的胆汁,即下面的呕胆。

⑨ 邪在三焦约:约,约束。三焦约,这里指膀胱而言,因膀胱能约束三焦水道。本句意为病邪在膀胱而导致癃闭之证。《灵枢集注》注:"此邪在膀胱而为病者。三焦下俞出于委阳,并太阳之正,入膀胱约下焦。实则闭癃,虚则遗溺,小腹肿痛,不得小便,邪在三焦约也。"

⑩ 太阳大络:指委阳穴。

⑪ 结而血:瘀结有血。

⑫ 以:《太素·杂刺》将以作目,较妥。且《灵枢》九计十二原及小针解两篇均作"目",与《太素·杂刺》同。

⑬ 下:指消退。《类经·针刺类·候气》注:"下,退也。"

⑭ 气口候阴,人迎候阳:气口属太阴肺经,人迎属阳明胃经。病变时,如气口偏盛则为阴盛,人迎偏盛则为阳盛,所以可分别测候脏腑经脉的偏阴偏阳。《类经·针刺类·候气》注:"气口在手,太阴肺脉也,气口独为五脏主,故以候阴,人迎在头,阳明胃脉也,胃为六府之大源,故以候阳。"

【按语】

本段经文详论邪在大、小肠、胃、胆、膀胱等腑的病机和证候特点及针刺治疗。

邪在腑,其总的病机为气机升降失司,闭阻逆乱,多表现为实证。在针刺取穴上,不仅以"合治内腑"这一原则为前提,还应根据病为邪实和病变复杂的特点,随症选取不同穴位,或散之或予之,或下之,或取之,发挥多穴的协同功能。鉴于此类病症进退变化迅速,所以治疗时,还强调察色候脉,及时判断病的恢复与否,通过切按病人的不同部位脉象,以了解病的进退与阴阳。

1·1·9　寒热病第二十一(节选)

本篇主要论述有关寒、热病症的治疗,所以名"寒热病"。经文讨论阳气偏盛、阴气偏盛的原因及热厥、寒厥和经气暴逆等的针刺治疗原则,还叙述了四时取穴常规,五脏外连于体表的主要部位以及互用阴阳经止汗的治疗方法。现节选皮寒热、肌寒热、骨痹、体惰以及经气暴逆四种证型证治的经文。

【提要】

论述皮寒热和肌寒热等杂病的证候和针治。

【原文】

皮寒热者,不可附席①,毛发焦,鼻槁腊②不得汗。取三阳之络③,以补手太阴④。肌寒热者,肌痛,毛发焦而唇槁腊,不得汗。取三阳于下⑤以去其血者,补足太阴⑥以出其汗。

【注释】

① 不可附席:皮肤痛不能着席。《灵枢·五邪》:"邪在肺,则病皮肤痛,寒热。"

② 槁腊:槁,枯干,腊干肉,引申为干燥。《灵枢注证发微》注:"鼻孔枯腊,腊者,干也。"

③ 取三阳之络:指飞扬穴。《灵枢注证发微》注:"当取足太阳膀胱经之络穴飞扬以泻之。盖太阳为三阳也。"

④ 以补手太阴:手太阴,指肺经。其取穴法,《灵枢注证发微》注:"当取列缺。"《类经·针刺类·刺寒热》注:"补手太阴之鱼际,太渊。"其实此三穴都可治邪在表的皮寒热痛。

⑤ 取三阳于下:亦指取飞扬穴。《灵枢注证发微》注:"不言穴者,必俱是络穴。"

⑥ 补足太阴:指脾经之荥穴大都、原穴太白。

【按语】

本段经文讨论邪犯肌表的皮寒热和肌寒热的证治。

皮寒热为邪在表。足太阳膀胱经主一身之表,手太阴肺经外合皮毛,所以治本病当取此二经。在表之热当从汗解,故泻飞扬以发汗,补鱼际、太渊等以疏肺气。

肌寒热,邪在脾胃。《灵枢·五邪》:"邪在脾胃,则病肌肉痛。"因脾主肌肉,邪伤脾胃,则失所养而疼痛,治疗上,通过刺络排除瘀血后,再针补足太阴,脾经之大都、太白两穴,既资水谷之运化,又有退热发汗驱邪外出之功。

【提要】

论述骨痹、体惰之证治。

【原文】

骨痹,举①节不用而痛,汗注烦心②。取三阴之经③补之。身有所伤血出多,及中风寒,若有所堕坠,四支懈惰不收,名曰体惰④。取其小腹脐下三结交。三结交者,阳明、太阴也,脐下三寸关元⑤也。

【注释】

① 举:合也,在此有全、皆之义。

② 汗注烦心:注,流入。这里形容汗多。

③ 三阴之经:指足三阴经。《类经·针刺类·刺厥痹》注:"真阴不足,则邪气得留于其间,故当取三阴之经,察病所在而补之也。"

④ 体惰:肢体懈惰、不能收持之症。《灵枢集注》注:"身有所伤,出血多,伤其血矣;及中风寒,伤其营卫矣。夫人之形体,籍气煦而血濡,血气受伤,故若有所堕坠,四肢懈惰不收。"

⑤ 关元:穴名。虽为任脉之穴,亦是足太阴脾经、足厥阴肝经、足少阴肾经三经交结之处,故又称三结交。

【按语】

本段论及邪人于内的骨痹及体惰的证治。

骨痹,《灵枢·五邪》:"邪在肾,则病骨痛阴痹。"肾属少阴而主骨,故骨痹因邪在肾而病,表现为全身关节疼痛,功能障碍。治疗上因属真阴不足,所以可以补足三阴经。

体惰,为气血营卫受损,故可取关元以助生化之源。

【提要】

论述暴瘖、暴聋气满,暴挛痫眩、暴瘅等证治。

【原文】

暴瘖气鞕①,取扶突与舌本出血。暴聋气蒙②,耳目不明,取天牖。暴挛痫眩③,足不任身,取天柱。暴瘅④内逆,肝肺相搏,血溢鼻口,取天府。

【注释】

① 暴瘖气鞕:鞕同硬,坚也,强直之意。此指突然失语,舌肌强硬。《类经·针刺类·刺头项七窍病》注:"瘖,声哑不能言也。气鞕,喉舌强鞕也。暴者,皆一时之气逆,非宿病也。"

② 气蒙:眼目不明,如雾所阻。《类经·针刺类·刺头项七窍病》注:"经气蒙蔽,而耳目暴有不明者。"

③ 暴挛痫眩:指突然发作的拘挛、癫痫或眩晕。《灵枢注证发微》注:"暴挛者,拘挛也,暴痫者,癫痫也,暴眩者,眩晕也。"合三证而足不任身,皆当取上文天柱穴耳。

④ 暴瘅:瘅,热的意思。《类经·针刺类·刺头项七窍病》注:"瘅,热病也。"《灵枢注证发微》注:"暴时大热,而在内气逆,乃肝肺两经之火邪,相为搏击,以致血溢于鼻口。"

【按语】

本段论述暴瘖气鞕、暴聋气蒙、暴挛痫眩,暴瘅内逆的证治。此四证均属各有关经脉暴疾气逆之病。其中暴瘖气鞕为手阳明经气逆,暴聋气蒙为手少阳经气逆,暴瘅内逆则为手太阴经气逆。在治疗上,均取所属经在颈项部的腧穴,以降气除逆。

1·1·10　热病第二十三(节选)

本篇主要论述热病的症状、诊断、针刺治疗以及预后等,并涉及治疗热病的禁忌及五十九要穴,故名"热病"篇。现节选了其中绝大部分经文。

【提要】

叙述热病及偏枯、痱等病的症状、诊断及针治。

【原文】

偏枯①身偏不用而痛,言不变,志不乱,病在分腠②之间,巨针③取之,益其不足,损其有余,乃可复也。痱④之为病也,身无痛者,四肢不收,智乱不甚,其言微知⑤,可治,甚则不能言,不可治也。病先起于阳、后入于阴者,先取其阳,后取其阴,浮而取之⑥。

【注释】

① 偏枯:指一侧肢体不能运动为主,又称半身不遂。因病久可致患侧肢体逐渐发生废用性萎缩,故名偏枯。《类经·针刺类·刺诸风》注:"偏枯者,半身不遂,风之类也。"

② 分腠:分肉腠理。《类经·针刺类·刺诸风》注:"若言不变,志不乱,则病不在脏而在于分肉腠理之间。"

③ 巨针:指九针中的大针。《灵枢识》注:"巨针,大针也。取大气不出关节,大气,虚风也。巨针取之。"

④ 痱(fèi 费):同废。亦称风痱。与偏枯同属肢体瘫痪的一种疾病。关于痱与偏枯的区别除经文所释外,《医学纲目》曾言:"痱,废也。痱即偏枯之邪气深者,痱与偏枯是二疾,以其半身无气荣运,故名偏枯。以其手足废而不收,故名痱。或偏废或气废,皆曰痱也。"

⑤ 其言微知:病人语音低微,但仍能辨析清楚之意。

⑥ 先取其阳,后取其阴,浮而取之:指针刺治疗之法。阴、阳分别指阴分、阳分亦即深浅而言。浮而取之,病起于阳分,针刺宜表浅。《类经·针刺类·刺诸风》:"此治必先本也。病先起于阳分,故当先刺其表,浮而取之,而后取其阴。此下不言先起于阴者,然病始于阴,直中脏也,多不可治,故不复言之。"

【按语】

本段经文详述了偏枯和痱这两类同属瘫痪病症的症状鉴别诊断,预后及针刺大法。偏枯表现为半身不遂而痛,神志清楚,可用大针据虚实而行补泻,痱是四肢不能收引,身体并无疼痛,但有意识障碍等症,针刺则据病入先后,而定深浅,取其治本之意。禅使外受之邪从表而出。

【提要】

分述热病三日与七八日之脉证特征,治法及预后。

【原文】

热病三日,而气口静、人迎躁①者,取之诸阳②,五十九刺,以泻其热而出其汗,实其阴以补其不足者。身热甚,阴阳皆静者,勿刺也③;其可刺者,急取之,不汗出则泄④。所谓勿刺者,有死征也。热病七日八日,脉口动喘而短⑤者,急刺之,汗且自出,浅刺手大指间⑥。热病七日八日,脉微小,病者溲血,口中干,一日半而死,脉代⑦者,一日死。热病已得汗出,而脉尚躁,喘且复热,勿刺肤,喘甚者死。热病七日八日,脉不躁,躁不散数,后三日中有汗,三日不汗;四日死,未曾汗者,勿腠刺之⑧。

【注释】

① 气口静、人迎躁:指气口脉象和缓、人迎脉象疾数。

② 诸阳:各条阳经。《类经·针刺类·诸热病死生刺法》注:"正病在三阳,而未入阴分,故当取诸阳经为五十九刺。"

③ 阴阳皆静者,勿刺也:指气口、人迎之脉象都显沉静,这是阳证得阴脉的现象,不可针刺。《灵枢集注》注:"如身热而阴阳之脉皆静者,此邪热甚而阴阳之正气皆虚,有死征而勿刺也。"

④ 不汗出则泄:《类经·针刺类·诸热病死生刺法》注:"虽不汗出,则邪亦从而泄矣。"

⑤ 脉口动喘而短:《甲乙经》短作眩,本条有不同解释,可参阅诸家注释。此从《灵枢注证发微》注:"其脉口之脉甚动,证则喘而短气。"指脉象动数,并有气喘、呼吸急迫之症。

⑥ 手大指间:一般指少商,亦有认为是前谷,如《太素》。

⑦ 脉代:指代脉,多为内脏衰败之象。

⑧ 腠刺:腠理之刺,刺法之一,用于浅刺肌表使其发汗。

【按语】

本段论述热病三日和热病七、八日的证候特点、治法和预后。

热病三日,邪在阳分,证候以身热为主,且有热甚但气口静,人迎躁的脉象,一般预后较好。针治多取阳经,用五十九穴,浅刺发汗泄热。热病七八日病情较之为重,因邪已伤阴分,故预后较差,死候(危重证候)较多。如邪伤阳分不重,可取阴经井穴,或浅刺发汗泄邪。但若呈现各种死候,则不宜单用针刺,如针刺时,还应据病情而定进针深浅。

【提要】

论述热病头痛、肠中热等四种证治和阴极之脉,阳极之脉的特征及预后。

【原文】

热病头痛颞颥①目瘈脉痛②,善衄,厥热病也,取之以第三针③,视有余不足,寒热痔④。热病体重⑤,肠中热,取之以第四针⑥,于其腧及下诸指间⑦,索气于胃胳⑧,得气也。热病挟脐急痛,胸胁满,取之涌泉与阴陵泉,取以第四针,针嗌里⑨,热病而汗且出,及脉顺可汗者,取之鱼际、太渊、大都、太白,泻之则热去,补之则汗出,汗出太甚,取内踝上横脉⑩以止之。热病已得汗而脉尚躁盛,此阴脉之极⑪也,死;其得汗而脉静者,生。热病者脉尚盛躁而不得汗者,此阳脉之极⑫也,死;脉盛躁得汗静者,生。

【注释】

① 颞颥(niè rú 聂如):眼眶外后方,当蝶骨颞面部位,俗称太阳。

② 目瘈脉痛:《甲乙经》作目脉紧。眼区的脉抽掣而痛。《类经·针刺类·诸热病死生刺法》注:"目瘈脉痛,目脉掣而痛也。"

③ 第三针:指九针中的鍉针。

④ 寒热痔:疑为衍文。《类经·针刺类·诸热病死生刺法》注:"塞热痔三字,于上下义不相续,似为衍文。"

⑤ 体重:肢体沉重。《类经·针刺类·诸热病死生刺法》注:"脾主肌肉四肢,邪在脾,故体重。"

⑥ 第四针:指九针中的锋针。

⑦ 于其腧及下诸趾间:腧:指太白、陷谷二穴;下诸趾间,指各足趾间穴位,如内庭、厉兑等。

⑧ 胃胳:《甲乙经》、《太素》胳均作络。胳通络。胃络指足阳明经之络穴丰隆。《类经·针刺类·诸热病死生刺法》注:"阳明之络曰丰隆,别走太阴,故取此可以得脾气。胳当作络。"

⑨ 嗌里:指廉泉穴。《类经·针刺类·诸热病死生刺法》注:"针嗌里者,以少阴太阴之脉,俱上络咽嗌,即下文所谓廉泉也。"

⑩ 横脉:指三阴交穴。《类经·针刺类·诸热病死生刺法》注:"内踝上横脉,即脾经之三阴交也。"

⑪ 阴脉之极:指阴脉虚弱已极,为有阳无阴之候。

⑫ 阳脉之极:指阳脉亢极,属阳亢阴虚不能外达作汗之候。

【按语】

上段经文,提出厥热病、肠中热、热病扶脐痛、热病汗出等四种热病证型的证候和针刺治疗。除了因病证不同而取穴各异外,还特别强调在针具的选择上也应有所不同,这是辨证论治的一个具体体现。最后,对阴极之脉和阳极之脉的脉象和证候特点及其预后作了重点说明。

【提要】

论述不可刺之九类热病证型。

【原文】

热病不可刺者有九：一曰，汗不出，大颧发赤哕者①死；二曰：泄而腹满甚者②死；三曰：目不明，热不已③者死；四曰，老人婴儿，热而腹满者④死；五曰，汗不出，呕下血者⑤死；六曰，舌本烂，热不已者⑥死；七曰：咳而衄，汗不出，出不至足者⑦死；八曰，髓热者⑧死；九曰，热而痉者⑨死。腰折⑩，瘛疭⑪，齿噤齘⑫也。凡此九者，不可刺也。

【注释】

① 大颧发赤哕者：大颧，指颧骨部。哕，呃逆，属热病伤阴，胃气虚败之症。《类经·针刺类·诸热病死生刺法》注："汗不得出，阴无力也，大颧发赤，谓之戴阳，面戴阳者，阴不足也。哕者，邪犯阳明，胃虚甚也。本原亏极，难乎免复。"

② 泄而腹满甚者：泄泻而腹部胀满，为脾虚失运。《类经·针刺类·诸热病死生刺法》注："以邪伤太阴，脾气败也。"

③ 目不明，热不已者：本条注家各有出入。《类经·针刺类·诸热病死生刺法》注"目不明者，脏腑之精气竭也，热不退者，表里之阴气竭也"较妥。

④ 老人婴儿，热而腹满者：《灵枢集注》注："夫老人者，外内之血气已衰，婴儿者，表里之阴阳未足，腹满者，热逆于中，不得从外内散也。"

⑤ 汗不出，呕下血者：《类经·针刺类·诸热病死生刺法》注："汗不出者，阴之亏也，再或呕而下血，阴伤尤甚。"

⑥ 舌本烂，热不已者：《类经·针刺类·诸热病死生刺法》注："心肝脾肾之脉皆系于舌本。舌本烂，加之热不已者，三阴俱损也。"

⑦ 咳而衄，汗不出，出不至足者：《类经·针刺类·诸热病死生刺法》注："邪在肺经，动阴血也，汗不出或出不至足，尤为其阴溃竭。"

⑧ 髓热者：《类经·针刺类·诸热病死生刺法》注："邪入最深，乃为髓热，肾气败竭。"

⑨ 热而痉者：痉，指项背强急，口噤，四肢抽搐角弓反张等，分虚实二型，此为实证。《类经·针刺类·诸热病死生刺法》注："此以热极生风，大伤阴血而然。"

⑩ 腰折：角弓反张。《类经·针刺类·诸热病死生刺法》注："凡脊背反张曰腰折。"

⑪ 瘛疭：瘛，筋脉拘急而缩；疭，筋脉缓疭而伸。瘛疭指手足伸缩交替抽动不已。

⑫ 齿噤齘：指牙关不开，咬牙切齿。《类经·针刺类·诸热病死生刺法》注："牙关不开口噤，切齿曰齘。"

【按语】

本段上列九种热病证型，不宜单用针刺。应该指出的是其一，经文所提死症，是指疾病症危重而言，并非不可救药；其二，此只是由于古人当时条件的认识。其实在现代针灸治疗中，其中一些病症如腰折瘛疭，噤齘之类，都可视为适应证。

【提要】

治疗热病常用之五十九穴。

【原文】

所谓五十九刺者，两手外内侧各三，凡十二痏①；五指间各一，凡八痏②，足亦如是；头入发一寸傍三分各三，凡六痏③；更入发三寸边五，凡十痏④；耳前后口下有各一⑤，项中一⑥，凡六痏；巅上一⑦，囟会一⑧，发际一⑨，廉泉一，风池二，天柱二。

【注释】

① 十二痏：指两手外侧各三穴（少泽、关冲、商阳），两手内侧各三穴（少商、少冲、中冲）。

② 八痏：指两手五指间各有一穴（后溪、中渚、三间、少府）。

③ 六痏：指两侧之五处、承光、通天。

④ 十痏：左右的临泣、目窗、正营、承灵、脑空。

⑤ 耳前后口下有各一：听会、完骨及唇下承浆。

⑥ 项中一：哑门。

⑦ 巅上一：百会。

⑧ 囟会一：颐会。

⑨ 发际：神庭（前发际）和风府（后发际）。

【按语】

本段所述五十九穴，古人认为均具有清泄邪热之功，故经文将其归入一起，合称五十九刺。《水热穴论篇》亦提到热病五十九腧穴，但两者所指腧穴，除百会等头部十八穴外，余皆不同。本篇的腧穴多见于四肢，而《素问·水热穴论》则多依据病邪所在处而设。故作用虽都在于泻热，但本篇穴取远道，重在泻热之本，《水热穴论篇》强调局部用穴，意为泻热之标。正如《类经·针刺类·诸热病死生刺法》所说："现本篇所言者，多在四肢，盖以泻热之本也，《素问·水热穴论》所言者，多随邪之所在，盖以泻热之标也。义自不同，各有取用。"必须指出的是，经过长期临床验证，其中一些腧穴现代已不一定认为有其泻热功能了。

【提要】

论述邪热犯经脉之各类证候与针治方法。

【原文】

气满胸中喘息，取足太阴大指之端①，去爪甲如薤叶②，寒则留之③，热则疾之④，气下乃止。心疝暴痛⑤，取足太阴、厥阴，尽刺去其血络。喉痹舌卷，口中干；烦心心痛，臂内廉痛⑥，不可及头，取手小指次指爪甲下⑦，去端如韭叶。目中赤痛，从内眦始，取之阴蹻⑧。风痉身反折⑨，先取足太阳及腘中⑩及血络出血。

【注释】

① 足太阴大指之端：指隐白穴。《灵枢注证发微》注："凡气满于胸中而其息喘促者，则病在上者取之下，当刺足太阴脾经之隐白穴。"

② 薤叶：如薤叶样宽的距离（一分许）。

③ 寒则留之：指寒证久留针，《类经·针刺类·刺胸背腹》注："内寒者气至迟，故宜久留其针。"

④ 热则疾之：指热证不留或少留针，《类经二十二卷·四十七》注："内热者气至速，故宜疾去针。"

⑤ 心疝暴痛：是由心气寒郁积引起的一种疝病，其症为小腹部疼痛有积块。《素问·脉要精微论》："诊得心脉而急，病名心疝，少腹当有形也。"

⑥ 喉痹舌卷……臂内廉痛：廉，房屋之侧也，引申为侧面。内廉，内侧面。喉痹，均属于邪犯手厥阴心包经和手少阳三焦经后所产生之病症，故归之一起。《灵枢注证发微》注："喉痹明系手厥阴心包络，手少阳三焦经也，其病舌卷而短，口中作干，心烦且痛，臂之内廉亦痛，不能举之。"

⑦ 手小指次指爪甲下：指关冲穴。

⑧ 目中赤痛……取之阴蹻：阴蹻，照海穴。目中赤痛，为阴蹻脉之病变，《类经·针刺类·刺头项七窍病》注："阴蹻之脉属于目内眦，足少阴之照海，即阴蹻之所生也，故当刺之。"

⑨ 风痉身反折：角弓反张，属膀胱经病变。《类经·针刺类·刺诸风》注："痉强直也，身反折、反张向后也，此风证之在膀胱经者。"

⑩ 腘中：委中穴。《类经·针刺类·刺诸风》注："腘中，委中也。"

【按语】

本段论述了喘息、心疝、喉痹、臂痛、目赤、风痉等病症的证候、取穴及刺法。

就病因病机而言，此类病症均系邪犯有关经脉所致，如喘息中满是脾经受邪；心疝，为邪留足太阳、厥阴经；喉痹，则病在手厥阴、手少阳等，故在取穴上，按循经取穴之原则，以取肘膝以下之特定穴为主，刺法则依据邪犯深浅及病邪性质，或深或浅，或疾或留。

当然，经文所述颇为简略，仅示人以大法而已，在实际临证中，要复杂得多。

1·1·11　厥病第二十四（节选）

本篇列举因厥气上逆而引起的九种厥头痛和六种厥心痛的证治和预后，另外介绍了虫瘕、蛟蛕、耳聋鸣及足髀等的治疗和预后。因以讨论厥病为主，又和《素问·厥论》略有不同，故名"厥病"。现节选厥逆所致心痛部分经文。

【提要】

厥心痛和真心痛之证治。

【原文】

厥心痛①，与背相控，善瘛②，如从后触其心③，伛偻④者，肾心痛⑤也，先取京骨、昆仑，发狂不已⑥，取然谷。厥心痛，腹胀胸满，心尤痛甚，胃心痛⑦也，取之大都、太白。厥心痛，痛如以锥针刺其心，心痛甚者，脾心痛⑧也，取之然谷、太溪⑨。厥心痛，色苍苍如死状，终日不得太息，肝心痛⑩也，取之行间、太冲。厥心痛，卧若徒居⑪，心痛间，动作痛益甚，色不变，肺心痛⑫也，取之鱼际、太渊。真心痛，手足清至节⑬，心痛甚，旦发夕死，夕发旦死。心痛不可刺者，中有盛聚⑭，不可取于腧⑮。

【注释】

① 厥心痛：是五脏阴气上逆犯心而发的疼痛。《难经·六十难》："其五脏气相干，名厥心痛。"《灵枢识》杨注："是五脏气冲逆致痛，非心自家痛也。"

② 瘛：抽掣。《类经·针刺类·刺心痛并虫瘕蛟蛕》注："善瘛拘急如风也。"

③ 如从后触其心：好像从背后触其心脏，形容心痛特点。

④ 伛偻：因疼痛而腰背弯曲。《类经·针刺类·刺心痛并虫瘕蛟蛕》注："伛偻，背曲不伸也。"

⑤ 肾心痛：因伴有伛偻等肾病的证候，所以此类心痛称肾心痛。《类经·针刺类·刺心痛并虫瘕蛟蛕》注："凡疼痛如从背后触其心而伛偻者，以肾邪干心，是为肾心痛。"

⑥ 发狂不已：《甲乙经》作发针立已，疑原文有误。

⑦ 胃心痛：因伴有腹胀满等胃的症状，故称胃心痛。《类经·针刺类·刺心痛并虫瘕蛟蛕》注："足阳明之经……其支者下循腹里，凡腹胀胸满而为痛者，以胃邪干心，是为胃心痛也。"

⑧ 脾心痛：《类经·针刺类·刺心痛并虫瘕蛟蛕》注："脾之支脉，注于心中。若脾不能运，而逆气攻心，其痛必甚，有如锥刺者，是为脾心痛也。"

⑨ 取之然谷、太溪：《灵枢集注》注："然谷当作漏谷，太溪当作天溪，盖上古之文，不无鲁鱼之误。"

⑩ 色苍苍……肝心痛：色苍苍，指面色苍青。《类经·针刺类·刺心痛并虫瘕蛟蛕》注："色苍苍肝色也，如死状，肝气逆也，终日不得太息，肝系急，气道约而不利也，是皆肝邪上逆，所谓肝心痛。"

⑪ 卧若徒居：若，作"或"解。徒居，闲居、休息。意指卧床或闲居休息。

⑫　肺心痛:肺气逆于心所致。《灵枢集注》注:"夫肺主周身之气……气逆于内而不运用形身也,动作则逆气内动,故痛,或少间,而动则益甚也。"

⑬　清至节:清,寒冷。节,关节。此指冷至膝肘关节。

⑭　盛聚:指瘀血积块之类。《类经·针刺类·刺心痛并虫瘕蛟蛕》注:"谓有形之症,或积或血,停聚于中,病在脏而不在经"。

⑮　腧:泛指穴位。

【按语】

本段叙述五类厥心痛以及真心痛等六种心痛病症。厥心痛,系其他四脏气逆,上干于心,致心脉不通所引起的,发作特点为心痛牵引背部,呈抽痛、刺痛,可伴腹胀满感,并见弯腰曲背,严重时,面色苍白,不敢吁长气,休息多能缓解,劳动或活动后加剧。这些描述与现代所说的冠心病心绞痛证候甚为类似。真心痛,为邪气直犯于心,内有瘀血积块堵阻心脉,表现为手足厥冷,心痛剧烈,病势危急,后果严重,颇似现代医学之心肌梗死。治疗上,厥心痛认为可分经取穴,以五输穴为主,真心痛则不宜于单纯针刺。近年来,国内在针刺治疗冠心病心绞痛和心肌梗死方面,已取得了显著的进展。

1·1·12　杂病第二十六(全篇)

本篇收集了多种病症,在病候、诊断和针刺治疗等方面,分别加以详细阐述。因其包括的病种多,既有各经脉经气厥逆之症,亦有各类心痛及其兼症,既有头面部疾患,亦有腰腹四肢病症,论述范围广泛,故名"杂病"篇。

【提要】

论述厥逆的四种证型及其针治。

【原文】

厥挟脊而痛者至顶,头沉沉然①,目䀮䀮然②,腰脊强,取足太阳腘中血络,厥胸满面肿,唇漯漯然③,暴言难,甚者不能言,取足阳明。厥气走喉而不能言,手足清,大便不利,取足少阴,厥而腹向向然④,多寒气,腹中壳壳⑤,便溲难,取足太阴。

【注释】

①　沉沉然:沉重之意。《灵枢注证发微》注:"头则昏沉而不能举。"

②　目䀮(huāng 荒)䀮然:视物不清。

③　漯漯(tà 踏)然:口唇肿起的样子。《类经·针刺类·刺厥痹》注:"肿起貌。"

④　向向然:腹中肠鸣作响。《甲乙经》作膨膨然。《灵枢注证发微》注:"腹中向向然而气善走布,且多有寒气。"

⑤　壳壳(hù 户):壳壳,亦为肠鸣声。《类经·针刺类·刺厥痹》:"壳壳然,水壳不分之声也。"

【按语】

本段叙述厥气逆于足部四条经脉后所产生的不同证候。如太阳之气厥逆,以疼痛挟脊至头顶、头沉目昏为主症;阳明之气厥逆,则以面唇肿胀、难言或不能言、胸部满闷为主症;少阳之气厥逆,以厥气走喉不能言、手足清冷、大便不利为主症;太阴之气厥逆,以腹响肠鸣、大小便不利、多有寒气为主症。在针刺治疗上,宜取病经的腧穴,疏调经气,以降厥逆。

【提要】

论述嗌干、膝痛等十余种杂病的证治。

【原文】

嗌干，口中热如胶①，取足少阴。膝中痛，取犊鼻，以员利针，发而间之②。针大如氂，刺膝无疑。喉痹③不能言，取足阳明；能言，取手阴明。疟不渴，间日而作，取足阳明；渴而日作，取手阳明。齿痛，不恶清饮④，取足阳明；恶清饮，取手阳明。聋而不痛者，取足少阳；聋而痛者，取手阳明。衄而不止，衃血流⑤，取足太阳；衃血，取手太阳，不已，刺宛骨下⑥，不已，刺腘中出血。腰痛，痛上寒，取足太阳阳明；痛上热，取足厥阴；不可以俯仰，取足少阳；中热而喘，取足少阴、腘中血络。喜怒而不食，言益小⑦，刺足太阴；怒而多言，刺足少阳。颅痛，刺手阳明与颅之盛脉⑧出血。项痛不可俯仰，刺足太阳；不可以顾，刺手太阳也。小腹满大，上走胃、至心，淅淅⑨身时寒热，小便不利，取足厥阴。腹满，大便不利，腹大，亦上走胸嗌，喘息喝喝然⑩，取足少阴。腹满食不化，腹向向然，不能大便，取足太阴。

【注释】

① 胶：此指口中津液粘稠而言。《灵枢注证发微》注："口中甚热，其津液如胶之稠"。

② 发而间之：刺后稍隔片刻再刺。《灵枢注证发微》注："必发其针而又间刺之，非止一次而已也"。

③ 喉痹：病名。因痰火等所致之咽喉肿痛，阻塞不利。

④ 清饮：冷饮。

⑤ 衃（pǐ丕）血流：衃血，紫黑色的瘀血。《灵枢注证发微》注："血至败恶凝聚，其色赤黑者曰衃。"此指鼻中流出凝血块。

⑥ 宛骨下：《类经·针刺类·刺头项七窍病》注："宛骨下，即手太阳之腕骨穴。"《灵枢注证发微》注："其腕骨下，即手少阴心经之通里穴。"以类经说法较妥。

⑦ 言益小：《甲乙经》小作少，此作说话越来越小解。

⑧ 颅（kǎn砍）之盛脉：颅，《中国医学大辞典》："口旁颊前肉之空软处，当牙车之间，俗称为腮。"颅之盛脉，指腮部充盛而暴露明显的血脉。《灵枢注证发微》注："颅之盛脉，是胃经颊车穴。"

⑨ 淅淅（xī昔）：怕冷的样子。《类经·针刺类·刺胸背腹病》注："淅淅，寒肃貌。"

⑩ 喝喝然：形容喘息时所发出的一种声音。

【按语】

本段叙述了嗌干等十五种杂病的证候，用辨证施治的原则，在不同的有关经络予以针刺。例如，咽喉干、口中津液粘稠是因肾阴虚而致，应取足少阴肾经的经穴。齿痛、喜冷饮属胃火盛，则在足阳明经选穴针治。这种审证求经，现仍为临床针灸医生所遵循。

【提要】

论述各型心痛及颅痛等五种杂病的证治。

【原文】

心痛引腰脊，欲呕，取足少阴。心痛，腹胀啬啬然①，大便不利，取足太阴。心痛引背不得息，刺足少阴；不已，取手少阳。心痛引小腹满，上下无常处，便溲难，刺足厥阴。心痛，但短气不足以息，刺手太阴。心痛，当九节②刺之，按已，刺按之，立已；不已，上下求之，得之立已。颅痛，刺足阳明曲周动脉③见血，立已；不已，按人迎于经，立已。气逆上，刺膺中陷者与下胸动脉④。腹痛，刺脐左右动脉⑤，已刺按之，立已；不已，刺气街，已刺按之，立已。痿厥为四末束悗⑥，乃疾解之,曰二,不仁者十日而知,无休,病已止。哕⑦,以草刺鼻,嚏,嚏而已;无息⑧,而疾迎引之,立已;大惊之,亦可已。

【注释】

① 啬啬然:怕冷的样子。《灵枢集注》注:"啬啬,畏寒貌。"

② 九节:第九胸椎下之筋缩穴。《灵枢注证发微》注:"其痛当背第九节以刺之,乃督脉经筋缩穴之处也。"

③ 曲周动脉:颊车穴。《灵枢注证发微》注:"此穴在耳下曲颊端动脉,环绕一周,故曰曲周也。"

④ 膺中陷者与下胸动脉:指穴位。但究指何穴,各家述说不一。《类经·针刺类·刺胸背腹病》注:"膺中陷者,足阳明之屋翳也。下胸动脉,手太阴之中府也。"《灵枢注证发微》注:"膺中陷者中,即足阳明胃经膺窗穴也,及下胸前之动脉,当是任脉经之膻中穴也。"《灵枢识》注:"膻中无动脉,中府不在下胸,可疑。"故暂存疑。

⑤ 脐左右动脉:《灵枢注证发微》注:"当刺足阳明胃经天枢。"但《灵枢识》注:"二穴未有言有动脉者。"从所治证候来看,应为天枢穴。

⑥ 四末束悗:四末,四肢。束,束缚。悗,音意同闷。《灵枢集注》朱永年注:"悗,闷也。为四末束悗者,束缚其手足,使满闷而疾解之,导其气之通达也。夫按之束之,皆导引之法,犹尺蠖之欲伸而先屈也。"

⑦ 哕:呃逆。《类经·针刺类·刺诸病诸痛》注:"哕,呃逆也。"

⑧ 无息:暂时闭住口鼻,不作呼吸。

【按语】

本段经文,主要论述各类心痛的证治,也谈及颠痛、腹痛、痿厥及哕等杂病的治疗。

在《内经》中论及心痛,大致上有两大类,一类为邪直犯于心而发生的真心痛,多属危重症候,如前述;一类则为邪犯于本脏,因脏真通于心,故皆可从其经脉上乘于心而发为心痛,此类症候相对为轻。《灵枢集注》沈良辰认为,"此病在本脏而应于心也,四脏皆然,故无真心痛之死症"。此节所论心痛,即指此而言。可参阅《厥病》篇。

用导引法治疗痿厥,目前临床上运用很少。本篇提出的治呃三法,方法简单,显然采自民间,对功能性呃逆,至今仍不失其临床价值。

1·1·13 周痹第二十七（全篇）

本篇虽然是讨论众痹和周痹的病因病机证治等方面的异同点,但侧重于周痹,故以此作为篇名。

【提要】

众痹的证候及针刺治疗。

【原文】

黄帝问于岐伯曰:周痹之在身也,上下移徙①随脉,其上下左右相应,间不容空②,愿问此痛,在血脉之中邪③? 将在分肉之间乎? 何以致是④? 其痛之移也,间不及下针,其熇痛⑤之时,不及定治⑥,而痛已止矣,何道⑦使然? 愿闻其故。岐伯答曰:此众痹也,非周痹也。黄帝曰:愿闻众痹。岐伯对曰:此各在其处,更发更止,更居更起⑧,以右应左⑨,以左应右,非能周也,更发更休也。黄帝曰:善。刺之奈何? 岐伯对曰:刺此者,痛虽已止,必刺其处⑩,勿令复起。

【注释】

① 移徙:移动,指病邪在血脉中移动。

② 间不容空:间,空隙。此句为不留空隙之意。

③ 邪:同耶,系疑问语。《类经·疾病类·周痹众痹之刺》注:"邪,耶同。"

④ 何以致是:致,求得;是,怎样才是正确的呢?

⑤ 愊痛:愊同蓄,积聚之意。愊痛,疼痛集中于一处发作的剧痛。《灵枢识》注:"盖愊痛谓聚痛也。"

⑥ 不及定治:来不及决定治疗,说明病症发作快,消失也快。

⑦ 何道:道理,是何缘因。

⑧ 更居更止,更居更起:更,递也,迭也。引申周痹可随时很快地在某部或起或止的发作。

⑨ 以右应左:应,反应、影响。右侧有病可影响到左侧。《灵枢集注》注:"邪溢于大络,与经脉缪处也……右盛则左病也。"

⑩ 其处:指原有疼痛部位。

【按语】

本段关于众痹症状。《灵枢注证发微》注:"病在一处,则痛亦在一处,随发随止,随止随起,特以左右之脉相同,故左可应右,右可应左耳,非能周身而痛也。"

针刺治疗,以疼痛原发处为主,即使该处痛已止,亦应再针刺之。以防止其复发。

【提要】

周痹之病因、病机、证候及针刺治疗。

【原文】

帝曰:善。愿闻周痹何如? 岐伯对曰:周痹者,在于血脉之中,随脉以上,随脉以下,不能左右①,各当其所。黄帝曰:刺之奈何? 岐伯对曰:痛从上下者,先刺其下以过②之,后刺其上以脱③之;痛从下上者,先刺其上以过之,后刺其下以脱之。黄帝曰:善。此痛安生? 何因而有名? 岐伯对曰:风寒湿气,客于外分肉之间④,迫切而为沫⑤,沫得寒则聚,聚则排分肉而分裂⑥也,分裂则痛,痛则神归之,神归之则热⑦,热则痛解,痛解则厥⑧,厥则他痹⑨发,发则如是。帝曰:善。余已得其意矣,此内不在脏,而外未发于皮,独居分肉之间,真气不能周⑩,故命曰周痹。

【注释】

① 不能左右:指不像众痹那样病痛可以左右移易。《灵枢集注》注:"周痹在于血脉之中,随气上下,而不能左之右而右之左也。"

② 过:《甲乙经》作通。此指解除,消除。《类经·疾病类·周痹众痹之刺》注:"过者,去之之谓。"《太素·痹论》作"遏",以阻遏邪气义气。

③ 脱:去掉。此作根除解。《类经·疾病类·周痹众痹之刺》注:"脱者,拔绝之谓。先刺以过之,去其标也;后刺以脱之,拔其本也。"

④ 外分肉之间:外,指肌表,指病邪从肌表到分肉之间。《类经·疾病类·周痹众痹之刺》注:"邪气客于肌表,渐入分肉之间。"

⑤ 迫切而为沫:迫切,压迫、挤压。沫,津液聚积而成病理分泌物。本句意为,压迫分肉而使津液化为病理分泌物。

⑥ 聚则排分肉而分裂:排,排挤。指沫积聚排挤于分肉之间,使得腠理分裂。《类经·疾病类·周痹众痹之刺》注:"沫得寒则聚而不散,故排裂肉理为痛。"

⑦ 痛则神归之,神归之则热:神,心神活动。本句指心神集中于病痛处,心神能够驾驭人的阳气,所以心神归集的地方也会使病痛处发热而散寒。《灵枢注证发微》注:"痛则心专在痛处,而神亦归之,神归即气

归也,所以痛处作热。"

⑧ 痛解则厥:厥,气血逆乱。因周痹病邪有游走之特性,一处的疼痛暂时缓解了,他处又产生厥乱。《类经·疾病类·周痹众痹之刺》注:"热则寒散而痛暂解,然其逆气仍在。故痛虽解而厥未除,则别有所聚。"

⑨ 他痹:其他部位痹阻不通。

⑩ 真气不能周:周,同流。因痹阻使真气不能周流。《类经·疾病类·周痹众痹之刺》注:"真气不能周,即气闭不行也。"

【按语】

本段经文所述,周痹的病因病机为风寒湿邪,侵入肌表腠理,渐入分肉,化津液为涎沫,又因寒而聚,排裂肌腠而出现疼痛。证候上,以痛虽多但发有定处,此起彼伏为特点,《灵枢注证发微》注:"周痹者在于血脉之中,随脉以上,或随脉以下。非比众痹之在于左右,各当一处者之有是所也。"颇可概括。

周痹的针刺治疗,须按疼痛游走情况而定,痛从上向下半身蔓延者,先刺下部后刺上部,痛从下向上半身蔓延者,先刺上部后刺下部,这是遵循"急则治其标"的原则。

现将众痹和周痹在证治上的异同点分述如下:

证候上,众痹和周痹均有全身性疼痛这一共同症状。但众痹以游走不定,时发时止,左右移动为特点,周痹则痛有定处,热则痛解,痛解则厥及病邪随血脉上下行走等。

治疗上,都用针灸治疗,但众痹重在疼痛原发部位针刺,周痹则在疼痛蔓延部位针刺。

【提要】

痹证治疗须据虚实或用针治或用熨法。

【原文】

故刺痹者,必先切循①其下之六经②,视其虚实,及大络之血结③而不通,及虚而脉陷空④者而调之,熨⑤而通之,其瘛坚⑥,转引而行之⑦。黄帝曰:善,余已得其意矣,亦得其事也。九者⑧,经巽之理⑨,十二经阴阳之病也。

【注释】

① 切循:切,以指切压。切循,循经络线切压。属切诊的一法。

② 六经:此指足六经。

③ 血结:血脉结而不通。《灵枢集注》注:"大络之血,结而不通。"

④ 脉陷空:络脉气虚,下陷于内。《灵枢集注》注:"虚而脉陷空者,络气虚而陷于内也。"

⑤ 熨:温熨法。用以疏通气血。《灵枢集注》注:"启其陷下之气通于外地。"

⑥ 瘛坚:《甲乙经》坚作紧。瘛,筋急引缩。《素问·玉机真脏论》:"病筋脉相引而急,病名曰瘛。"坚,坚紧,意为筋肉拘急。《类经·疾病类·周痹众痹之刺》注:"瘛急转筋之谓。"

⑦ 转引而行之:转引痹阻之气使之畅行。《类经·疾病类·周痹众痹之刺》注:"当针引其气而行之也。"

⑧ 九者:此指九针。

⑨ 经巽(xùn 逊)之理:巽,顺应。经常顺应的规律。《灵枢集注》注:"经常巽顺之理。"

【按语】

本段概括说明痹证治疗的大法。首先应用切循等法观察经脉和络脉的虚实状况,一般用九针治疗,但脉虚下陷者,须用熨法温通。筋脉拘急者,则以按摩导引为宜。

1·1·14　口问第二十八（节选）

本篇列举十二种奇邪上走空窍所产生的十二类病症的病因病机及针刺治疗等,因为古书上有关奇邪为病的记载较少,本篇在篇首即点出本文内容属于口传心授而得,故名"口问"。现节选了欠、哕、振寒、嚏、噫五种病症证治的经文。

【提要】

论述欠、哕的病因、病机与针灸治疗。

【原文】

黄帝曰:人之欠者①,何气使然? 岐伯答曰:卫气昼日行于阳,夜半则行于阴。阴者主夜,夜者卧。阳者主上,阴者主下②,故阴气积于下,阳气未尽,阳引而上,阴引而下③,阴阳相引,故数欠④。阳气尽,阴气盛,则目瞑;阴气尽而阳气盛,则寤⑤矣。泻足少阴,补足太阳⑥。黄帝曰:人之哕者,何气使然? 岐伯曰:谷入于胃,胃气上注于肺,今有故寒气⑦与新谷气⑧俱还入胃,新故相乱,真邪相攻,气并相逆,复出于胃⑨,故为哕。补手太阴,泻足少阴⑩。

【注释】

① 人之欠者:欠,呵欠。《类经·疾病类·口问十二邪之刺》注:"今人有神疲劳倦而为欠者,即阳不胜阴之候。"

② 阳者主上,阴者主下:指阳有升的作用,故主上,阴有降的作用,故主下。《类经·疾病类·口问十二邪之刺》注:"阳主升,阴主降。"

③ 阳引而上,阴引而下:阳主升,引气向上,阴主降,引气向下。《灵枢集注》注:"阳欲引而上,阴欲引而下。"

④ 数欠:频频呵欠,此指疾病的症状。

⑤ 寤:睡醒。

⑥ 泻足少阴,补足太阳:指泻肾经之穴,补膀胱经之穴。《灵枢集注》注:"补足太阳以助阳引而上,泻足少阴以引阴气而下。"有的注家认为即指泻照海,补申脉。《类经·疾病类·口问十二邪之刺》注:"卫气之行于阳者自足太阳始,行于阴者自足少阴始,阴盛阳衰,所以为欠。故当泻少阴之照海,阴蹻所出也,补太阳之申脉,阳蹻所出。"

⑦ 故寒气:故,久、旧。指原有的寒气。但对故寒气所在部位,有不同看法。《灵枢集注》注:"如肺有故寒气,而不能输布,寒气与新谷气,俱还入于胃。"认为在肺;《灵枢注证发微》注:"今有寒气之故者,在于胃中,而又有谷气之新者,以入于胃。"以为在胃。以后者之说较妥。

⑧ 新谷气:新入的饮食精微。

⑨ 气并相逆,复出于胃:故寒气和新谷气相冲激,而相逆,复从胃上出而上入胸膈,而为哕,成为呃逆。《甲乙经》无"气并"两字。

⑩ 补手太阴,泻足少阴:补肺经之穴,泻肾经之穴。《类经·疾病类·口问十二邪之刺》注:"寒气自下而升逆则为哕。故当补肺于上以壮其气;泻肾于下以引其寒。盖寒从水化,哕之标在胃,哕之本在肾也。"

【按语】

本段论述欠和哕的病因病机以及针治之法。

欠,呵欠,为阴阳相引所致,有两种情况。一为阴阳交接之时失调,多见于睡前,为生理性的;一为阳不胜阴,阴盛阳虚引起呵欠频作,系神疲劳倦所致,属病理性的。后者为本篇重点所论。治疗上,以补阳泻阴为主,故补足太阳膀胱经,泻足少阴肾经。

哕,即呃逆,因胃中原有的寒邪与胃中新的水谷之气相搏结,两气合并产生上逆,出胃入胸膈而成此症。治疗上,补手太阴肺经,以壮肺胃之气,泻足少阴肾经以引其寒邪外出,胃气得复,寒气得去,则厥逆不生,呃逆自平。

【提要】

论述唏、振寒、噫之病因、病机及针治。

【原文】

黄帝曰:人之唏^①者,何气使然? 岐伯曰:此阴气盛而阳气虚,阴气疾而阳气徐^②,阴气盛而阳气绝^③,故为唏。补足太阳,泻足少阴^④。黄帝曰:人之振寒者^⑤,何气使然? 岐伯曰:寒气客于皮肤,阴气盛,阳气虚,故为振寒寒栗。补诸阳^⑥。黄帝曰:人之噫者^⑦,何气使然? 岐伯曰:寒气客于胃,厥逆从下上散^⑧,复出于胃,故为噫^⑨,补足太阴、阳明^⑩。

【注释】

① 唏(xī 希):《辞海》:"哀叹"。《方言·第一》:"唏,痛也,凡哀而不泣曰唏。"

② 阴气疾而阳气徐:阴气流行迅速,阳气活动徐缓。

③ 绝:衰微。

④ 补足太阳,泻足少阴:因唏的病机是阳衰阴盛,阳不附阴,所以可补膀胱经,泻肾经。《灵枢集注》注:"补足太阳之阳,泻足少阴之阴,以和其阴阳焉。"此系指补申脉,泻照海。《灵枢注证发微》注:"当于足太阳膀胱经,阳跷脉气所出者(指申脉)补之,足少阴肾经,阳跷脉气所出者(指照海)泻之。"

⑤ 振寒者:畏冷发抖。《类经·疾病类·口问十二邪之刺》注:"身袪寒而振栗也。"

⑥ 补诸阳:足太阳经。各家看法不一,今从《灵枢集注》注:"诸阳者,三阳也。"《灵枢集注》注:"寒气即太阳寒水之气,故当补诸阳。"

⑦ 噫(ài 爱)者:此作嗳气。

⑧ 下上散:散,扩散。从下向上扩散。

⑨ 复出于胃,故为噫:指厥逆之气是从胃中出来,再向上下扩散,而为噫气。《灵枢集注》注:"是厥气出于胃,从脾气而上下散。"

⑩ 补足太阴、阳明:补脾经和胃经。《类经·疾病类·口问十二邪之刺》注:"补足太阴阳明二经,使脾胃气温,则客寒自散,而噫可除。"

【按语】

本段简述唏、振寒和噫三种杂症之病因病机和针治。

唏是情忧,为悲伤忧愁所引起的病症,病机为阴盛阳衰,阴气行速,阳气行缓而致阳不附阴。一如《类经·疾病类·口问十二邪之刺》所说:"悲忧之气生于阴惨,故为阴盛阳虚之候。"在针刺治疗上,以补阳泻阴为基本原则。而太阳少阴,为水火阴阳之本,属于标本表里互交,故可分别补泻此二经。

振寒指病人肌表本虚,加之寒邪侵袭,而造成体表阴盛阳虚,畏冷战抖。治疗上,着重在补益阳气。阳气复,腠理皮肤致密,消散阴寒,病可得愈。

噫为寒邪侵入胃,与胃气相搏而产生厥逆之气从下上散。从病因病机上看,与上文之哕有相同之处,但实有深浅之别。张介宾曾加以比较,在《类经·疾病类·口问十二邪之刺》中,他认为哕和噫,虽"皆以寒气在胃而然,但彼云故寒气者,以久寒在胃,言其深也,此云寒客于胃者如客之寄,言其浅也"。在治疗上,须仔细鉴别,因属寒客脾胃。所以可补足太阴脾经和足阳明胃经,使脾胃气温,而客寒消散,噫气可平。

1·1·15 师传第二十九（节选）

本篇主要叙述两方面内容，第一部分讨论问诊的重要意义及其与治疗的密切关系，是本篇的重点所在。第二部分介绍通过望诊，从肢体五官等的外候，测知脏腑形态强弱及生理病理变化等内容。由于本篇所述认为系先师传授，故用"师传"两字作为篇名，现节选的是前一部分经文。

【提要】

强调临证须先"问所便"。

【原文】

入国问俗，人家问讳①，上堂问礼，临病人问所便②。黄帝曰：便病人奈何？岐伯曰：夫中热③消瘅④则便寒，寒中之属则便热。胃中热，则消谷，令人县心⑤善饥，脐以上皮热；肠中热，则出黄如糜⑥，脐以下皮寒。胃中寒，则腹胀⑦；肠中寒，则肠鸣飧泄⑧。胃中寒，肠中热，则胀而且泄⑨；胃中热，肠中寒，则疾饥⑩，小腹痛胀。黄帝曰：胃欲寒饮，肠欲热饮⑪，两者相逆，便之奈何？且夫王公大人血食⑫之君，骄恣从⑬欲，轻人⑭而无能禁之，禁之则逆其志，顺之则加其病，便之奈何？治之何先？岐伯曰：人之情，莫不恶死而乐生，告之以其败⑮，语之以其善，导之以其所便，语之以其善，导之以其所便，开之以其所苦⑯，虽有无道之人，恶有不听者乎？

【注释】

① 讳：隐瞒；避忌。《宋史·石介传》："无所讳忌。"

② 问所便：便，适宜。问所便，了解病人所适宜的。此指详细询问病人的具体情况，从而给予最为相宜护理与治疗的措施。《太素·顺养》注："便，宜也。谓问病人寒热等病，量其所宜，随顺调之，故问所便者也。"

③ 中热：内热，多指肠胃。《类经·论治类·为治之道顺而已矣》注："中热者，中有热也。"《太素·顺养》注："中，肠胃中也。"下文之中寒，亦为内寒。

④ 消瘅：瘅(dān 丹)，消瘅为病证名，症候为内热而多食善饥。《类经·论治类·为治之道顺而已矣》注："内热为瘅善饥渴而日消瘦也。"

⑤ 县心：县同悬，属心悸、怔忡之类。《类经·论治类·为治之道顺而已矣》注："悬心者，胃火上炎，心血被烁而悬悬不宁也。"

⑥ 出黄如糜：出，大便。指大便色黄形如糜粥。《类经·论治类·为治之道顺而已矣》注："出黄如糜者，以胃中湿热之气，传于小肠所致也。糜，腐烂也。"

⑦ 胃中寒，则腹胀：胃寒而运化失职，故易腹胀。《类经·论治类·为治之道顺而已矣》注："胃中寒则不能运化而为腹胀。"

⑧ 肠中寒，则肠鸣飧泄：肠中寒气留滞，导致水谷不化的泄泻和肠鸣。《类经·论治类·为治之道顺而已矣》注："肠中寒，则阴气留滞，不能泌别清浊，而为肠鸣飧泄。"

⑨ 胃中寒……则胀而且泄：因胃中寒，故腹胀，肠中热，故泄泻。泄，此指肠中热所致的热泄，和上句肠中寒所致的寒泄不同。《类经·论治类·为治之道顺而已矣》注："腹中寒者泄，而此言肠中热者泄，所以有热泄寒泄之不同，而热泄谓之肠垢，寒泄谓之鹜溏也。"

⑩ 疾饥：易于饥饿。《类经·论治类·为治之道顺而已矣》注："则善消谷，故疾饥。"

⑪ 胃欲寒饮，肠欲热饮：指胃中热和肠中寒的病人而言。《灵枢集注》注："夫胃中热，肠中寒，则胃欲寒饮，肠欲热饮矣。"

⑫ 血食：肉食美味。

⑬ 从:同纵,放纵。

⑭ 轻人:轻视他人。

⑮ 败:严重的后果。

⑯ 开之以其所苦:开,开导;苦,忧苦,疑虑。

【按语】

本段要求准确进行诊治,首先应"问所便"。《类经·论治类·为治之道顺而已矣》对"便"的含义作了较为详细的阐发:"便者,相宜也。有居处之宜否,有动静之宜否,有阴阳之宜否,有寒热之宜否,有性情之宜否,有气味之宜否……皆取顺之道也。"只有这样,才可能提出适宜的医疗措施。如内热消瘅,多用寒法;内寒之症,适用热法等。至于对一些讳疾忌医的患者,则应尽可能说明疾病对人体健康影响和危及生命的道理,使患者重视治疗工作。

1·1·16 五乱第三十四(节选)

本篇首先提出经脉活动须与四时五行相协调,其次重点讨论因经气悖逆,导致乱于心、肺、肠胃、臂胫及头的五种不同病症和针刺取穴与治法,故名"五乱"。并特别对补泻的"导气"、"同精"问题作了探讨。现节选的是五乱症针治部分经文。

【提要】

营卫失调、清浊混淆形成的五乱症及其证候表现。

【原文】

黄帝曰:何谓逆而乱? 岐伯曰:清气在阴,浊气在阳①,营气顺脉,卫气逆行②,清浊相干,乱③于胸中,是谓大悗。故气乱于心,则烦心密嘿④,府首静伏;乱于肺,则俯仰喘喝⑤,接手以呼⑥;乱于肠胃,则为霍乱;乱于臂胫,则为四厥⑦;乱于头,则为厥逆,头重眩仆。

【注释】

① 清气在阴,浊气在阳:此为清浊混淆的表现,清气应在阳反在阴,浊气在阴反在阳。《灵枢注证发微》注:"清气宜升,当在于阳,反在于阴;浊气宜降,当在于阴,而反在于阳。"

② 营气顺脉,卫气逆行:这是营卫失调的表现,属阴的营气沿经脉行于阳分,属阳的卫气不按常规循行。《灵枢注证发微》注:"营气阴性,精专固顺,宗气以行于经隧之中;卫气阳性,慓悍滑利,宜行于分肉之间。今昼未必行于阳经,夜未必行于阴经,其气逆行。"

③ 乱:逆乱,扰乱。

④ 密嘿:密,安定,安静。《诗·大雅·公刘》:"止旅乃密。"嘿,同默。密嘿,沉默而无言之意。

⑤ 俯仰喘喝:忽而俯伏,忽而仰卧,且喘促而喝喝有声。系气喘,呼吸不利之象。

⑥ 接手以呼:《甲乙经》接作按,亦通。双手交接,按在胸部呼吸。

⑦ 四厥:四肢厥冷。

【按语】

本段描述了气机失常后的五种逆乱证候。人体一切功能得以正常进行,全在气机活动的正常。一旦升清降浊失司,营卫运行失调,就可引起机体功能的紊乱。

五乱证候与所扰乱部位的功能特点密切相关。如扰乱于心,心主神,证候即为心烦不语;扰乱于肺,肺主气,则呼吸不利;扰乱于肠胃,肠胃主受纳传导,则表现为吐泻交作扰乱于手臂足胫,而四肢厥冷。

【提要】

论述针治五乱症之取穴组方和补泻手法。

【原文】

黄帝曰：五乱者，刺之有道^①乎？岐伯曰：有道以来，有道以去^②，审知其道，是谓身宝^③。黄帝曰：善。愿闻其道。岐伯曰：气在于心者，取之手少阴，心主之输^④。气在于肺者，取之手太阴荥^⑤、足少阴输^⑥。气在于肠胃者，取之足太阴、阳明；不下者，取之三里^⑦。气在于头者，取之天柱、大抒；不知^⑧，取足太阳荥输^⑨。气在于臂足，取之先去血脉^⑩，后取其阳明、少阳之荥输^⑪。黄帝曰：补泻奈何？岐伯曰：徐入徐出，谓之导气^⑫，补泻无形，谓之同精^⑬，是非有余不足也，乱气之相逆也。黄帝曰：允乎哉道^⑭，明乎哉论，清著之玉版^⑮，命曰治乱也。

【注释】

① 道：法则，规律。

② 有道以来，有道以去：疾病的发生有一定规律，疾病的祛除也有一定规律。《灵枢集注》注："道者谓各有循行之道路。有道以来，有道已去者，言有道以来，而清浊相干。亦当有道以去，而阴阳相合也。"

③ 身宝：养身之宝。

④ 手少阴，心主之输：指心经原穴神门和心包经原穴大陵。《灵枢注证发微》注："取之手少阴心经之输穴神门，手心主即厥阴心包络经之输穴大陵。"

⑤ 手太阴荥：鱼际穴。

⑥ 足少阴输：太溪。《类经·针刺类·五乱之刺》注："气在肺而取肾者，以少阴脉贯肾络肺也。"

⑦ 三里：足三里。《灵枢注证发微》注："如刺之而邪气不下，当取足阳明胃经之三里。"

⑧ 不知：知，反应。即未见效应。《类经·针刺类·五乱之刺》注："不知，不应也。"

⑨ 足太阳荥输：指通谷，束骨。

⑩ 先去血脉：先点刺局部有瘀血的络脉。《类经·针刺类·五乱之刺》注："臂足之络有血者，必先去其血。在手者取手，在足者取足。"

⑪ 阳明、少阳之荥输：指手阳明大肠经之二间、三间，手少阳三焦经之液门、中渚；足阳明胃经之内庭、陷谷，足少阳胆经之侠溪、临泣。

⑫ 徐入徐出，谓之导气：徐缓地进针和徐缓地出针，意在导引其气，使机体恢复正常。

⑬ 补泻无形，谓之同精：补泻手法虽有不同形式，但都在于保护精气。《类经·针刺类·五乱之刺》注："补者导其正气，泻者导其邪气，总在保其精气耳。"对于"同精"一词，《灵枢集注》注："营卫者，精气也，同生于水谷之精，故谓之同精。"

⑭ 允乎哉道：允，公平，得当。道，方法。指得当的治疗方法。

⑮ 玉版：又称玉简，玉板，既指用以刻字的玉片，亦指古代统治阶级用来叙事颂德和论述教戒的典册。《韩非子·喻老》："周有玉版，纣令胶鬲索之。"因本篇内容重要，故认为应著在玉版上。

【按语】

本段经文指出，五乱的发生有一定规律，治疗上也只有遵循一定法则才能拨乱反正。

在取穴配方上，应按"经脉所过，主治所及"的循经取穴原则，取与病变脏腑所连属之经脉，以五输穴为主，处方配穴，如乱于心，取心经、心包经之神门、大陵穴等。

在针刺手法上，虽无固定的补泻手法形式，但一般多采用徐入徐出的方法，达到导引乱气，维护真气的目的。

1·1·17　胀论第三十五（节选）

本篇主要叙述胀病的病因病机和证治，内容包括脉胀、肤胀和五脏六腑之胀病，以及针刺治疗胀病的方法与机理。故以"胀论"为篇名。现节选其中讨论脏腑胀病及其针刺治疗部分经文。

【提要】

论述五脏六腑胀病的证候和针治。

【原文】

黄帝曰:愿闻胀形①。岐伯曰:夫心胀者,烦心短气,卧不安。肺胀者,虚满而喘咳。肝胀者,胁下满而痛引小腹。脾胀者,善哕,四肢烦悗,体重不能胜衣②,卧不安。肾胀者,腹满引背央央然③,腰髀痛。六府胀:胃胀者腹满,胃脘痛,鼻闻焦臭,妨于食,大便难。大肠胀者,肠鸣而痛濯濯,冬日重感于寒,则飧泄不化。小肠胀者,少腹䐜胀,引腰而痛。膀胱胀者,少腹满而气癃④。三焦胀者,气满于皮肤中,轻轻然⑤而不坚。胆胀者,胁下痛胀,口中苦,善太息。凡此诸胀者,其道在一⑥,明知逆顺,针数不失⑦。泻虚补实,神去其室⑧,致邪失正⑨,真不可定⑩,粗之所败,谓之天命。补虚泻实,神归其室,久塞其空⑪,谓之良工。

【注释】

① 胀形:胀,胀病;形,形证,证候。

② 体重不能胜衣:肢体滞重异常,好像连衣物的重量都不能承受。

③ 央央然:困倦痛苦的样子。《类经·疾病类·藏府诸胀》注:"困苦貌。"

④ 气癃:因膀胱气机闭阻所致的小便不通。《类经·疾病类·藏府诸胀》注:"膀胱气闭,小水不通也。"

⑤ 轻轻然:《甲乙经》轻作壳。形容浮而不坚的样子。《太素·胀论》注:"实而不坚也。"

⑥ 其道在一:针灸治疗原则是一致的。《类经·疾病类·藏府诸胀》注:"胀有虚实,而当补当泻,其道唯一,无二歧也。"

⑦ 针数不失:数,此指技术。掌握针灸治疗技术而言。

⑧ 神去其室:神,精神气血。室,内守之处。意即神气离开其内守之处。

⑨ 致邪失正:致邪,招来邪气深入;失正,正气耗散。《太素·胀论》注:"得于邪气,失其四时正气。"

⑩ 真不可定:真,真气。意指真气不能安守于内而充养全身。

⑪ 久塞其空:空同孔,此指皮肤孔窍而言。本句意为经常保持皮肤孔窍致密。《灵枢集注》注:"塞其空者,外无使经脉肤腠疏空,内使脏腑之神气充足。"

【按语】

本段阐述脏腑胀病的证治。

在证候上,五脏六腑都有自己的独特表现。以脏为例,如心胀,多有烦躁失眠等神志病症;肺胀,以喘咳等气机障碍为主;肝胀,则以胁部闷痛、牵引小腹为主;脾胀,以肢体沉重,肌肤肿胀为主;肾胀,以水泛停蓄等为主。六腑之胀亦如此,和前述五乱症一样,病候与每一脏腑的生理功能紧密关联。正如《太素·胀论》注:"五脏六腑胀皆放此,各从其脏腑所由胀状有异耳。"

鉴于胀病多为实证,特别在病之初期更是如此。所以在针刺治疗上本篇(本教材未选录部分)曾提到:"无问虚实,工在疾泻。"强调泻法。其治疗机理在张璐的《灵枢识》有进一步阐发:"原夫诸胀之因,良由卫气借逆,故宜疾泻以下其气,气下则胀消矣。"

1·1·18 逆顺肥瘦第三十八(节选)

本篇着重论述须依据患者肥瘦等体质因素不同而予以不同的刺法,按照此原则者为顺,相反则为逆。其次还论述了十二经脉的行走方向和气血上下逆顺活动的关系。因为总的精神是强调逆顺的意义及因人而异在针刺治疗中的重要性,所以称为"逆顺肥瘦"篇。现节选的是前一部分经文。

【提要】

详细观察病人的体质,分别给予不同的刺法。

【原文】

黄帝曰:愿闻人之白黑肥瘦小长,各有数①乎? 岐伯曰:年质壮大②,血气充盈,肤革③坚固,因加以邪,刺此者,深而留之,此肥人也。广肩腋项④,肉薄厚皮而黑色,唇临临然⑤,其血黑以浊⑥,其气涩以迟⑦,其为人也,贪于取与⑧,刺此者,深而留之,多益其数⑨也。黄帝曰:刺瘦人奈何? 岐伯曰:瘦人者,皮薄色少,肉廉廉然⑩,薄唇轻言,其血清气滑⑪,易脱于气,易损于血,刺此者,浅而疾之。黄帝曰:刺常人奈何? 岐伯曰:视其白黑⑫,各为调之,其端正敦厚者,其血气和调,刺此者,无失常数⑬也。黄帝曰:刺壮士真骨⑭者奈何? 岐伯曰:刺壮士真骨,坚肉缓节⑮监监然⑯,此人重⑰则气涩血浊,刺此者,深而留之,多益其数;劲⑱则气滑血清,刺此者,浅而疾之。黄帝曰:刺婴儿奈何? 岐伯曰:婴儿者,其肉脆⑲血少气弱,刺此者,以豪针⑳,浅刺而疾发针,日再㉑可也。

【注释】

① 数:此指针刺深浅、疾留、次数等的标准。《灵枢注证发微》注:"各有刺针之数也。"

② 年质壮大:壮年而体格魁伟。

③ 肤革:肌表皮肤。

④ 广肩腋项:指肩、腋、项部均宽大厚实。《灵枢集注》注:"广肩腋者,广阔于四旁也。"

⑤ 临临然:下垂的样子。《类经·针刺类·肥瘦婴壮逆顺之刺》注:"临临然,下垂貌。唇厚质浊之谓。"

⑥ 血黑以浊:黑,色泽较深;浊,重浊。指血色较暗,血质重浊。《灵枢集注》注:"黑者水之色,血黑以浊者,精水之重浊也。"

⑦ 气涩以迟:气行滞而不利。《灵枢集注》注:"气涩以迟者,肌肉厚而气道滞也。"

⑧ 贪于取与:贪,此作过于解;取,向人索取;与,给予人。即过于向人要取或过于慷慨给人。《灵枢集注》注:"夫太过则能与,不及则贪取,贪于取与者,不得中和之道,过犹不及也。"

⑨ 多益其数:即多增加针刺的次数和久留针等。《类经·针刺类·肥瘦婴壮逆顺之刺》注:"多益其数即久留也。"

⑩ 廉廉然:肌肉瘦削的样子。《灵枢集注》注:"廉廉,瘦洁貌。"《灵枢识》注:"廉廉然,瘦臞而见骨骼。"

⑪ 血清气滑:血较清淡,气道滑利。《灵枢集注》注:"血清者,水清浅也;气滑者,肌肉薄而气道滑利也。"

⑫ 白黑:皮肤色泽之白皙和粗黑。系指肥人与瘦人两型而言。《类经·针刺类·肥瘦婴壮逆顺之刺》注:"白色多清,宜同瘦人;黑色多浊,宜同肥人。"

⑬ 无失常数:不要违背针灸治疗法则。

⑭ 真骨:坚固致密的骨骼。《类经·针刺类·肥瘦婴壮逆顺之刺》注:"壮士之骨,多坚刚。"

⑮ 缓节:关节舒缓。

⑯ 监监然:坚强有力的样子。《灵枢集注》注:"监监者,卓立而不倚也。"

⑰ 重:稳重不好动。

⑱ 劲:轻劲有力。

⑲ 肉脆:肌肉脆嫩。

⑳ 豪针:豪,同毫。意即毫针。

㉑ 日再:一天针刺两次。《类经·针刺类·肥瘦婴壮逆顺之刺》注:"若邪有未尽,宁日再加刺,不可深而久也。"

【按语】

本段经文强调,应据患者之年龄、胖瘦、体力强弱、皮肤色泽等体质因素,而须施以相应的刺法。

壮年而体质魁伟者,因气血充盛,须深刺久留。胖人气行迟涩,血暗质浊,亦须深刺久留。瘦人血清气滑,可浅刺疾出。体格适中的常人,可按正常方式针刺,但其中肤白体弱者浅刺疾出,肤黑强壮者深刺久留。婴儿因肉嫩血少气弱,须毫针浅刺不留针,宁可一日针刺二次,也不要深刺久留。

依据人体生理特点来决定刺法,是古人长期实践的总结,其重要的临床价值,正日益引起广大现代针灸工作者的重视。

1·1·19　血络论第三十九(节选)

本篇所讨论的,以刺络泻血为中心,所以名"血络"篇。现节选了本篇中有关刺络时表现不同征象的经文。

【提要】

讨论刺血络治奇邪所出现的几种临床现象以及某些意外事故。

【原文】

黄帝曰:愿闻奇邪①而不在经者。岐伯曰:血络②是也。黄帝曰:刺血络而仆者,何也? 血出而射③者,何也? 血少④黑而浊者,何也? 血出清而半为汁⑤者,何也? 发针而肿者,何也? 血出若⑥,多若少而面色苍苍者,何也? 发针而面色不变而烦悗者,何也? 多出血而不动摇⑦者,何也? 愿闻其故。岐伯曰:脉气盛而血虚者,刺之则脱气,脱气则仆⑧。血气俱盛而阴气多者⑨,其血滑⑩,刺之则射;阳气畜积,久留而不泻者,其血黑以浊,故不能射。新饮而液渗于络,而未合和于血也,故血出而计别焉;其不新饮者,身中有水⑪,久则为肿⑫。阴气积于阳,其气因于络⑬,故刺之血未出而气先行,故肿⑭。阴阳之气,其新相得而未和合⑮,因而泻之,则阴阳俱脱,表里相离,故脱色而苍苍然。刺之血出多,色不变而烦悗者,刺络而虚经⑯。虚经之属于阴者阴脱,故烦悗。阴阳相得而合为痹⑰者,此为内溢于经,外注于络,如是者,阴阳俱有余,虽多出血而弗能虚也。

【注释】

① 奇邪:侵袭络脉,部位不定的一种异乎寻常的病邪。《类经·针刺类·血络之刺其应有异》注:"奇邪……在络不在经,行无常处。"《素问·缪刺论》:"邪客于皮毛,入舍于孙络,留而不去,闭塞不通,不能入于大径,流溢于大络,而生奇病也。"这里所说的邪,即奇邪。

② 血络:泛指布于肌表的络脉。《灵枢集注》注:"血络者,外之络脉,孙脉,见于皮肤之间。血气有所留积,则失其外内出入之机。"

③ 血出而射:指出血如喷射状。

④ 血少:《甲乙经》"少"作"出"义长。

⑤ 血出清而半为汁:清,稀薄;汁,含有某种物质的液体。意指流出的血液清稀淡薄。

⑥ 若:或者。

⑦ 不动摇：意指不受影响，无不良后果。

⑧ 脱气则仆：因误用泻法，使其气衰竭，病人可昏倒在地。《类经·针刺类·血络之刺其应有异》注："气虽盛而血则虚者，若泻其气，则阴阳俱脱，故为仆倒。"

⑨ 血气俱盛而阴气多者：指经脉内外血气旺盛，脉中阴气多的病人。《灵枢集注》注："经脉为阴，皮肤为阳俱盛者，经脉内外之血气俱盛也，如脉中之阴气多者，其血源滑，故刺之则射。"

⑩ 血滑：血行滑利充实。

⑪ 身中有水：体内有水液停留。《灵枢集注》注："盖言血乃水谷之津液所化，若不新饮而出为汗者，乃身中之水也。"说明，身中之水亦来源于津液。

⑫ 久则为肿：水液停留日久引起的水肿。《灵枢识》注："肿，乃水肿之谓。"

⑬ 其气因于络：因，从，由。意指积聚在阳分之气，从络脉而出。《灵枢集注》注："此言阳分之气血，因于大络孙络而出也。"

⑭ 肿：指被刺部位的血肿。《灵枢识》注："肿乃针痕肿起之谓，与上节异义。"

⑮ 其新相得而未和合：营卫气血刚刚得到调和，但未恢复常态。《类经·针刺类·血络之刺其应有异》注："言血气初调，营卫甫定也，当此之时，根本未固。"

⑯ 虚经：失血过多而使经脉致虚。《类经·针刺类·血络之刺其应有异》注："取血者，刺其络也，若出血过多，必虚及于经。"

⑰ 阴阳相得而合为痹：此句诸家解释不同，一种认为是指阴阳有余，而成闭阻血脉的实证。《灵枢集注》注："如阴阳俱有余，相合而痹闭于外内之间，虽多出血而弗能虚也。"另一种认为阴阳之气留滞而致闭阻不通。《灵枢集注》朱注："阴阳和合而流行则调，阴阳相得而留滞则痹。痹者，闭也。"以前说为妥。

【按语】

本段经文虽然讲的是以刺络治疗奇邪为病。但就内容看，实际上探讨的是刺络过程中产生的一些临床现象，特别是所发生的一系列意外事故。

首先是对出血的质和量的观察，有血向外喷射，出血色暗而粘稠以及血出稀薄这三种情况。

其次是对刺络不当所致的不良后果的描述。误泻气，致病人昏仆倒地，误出血，造成病人面色苍白或面色虽不变但心中烦闷不宁，出针不当引起局部血肿等。

最后，对某些虽出血多并未引起不良反应的病人，进行了讨论。

1·1·20　论痛第五十三（全篇）

本篇以对比的方式，说明不同的体质对针灸和药物耐受力不一致。因为着重讨论人体的针灸耐痛情况，所以称为"论痛"。

【提要】

论述体质上的差异，而致针灸药耐受力各不相同。

【原文】

黄帝问于少俞曰：筋骨之强弱，肌肉之坚脆①，皮肤之厚薄，腠理之疏密，各不同，其于针石火焫②之痛何如？肠胃之厚薄坚脆亦不等，其于毒药何如？愿尽闻之。少俞曰：人之骨强筋弱肉缓皮肤厚者耐痛，其于针石之痛，火焫亦然。黄帝曰：其耐火焫者，何以知之？少俞答曰：加以黑色而美骨③者，耐火焫。黄帝曰：其不耐针石之痛者，何以知之？少俞曰：坚肉薄皮者，不耐针石之痛，于火焫亦然。黄帝曰：人之病，或同时而伤，或易已④或难已。其故何如？少俞曰：同时而伤其身多热者⑤易已，多寒者难已。黄帝曰：人之胜毒⑥，何以知之？少俞曰：胃厚色黑大骨及肥者，皆胜毒；故其瘦而薄胃⑦者，皆不胜毒也。

【注释】

① 坚脆：坚实有力和脆弱无力。

② 火㸐(ruò 弱)：㸐同热烧，这里指艾火。

③ 美骨：系指骨骼发育坚固完美。《类经·藏象类·耐痛耐毒强弱不同》注："美骨者，骨强之谓"。

④ 易已：病容易痊愈。

⑤ 身多热者：指病在肌表阳分。《灵枢注证发微》注："盖多热则邪犹在表"。

⑥ 胜者：对药物的耐受力。

⑦ 故其瘦而薄胃：身体瘦而胃弱，指气血不足者。《类经·藏象类·耐痛耐毒强弱不同》注："其肉瘦而胃薄者，气血本属不足，安能胜毒药也"。

【按语】

本篇主要讨论"耐痛"和"胜毒"问题，所谓"耐痛"，是指对针灸、艾火刺激所致疼痛的耐受力。"耐痛"力的大小，取决于患者的体质。一般来说，"骨强"、"筋弱"、"肉缓"、"皮肤厚"、"黑色而美骨"等体格强壮者，其耐针石；而"坚肉"、"薄皮"，身体瘦弱者，则较差。

"胜毒"指对药物的毒性副作用的耐受力。凡"胃厚色黑，大骨及肥者，皆胜毒"，强调了脾胃功能强者，耐受性好，而"其瘦而胃薄者"则较差。

另外，本篇还指出，体质不同的人，即使感受了同一种疾病，其预后也不一样。本篇经文指出："其身多热者易已，多寒者难已。"这是由于抵抗力不同以及邪侵犯的部位不一之故。《灵枢注证发微》认为"多热则邪气在表"，"多寒则邪入于里"。

这些论点，至今仍有其重要的临床价值，并值得进一步深入探讨。

1·1·21　行针第六十七（全篇）

本篇主要说明由于体质不同，针刺后的反应也就不同，以及针刺操作的正确与否与疗效的关系等有关问题，所以名为"行针"篇。行针有两种含义，一是指针刺治疗的全过程；一是指针刺后的行针。

【提要】

论述针刺的四类得气感应和两种不良反应。

【原文】

黄帝问于岐伯曰：余闻九针于夫子，而行之于百姓，百姓之血气各不同形①，或神动②而气③先针行，或气与针相逢，或针已出气独行④，或数刺乃知，或发针⑤而气逆⑥，或数刺病益剧，凡此六者，各不同形，愿闻其方。岐伯曰：重阳之人⑦，其神易动，其气易往也。黄帝曰：何谓重阳之人？岐伯曰：重阳之人，熇熇高高⑧，言语善疾，举足善高，心肺之藏气有余⑨，阳气滑盛而扬⑩，故神动而气光行。黄帝曰：重阳之人而神不先行者，何也？岐伯曰：此人颇有阴者也。黄帝曰：何以知其颇有阴也？岐伯曰：多阳者多喜，多阴者多怒⑪，数怒者易解，故曰颇有阴，其阴阳之离合难⑫，故其神不能先行也。黄帝曰：其气与针相逢奈何？岐伯曰：阴阳和调而血气淖泽滑利，故针入而气出，疾而相逢也。黄帝曰：针已出而气独行者，何气使然？岐伯曰：其阴气多而阳气少，阴气沉而阳气浮者内藏，故针已出，气乃随其后，故独行也。黄帝曰：数刺乃知，何气使然？岐伯曰：此人之多阴而少阳，其气沉而气往难,故数刺乃知也。黄帝曰:针入而气逆者,何气使然? 岐伯曰:其气逆与其数刺病益甚者,非阴阳之气,浮沉之势⑬也,此皆粗之所败,上之所失,其形气无过焉。

【注释】

① 血气各不同形:指气血有多少不同而言。《灵枢集注》注:"谓形中之血气,有盛有少也。"

② 神动:心神激动。

③ 气:经气活动所表现的针刺感应。

④ 气独行:一是出针后一直还保持得气感应;二是出针后始产生针刺感应。

⑤ 发针:下针。《灵枢识》注:"发针即下针之谓。"

⑥ 气逆:针刺后发生不良反应。

⑦ 重阳之人:指体质偏于阳分者。《灵枢集注》注:"重阳之人者,手足左右太少之阳及心肺之藏气有余者也。"

⑧ 熇熇(hè 贺)高高:熇熇,火势炽盛的样子。高高,形容不卑不亢的样子。《灵枢注证发微》注:"熇熇而有上炎之势,高高而无卑屈之心。"《甲乙经》、《太素》"高"作"蒿"。

⑨ 心肺之藏气有余:指心神壮盛,肺气充沛,所以神气易于激动。

⑩ 滑盛而扬:扬,传播发扬,阳气活动滑利充盛易于发扬。

⑪ 多阳者多喜,多阴者多怒:《类经·针刺类·行针血气大不同》注:"光明爽朗阳之德也,沉滞抑郁,阴之性也,故多阳则多喜,多阴则多怒。"

⑫ 阴阳之离合难:指阳中有阴,阴阳平衡失调,气血运行受影响,所以针刺的敏感性较差。《灵枢注证发微》注:"盖以阳中有阴,则阳为阴滞,初虽针入而阳合,又因阴滞而复相离,其神气不能易动,而先针以行也。"

⑬ 非阴阳之气,浮沉之势:不是阴阳之气的盛衰浮沉所导致的。《类经·针刺类·行针血气大不同》注:"乃医之所败所失,非阴阳表里形气之过也。"

【按语】

本篇经文着重讨论针刺感应与体质的关系。

经文论述了针刺后有四种不同的感应情况:①针后即刻有感应,"神动而气先针行";②针后适时获得感应,"气与针相逢";③出针后始有感应,或感应一直存在,"针已出,气独行";④经过反复刺激后,才产生感应,"数刺得知",这四种感应的产生机理,与人体阴阳之气的多少密切有关。偏于阳分的人(即重阳之人),针感出现较快;阴阳之气平衡者(阴阳和调之人)针感能适时而至;阴气偏盛,阳气衰少者(阴气多而阳气少之人)因阳主动,阳气滑利易行,阴主静,阴气沉滞难往,故针感出现较慢或导致出针后,始有针感,或数刺而知等现象。

还论述了二种针后不良反应:一为"发针而气逆",一为"数刺病益剧"。这类情况与病人的体质无关,都是医者技术上过失所造成的。

1·1·22　邪客第七十一(节选)

本篇主要论述邪气侵入人体后,在不同的部位可产生不同病症以及各种祛邪之法,故名为"邪客"。其内容涉及颇广,对人体的生理病理,人体与自然界的关系,以及某些病症如失眠症的证治等都作了一定程度的阐述。现节选的是论"持针纵舍"即针刺手法部分的经文。

【提要】

论述"持针纵舍"须明诊断及具体运用。

【原文】

黄帝曰:持针纵舍①奈何? 岐伯曰:必先明知十二经之本末,皮肤之寒热②,脉之盛衰滑涩。其脉滑而盛者,病日进,虚而细者,久以持③,大以涩者,为痛痹;阴阳如一④者病难治。其本未尚热者,病尚在;其热已衰者,其病亦去矣。持其尺,察其肉之坚脆、大小、滑涩、寒温、燥湿⑤。因视目之五色,以知五脏而决死生。视其血脉,察其色,以知其寒热痛痹⑥。黄帝曰:持针纵舍,余未得意也。岐伯曰:持针之道,欲端以正,安以静,先知虚实,而行疾徐,左手执骨右手循之,无与肉果⑦,泻欲端以正,补必闭肤⑧,辅针导气⑨,邪得淫泆⑩,真气得居。

【注释】

① 纵舍:历代医家有不同的解释。《灵枢集注》认为是补泻手法:"纵舍者,迎随也。"《类经·针刺类·持针纵舍屈折少阴无俞》认为是缓用针和不用针:"纵言从缓,舍言弗用也。"《灵枢注证发微》则理解为:"或纵针而不必持或持针而不复用。"从经文内容看,《灵枢集注》解释似较符合。

② 皮肤之寒热:指皮肤之温热寒凉。《太素·刺法》注:"皮肤热即血气通,寒即脉气壅也。"

③ 久以持:久病者所具有的脉象。《灵枢集注》注:"虚而细者,病久持诊脉外。"

④ 阴阳如一:内外同病。阴指内部脏器,阳指皮表。《灵枢集注》注:"谓皮肤筋骨之深浅皆病。"《类经·针刺类·持针纵舍屈折少阴无俞》注:"表里俱伤,血气皆散者,是为阴阳如一。"

⑤ 持其尺……燥湿:尺,指尺肤,通过触摸和观察,知其肌肉的坚实软弱,脉象之大小滑涩以及皮肤的寒温燥湿等。

⑥ 察其色,以知其寒热痛痹:根据皮肤色泽测候寒热痛痒的一种方法。《素问·皮部论》:"凡十二经络脉者,皮之部也,其色多青则痛,多黑则痹,黄赤则热,多白则寒,五色皆见,则寒热也。"

⑦ 肉果:果通裹。针刺时被肌肉纤维裹住即滞针之意。

⑧ 补必闭肤:闭肤,指闭合针孔。指补法通过浅刺及按压针孔,必使皮肤针眼易于闭合。

⑨ 辅针导气:辅助行针的手法,以导引其气。《类经·针刺类·持针纵舍屈折少阴无俞》注:"以手辅针,导引其气。"

⑩ 邪得淫泆:淫泆,是浸淫深入的意思。《甲乙经》作"邪气不得淫泆"义长。《类经·针刺类·持针纵舍屈·折少阴无俞》注:"必使邪气淫泆而散,真气得复而居。"

【按语】

本段经文讨论"持针纵舍"的先决条件和具体运用。

所谓"持针纵舍",虽然后人有不同的解释,但比较一致认为是指针刺手法而言。其先决条件是必须明确诊断,即了解十二经脉循环运行的始终,并依据皮肤的寒热变化,脉象的虚实滑涩,肌肉之坚脆、燥湿,目睛五色之青黑黄赤等客观指征,从而掌握疾病的轻重、预后的吉凶等情况,才能正确施以补泻。具体地说,针刺时医者须端正审慎,心神安定,进针前顺分肉的纹理,左手分开皮肤肌肉,右手来回循经按压,使气血流通,然后进针。据病情虚实,而用徐疾等手法,方能导致邪气溃散,真气恢复。

1·1·23　官能第七十三(节选)

本篇是《灵枢》中全面概述针灸理论和临床的重要篇章之一。首先提出经脉的活动规律和疾病的传变规律,其次介绍针灸诊治的基本大法,要求医者对外能掌握自然界之变化,对内能测知体内气血之活动情况。详论"补必用方,泻必用圆"之操作手法,最后,反复讨论选拔针灸人才,应根据各人所长,分别传授,全篇贯穿了"官能"的思想,即掌握针灸基本理论、技术及选拔人材的要领,故以此名篇。现仅节选了基本理论和诊断要点两部分经文。

【提要】

论述用针必须全面探究机体之阴阳表里虚实寒热,经脉气血逆顺出入,熟练掌握九针的使用。

【原文】

用针之理,必知形气之所在,左右上下,阴阳表里,血气多少①,行之逆顺②,出入之合③,谋伐有过④。知解结⑤,知补虚泻实,上下气门⑥,明通于四海⑦,审其所在,寒热淋露⑧,以输异处⑨,审于调气,明于经隧,左右肢络⑩,尽知其会。寒与热争,能合而调之,虚与实邻,知决而通之,左右不调,把而行之⑪,明于逆顺,乃知可治,阴阳不奇,故知起时⑫审于本末,察其寒热,得邪所在,万刺不殆,知官九针⑬,刺道毕矣。

【注释】

① 血气多少:指十二经脉中的血气多少。《素问·血气形志》:"太阳常多血少气,少阳常少血多气,阳明常多气多血……"

② 行之逆顺:十二经脉顺行和逆行的走向,如足三阴经从足走腹为顺,足三阳经从头走足为顺,反之则属逆。《类经·针刺类·九针推论》注:"阴气从足上行,至头而下行循臂;阳气从手上行,至头而下行至足。故阳病者,上行极而下,阴病者,下行极而上,反者皆谓之逆。"

⑤ 出入之合:脉气由里达外为出,由表至里为入。合,指各有会合之所。《灵枢注证发微》注:"自表而之里为入,自里而之表为出。"

④ 谋伐有过:谋伐,策伐,讨伐。过,病邪。《灵枢注证发微》注:"即其犯病而为有过者,则谋伐之。"

⑤ 解结:结,经气为邪所阻,结聚不通。解结,是一种刺法,用以疏通郁结,调达经气。《灵枢·刺节真邪》:"一经上实下虚而不通者,此必有横络盛加于大经,令之不通,视而泻之,此所谓解结也。"

⑥ 上下气门:指周身经穴。《灵枢注证发微》注:"脉之上下为气门,即气穴也"。

⑦ 四海:指气海、血海、水谷之海和髓海合称四海。

⑧ 寒热淋露:有几种不同解释。《类经·针刺类·九针推论》注:"淋于雨,露于风,邪感异处,当审其经。"《灵枢识》注:"盖淋露与淋沥同义,谓如淋下露滴,病经久不止。"指久病。但《外台秘要》却认为淋沥作劳倦、困极解:"劳极之病,吴楚谓之淋沥。"以《类经》之说较妥。

⑨ 以输异处:输,输注;异处,不同的部位。指病邪侵袭气血输注之处,部位各不相同。《灵枢注证发微》注:"以其输穴,必皆异处,当审于调其脉气之往来。"

⑩ 左右肢络:肢同支。即左右散在的支别络脉。《类经·针刺类·九针推论》注:经隧支别及各经脉会之义。"

⑪ 把而行之:把握病邪之所在,施以缪刺之法。《类经·针刺类·九针推论》注:"邪客大络者,左注右,右注左,把而行之,即缪刺也。"

⑫ 阴阳不奇,故知起时:奇同倚;起,好转。阴阳和调而不偏倚,则知病有恢复之时。《类经·针刺类·九针推论》注:"奇,不遇也,不奇则和矣,故知起时。"

⑬ 知官九针:官,担任。意指熟知九针之所宜。

【按语】

本段经文,言简意赅,概述用针的根本要点。

首先,应详察阴阳表里虚实寒热之变化,探究病邪之所在。其次,须掌握气血逆顺出入的规律,经络穴位的分布和特点。最后,能精通九针之所宜,正确运用补虚泻实,决壅通滞的手法。只有这样才能审于本末,合而调之,做到万刺不殆而病愈有期。

【提要】

用针还须细察面部之五色变化,触知肌肤之寒温滑涩。

【原文】

各处色部^①,五脏六府,察其所痛,左右上下^②,知其寒温,何经所在,审皮肤之寒温滑涩^③,知其所苦,膈有上下,知其气所在^④。

【注释】

① 各处色部:色,指面部之五色;部,指脏腑之病变反应于面部的各相应处。《灵枢·五色》:"五色之见(同现)也,各出其色部。"

② 左右上下:面部左右上下所显现的颜色。《灵枢·五色》:"黄赤为风,青黑为痛,白为寒……五色各见其部,察其浮沉以知浅深……视色上下以知病处也。"

③ 寒温滑涩:触诊皮肤之不同感觉,反映不同病症。《类经·针刺类·九针推论》注:"寒者多阴,温者多阳,滑者多实,涩者多虚。"

④ 膈有上下,知其气所在:人体之气主要聚集于膈上膈下,《类经·针刺类·九针推论》注:"膈之上,膻中也,为上气海,心肺所居,膈之下,脾肝肾所居,丹田为下气海也。"本句所指的气是病气,《灵枢注证发微》注:"膈有上下……必知其病气之所在。"

【按语】

本段主要论述面部望色和皮肤触诊在针灸治疗中的价值,可视作是对上面一节经文的补充。

通过明察五色之异常,能了解病变在何脏何腑,结合皮肤寒温滑涩变化的触知,则可更进一步掌握病证之阴阳虚实。

1·1·24　刺节真邪第七十五（节选）

本篇论述刺"五节"的针法(振埃、发蒙、去爪、彻衣、解惑)、刺五邪(持痛、容大、狭小、寒、热)、解结推引之法及真邪气与疾病等四方面,因重点在于论述"刺节"和"真邪",故以此作篇名。现仅选录其中解结部分的一小节经文。

【提要】

论述如何辨别经络虚实以及介绍解结方法。

【原文】

用针者,必先察其经络之虚实,切而循之,按而弹之^①,视其应动者,乃后取之而下之^②。六经^③调者,谓之不病,虽病,谓之自已也^④。一经上实下虚而不通者,此必有横络盛加于大经^⑤,令之不通,视而泻之,此所谓解结也^⑥。

【注释】

① 按而弹之:是指用手指轻轻按压和弹动经脉。

② 视其应动者,乃后取之而下之:应动,指经络之气变动情况。然后采用一定的针刺方法施治。《类经·针刺类·五邪之刺》注:"视其气之应手而动者,其微其甚,则虚实可知,然后用法取之,而气自下矣。"

③ 六经:总指手足三阴三阳六经。

④ 自已(yǐ)也:已,停止、完毕。指病虽觉身体某处不适,但只要六经气血和调则说明病情很轻,凭借自身的调节功能而可自愈。《类经·针刺类·五邪之刺》注:"经脉调者,虽病亦微,故必自已。"

⑤ 横络盛加于大经:横络,指络脉。盛加,盛大加于大经之中。大经,指十二正经,引申为由于络脉壅盛之气外加于正经之中。

⑥ 解结也:解,解除、消除。结,结聚也。《太素·知官能》注:"结谓病脉坚紧。"意指解除结聚而使经气流畅。

【按语】

本段经文指出,针刺治病,先须察经络之虚实,通过循切触摸等法,按照脉象血络的软硬程度和搏动情况而定,经文还具体论述了解结方法,这一方法,《内经》中曾多处提到,这里主要指当某一经脉出现上实下虚,即表现为有充盈的血络横加于上时,可以针泻上之实也,就等于同时补下之虚。这些论述,至今仍有探讨的价值。

1·2 《内经·素问》选

1·2·1 宝命全形论篇第二十五(节选)

本篇以人与自然界相应的理论,论述了健康长寿,必须适应自然界阴阳消长规律,调养心神,在防病治病时,也必须注意自然界阴阳变化,采取相应的治疗方法,才能"保命全形",故以名篇。现节选了有关针刺治疗的理论及针刺的经文。

【提要】

针刺治病的五项要领。

【原文】

故针有悬布天下①者五,黔首共余食②,莫知之也。一曰治神③,二曰知养身④,三曰知毒药为真⑤,四曰制砭石小大⑥,五曰知府藏血气之诊⑦。五法俱立,各有所先⑧。今末世之刺也,虚者实之,满者泄之,此皆众工所共知也。若夫法天则地,随应而动⑨,和之者若响,随之者若影⑩,道无鬼神,独来独往⑪。

【注释】

①悬布天下:悬,吊挂。布,宣告。在此指公布针法于天下。《素问集注》:"悬布天下者,先立针经以示人。"

②黔(qián 钳)首共余食:百姓只顾备食。黔首,战国及秦代对国民的称谓。《素问集注》注:"百姓止可力田以俱租税,有余粟以供养,其余治针之道,莫知之也。"

③治神:调治神志。神,一指病人精神状态,一指医生精神专一,以达针刺治病而调治病人的神志。《类经·针刺类·宝命全形必先治神五虚勿近五实勿远》注:"医必以神,乃见无形,病必以神,血气乃行,故针以治神为首务。"《素问》吴注:"专一精神,心无他务,所谓神无营于众物是也。"

④知养身:知养生的道理。《类经·针刺类·宝命全形必先治神五虚勿近五实勿远》注:"不知养身,置针于无用之地,针家不可不知,如《灵枢·终始》云:新刺勿内,已刺勿醉,已刺勿劳,已刺勿饱,已刺勿饥,已刺勿渴之类皆是也。"

⑤知毒药为真:真,有正之意,即正确。掌握药物性能和功用。《素问集注》注:"毒药所以攻邪者也,如知之不真,用之不当,则反伤其正气矣。"

⑥制砭石小大:砭石为古代以石磨制的针具。有大小不等,以适应不同病证。《类经·针刺类·宝命全形必先治神五虚勿近五实勿远》注:"古者以砭石为针;用为外治之法。自黄帝始造九针以代石,故不曰九针而曰砭石。然制有小大,必随病所宜,各适其用也。"

⑦知府藏血气之诊:掌握诊断脏腑气血盛衰的诊法。《素问注证发微》注:"盖人之藏府,有虚有实,其血气有多有少,吾当平日预知诊法,凡虚补实泻,出血出气,恶血恶气之义,无不知之,庶不至冥行也。"

⑧各有所先:《太素·知针石》注:"五法各有所长,而用之各有所先。"

⑨法天则地,随应而动:指针刺的道理,按照天地阴阳的规律,随机应变。

⑩和之者若响,随之者若影:即按照阴阳变化而施针术,则能取得如响应声,如影随形的效果。《素问集注》注:"如响应声,如影随形,得心应手,取效若神。"

⑪道无鬼神,独往独来:针灸的道理是客观存在的,并不存在鬼神的问题,如能掌握其规律,就会达到运用自如,得心应手。《类经·针刺类·宝命全形必先治神五虚勿近五实勿远》注:"所谓神者,神在吾道,无

谓鬼神,既无鬼神,则其来其往,独唯我耳。"

【按语】

本段提出了针刺的要领,首先在于治神,其次在于掌握脏腑气血之虚实、药物性能、针具大小等,只有掌握这些基本技能,再根据病情虚实,正确运用补泻手法,就能取得应有疗效。

【提要】

针刺的要领及其补泻原则。

【原文】

帝曰:愿闻其道。岐伯曰:凡刺之真①,必先治神,五藏已定,九候②已备,后乃存针;众脉不见,众凶弗闻③,外内相得,无以形先④,可玩往来⑤,乃施于人。人有虚实,五虚勿近,五实勿远⑥,至其当发,间不容瞚⑦。手动若务⑧,针耀而匀⑨,静意视义⑩,观适之变⑪,是谓冥冥⑫,莫知其形,见其乌乌,见其稷稷⑬,从见其飞,不知其谁⑭,伏如横弩,起如发机⑮。

帝曰:何如而虚?何如而实?岐伯曰:刺虚者须其实,刺实者须其虚,经气已至,慎守勿失,深浅在志,远近若一⑯,如临深渊,手如握虎,神无营于众物⑰。

【注释】

① 凡刺之真:凡是针刺的正法。《素问》吴注:"真,要也。"即刺法之要领。

② 九候:指三部九候的脉象而言。

③ 众脉不见,众凶弗闻:众脉,《素问》吴注:"真脏死脉。"凶,古通"汹",如聚讼之声,含有咎义,可引申为"汹证"。众凶,《素问》吴注:"五脏绝败"。即注意是否有真脏脉,五脏败绝的现象出现。

④ 外内相得,无以形先:内外相对而言,即脉证是否相符,形气是否相合,而不能仅从外形上观察。《素问》吴注:"是外证内脉相得,非继以察形而已。"

⑤ 可玩往来:与前独往独来相应,是说精熟针道及疾病变化情况者,治起病来可得心应手。

⑥ 五虚勿近,五实勿远:五虚指脉细、皮寒、气少、泄利前后、饮食不入。五实指脉盛、皮热、腹胀、二便不通、闷瞀。意指见到五虚,不可草率治疗,见到五实不可轻易放弃。

⑦ 间不容瞚:此指不可瞬息延误。《素问》吴注:"瞚,瞬也。言施针有时,不可以瞬息误也。"《太素·知针石》注:"至其气至机发,不容眴目也,容于眴目即失机,不得虚实之中。"

⑧ 手动若务:"动"谓转针。"务"谓无二。《太素·知针石》注:"手转针时专心一务。"

⑨ 针耀而匀:指针要洁净,手法要从容均匀。《素问注证发微》注:"目耀其针,自有上中下等而极其匀。"

⑩ 静意视义:"义"似为"息"之误。《黄帝内经素问》注:"故静意视息。"即静心观察病人的呼吸。

⑪ 观适之变:即观察针入后,气至的情况。《素问集注》注:"适,至也。观己之意,视针之义,以观气至之变。"

⑫ 冥冥:《淮南·精神训》高注:"冥冥无形象之貌。"《类经·针刺类·宝命全形必先治神五虚勿近五实勿远》注:"冥冥,幽隐也。莫知其形,言血气之变不形于外,惟明者能察有于无,既所谓观其冥冥焉。"

⑬ 见其乌乌,见其稷稷:言气之往来,气至如鸟集合一样。气盛之时,如稷一样繁茂。《类经·针刺类·宝命全形必先治神五虚勿近五实勿远》注:"乌乌,言气至如鸟之集也,稷稷,言气盛如稷之繁也。"

⑭ 从见其飞,不知其谁:《太素·知针石》:"知"作"见"。"谁"作"杂"。形容气之来,如见鸟之起飞,不见其杂。

⑮ 伏如横弩,起如发机:《说文》:"弩,弓有臂者。"横弩,横弓待发。发机,发动弓上的机栝。《黄帝内经素问》注:"血气之未应针,则伏如横弩之安静;其应针也,则起如机发之迅疾。"此指留针候气时,如横弩之待

发,气应时,则当迅速出针。

⑯ 深浅在志,远近若一:即在内刺深,在外刺浅,深者得气远,浅者得气近,然必须得气则是一样的。

⑰ 如临深渊,手如握虎,神无营于众物:即指精神专一,心无二务。《黄帝内经素问》注:"言精心专一也。所针经脉,虽深浅不同,然其补泻,皆如一俞之专意。"《素问·针解篇》:"如临深渊者,不敢堕也。手如握虎者,欲其壮也,神无营于众物者,静志观病人,无左右视也。"

【按语】

本段继续讨论针刺正确方法,反复强调针刺"必先治神"。针刺如要取得疗效,必须诊断正确,掌握病证虚实、脉证及形气的内外关系,并严格掌握针刺的时机,应用熟练的手法,做到"至其当发,间不容瞚"。文中还强调了医生应精神集中,专心致志,谨候经气的得失,才能达到治神的目的。

1·2·2　八正神明论篇第二十六(节选)

本篇讨论四时八正的气候变化,对人体气血盛衰的影响,及其泻必用方,补必用员的补泻针法。同时还阐述了形与神的涵义,故称"八正神明论"。现节选了有关按时补泻的有关经文。

【提要】

日月星辰的运行,八正之气的变化,对人体气血的影响,与针刺补泻有着密切的关系。

【原文】

黄帝问曰:用针之服①,必有法则焉,今何法何则②?岐伯对曰:法天则地,合以天光③,帝曰:愿卒闻之。岐伯曰:凡刺之法,必候日月星辰,四时八正④之气,气定⑤乃刺之。是故天温日明,则人血淖液⑥而卫气浮,故血易泻,气易行;天寒日阴,则人血凝泣⑦而卫气沉。月始生,则血气始精⑧,卫气始行;月郭满⑨,则血气实,肌肉坚;月郭空,则肌肉减,经络虚,卫气去⑩,形独居。是以因天时而调血气也。是以天寒无刺,天温无疑。月生无泻,月满无补,月郭空无治,是谓得时而调之。因天之序,盛虚之时,移光定位,正立而待之⑪。故曰:月生而泻,是谓藏虚⑫;月满而补,血气扬溢⑬,络有留血,命曰重实⑭;月郭空而治,是谓乱经⑮,阴阳相错,真邪不别,沉以留止,外虚内乱,淫邪乃起⑯。

【注释】

① 服:《黄帝内经素问》注:"服,事也。"此指针术。

② 法、则:《类经·针刺类·八正神明泻方补员》注:"法,方法。则,准则。"即指针刺的方法和准则。

③ 天光:《类经·针刺类·八正神明泻方补员》注:"天之明在日月,是谓天光。"合于天光,即合于日月星辰之运行规律。

④ 八正:指立春、立夏、立秋、立冬,春分、秋分,夏至、冬至为八正。《素问注证发微》注:"八正者,八节之正气也。四立二分二至曰八正。"

⑤ 气定:《黄帝内经素问》注:"谓八节之风气静定,乃可以刺经脉,调虚实也。"即定八正之气而行刺法。

⑥ 淖液:《黄帝内经素问校注语译》注:应作"淖泽",声误。下"天温无疑"句杨注"天温血气淖泽"。淖泽即濡润之意。

⑦ 凝泣:本句指血凝滞而闭塞之意。

⑧ 血气始精:即气血循行流利。《类经·针刺类·八正神明泻方补员》注:"精,正也,流利也。"

⑨ 月郭满:月郭谓月之四围。《汉书·尹赏传》颜注:"郭,谓四周之内也。"月郭满,即月亮正圆。《太

素·天忌》注:"脉中血气及肉,皆随月坚盛也。"

⑩ 卫气去:即卫气不足。《太素·天忌》注:"经脉之内,阳气随月皆虚,经脉之外,卫之阳气亦随月虚,故称为去,非无卫气也。"

⑪ 移光定位,正立而待之:指古天文学家用圭表测量日影之长短,以定时序的方法。《黄帝内经素问》注:"候日迁移,定气所在,南面正立,待气至而调之也。"《素问经注节解》注:"光,日光也。日随时而移,气随日而至,春夏日行南陆,秋冬日转北陆,春夏之日长,秋冬之日短。位,气之所在也。言用针者,当随日之长短,而定其气之所在,肃容静气,以持针而刺之。"

⑫ 故曰月生而泻,是谓藏虚:即月始生,用泻法,则使脏腑虚弱。《类经·针刺类·八正神明泻方补员》注:"虚其虚也。"《太素·天忌》注:"月生,藏之血气精微,故之重虚也。"

⑬ 扬溢:《移精变气论》王注引"扬"作"盈",扬溢即充满盈盛之意。

⑭ 重实:即实其实。《素问注证发微》注:"苟月满而补,则血气扬溢,络有留血,是谓藏气重实也。"

⑮ 乱经:此指经气紊乱。

⑯ 淫邪乃起:病邪乘虚而入则发病。《素问集注》注:"用针之要,在于知调阴阳,月郭空,则阴阳荣卫皆虚,正不胜邪,则邪留不去,而正气反错乱矣。"《素问》吴注:"外虚其经,内乱藏志,未有淫邪不起者也。"

【按语】

本段论述了日月星辰的运行,四时八正之气的变化,以及月之盈亏的周期改变,对人体气血盛衰、卫气沉浮的影响,从而阐明了针刺治病要结合自然界阴阳变化,作为补泻的参考,因而提出了"因天时而调气血"的针刺理论。如果违背其规律则虚其虚或实其实,则致经气紊乱,淫邪乃起。这对后世按时取穴法的理论有着一定的影响。

【提要】

提出针刺补用"圆"泻用"方"的依据及方法。

【原文】

帝曰:余闻补泻,未得其意。岐伯曰:泻必用方①,方者,以气方盛也,以月方满也,以日方温也,以身方定也,以息方吸而内针,乃复候其方吸而转针,乃复候其方呼而徐引针②故曰泻必用方,其气乃行焉③。补必用员④,员者行也,行者移也⑤,刺必中其荣,复以吸排针也⑥。故员与方,非针⑦也。故养神者,必知形之肥瘦,荣卫血气之盛衰。血气者,人之神⑧,不可不谨养。

【注释】

① 泻必用方:泻法必在气正盛之时。《类经·针刺类·八正神明泻方补员》注:"方正也,当其正盛正满之谓也。"

② 引针:即拔出针。

③ 其气乃行焉:指正气行而邪气易出。《素问》吴注:"谓经气易得流行,而无凝涩沉滞之患也。"

④ 补必用员:此指补法必使气通行之意。《类经·针刺类·八正神明泻方补员》注:"员,员活也。"《素问集注》注:"员活其气之周行于外内也。"

⑤ 行者移也:运行其气,移至病所。《黄帝内经素问》注:"行,谓宣不行之气,令必宣行,移,谓移未复之脉,俾其平复。"

⑥ 复以吸排针也:即候吸气以进针也。《针经指南》引"排"可作"推"。《素问集注》注:"排,推也。候其吸而推运其针也。盖泻者,候其呼出而针以泻之;补者,候其吸入而推内以补之也。"

⑦ 非针:非指针形,而指针刺的作用。《类经·针刺类·八正神明泻方补员》注:"非针之形,言针之用。"

⑧ 血气者,人之神:气血是神的基础。《类经·针刺类·八正神明泻方补员》注:"形者,神之体,神者形之用,无神则形不可活,无形则神无以生。故形之肥瘦,营卫血气之盛衰,皆人神之所赖也。"《素问集注》注:

"血气者,五藏之神气也,能知形之肥瘦,气之盛衰,则针不妄用,而补得其养。"

【按语】

本段提出"泻以用方,补以用圆"的补泻要领,即根据气血的盛衰,呼吸之气的出入,而进针或出针的不同针法原则,为针刺补泻法奠定了理论基础。但本篇所述与《灵枢·官能》提出的"泻必用圆,补必用方"相反,因本篇指掌握针刺规律,而《官能篇》指针刺具体方法,应有区别,又可互参。

1·2·3　离合真邪论篇第二十七(节选)

本篇论述正气与邪气的离合问题,合则正气衰,病势重,宜及早泻其邪气,使其离去,故名"离合真邪论"篇。现节选了针刺呼吸补泻等有关经文。

【提要】

以真邪离合之理,论补泻针法。

【原文】

余愿闻邪气之在经也,其病人何如?取之奈何?岐伯对曰:夫圣人之起度数①,必应于天地,故天有宿度②,地有经水③,人有经脉。天地温和,则经水安静;天寒地冻,则经水凝泣;天暑地热,则经水沸溢;卒风暴起,则经水波涌而陇起④。夫邪之入于脉也,寒则血凝泣,暑则气淖泽,虚邪因而入客,亦如经水之得风也,经之动脉,其至也亦时陇起,其行于脉中循循然⑤,其至寸口中手也,时大时小,大则邪至,小则平,其行无常处⑥,在阴与阳,不可为度,从而察之,三部九候,卒然逢之,早遏其路⑦。吸则内针,无令气忤⑧,静以久留,无令邪布,吸则转针,以得气为故⑨,候呼引针,呼尽乃去,大气皆出,故命曰泻。

帝曰:不足者补之奈何?岐伯曰:必先扪而循之⑩,切而散之⑪,推而按之⑫,弹而怒之⑬,抓而下之⑭,通而取之⑮,外引其门,以闭其神⑯。呼尽内针,静以久留⑰,以气至为故,如待所贵,不知日暮⑱,其气以至,适而自护⑲,候吸引针,气不得出,各在其处,推阖其门,令神气存,大气留止,故命曰补⑳。

【注释】

① 度数:此指法则。《太素·真邪补泻》注:"起于人身法度,以应天地也。"

② 宿度:《黄帝内经素问》注:"宿,谓二十八宿。度,谓天之三百六十五度也。"二十八宿为古代天文学星座的名词,在东西南北四方的主要星座为七曜星;东方为角、亢、氐、房、心、尾、箕;北方为斗、牛、女、虚、危、室、壁;西方为奎、娄、胃、昴、毕、觜、参;南方为井、鬼、柳、星、张、翼、轸。共为二十八宿,此二十八宿为天体运行环周之处。天体又分三百六十五度。以此来测量日月运行的方法。

③ 经水:《素问》吴注:"谓泾渭湖沔江淮汝漯漳济河海也,以其内合经脉,故名经水。"

④ 陇起:陇同垄、垅。形容经水如波涌腾起如丘垅状。《说文》:"垅,丘垅也。"

⑤ 循循然:循着经脉之次序而行。《黄帝内经素问》注:"顺动貌。言随顺经脉之动息,因循呼吸之往来,但形状或异耳。"

⑥ 其行无常处:即邪气之行无固定之处。《类经·针刺类·经脉应天地呼吸分补泻》注:"邪气随脉,必至于寸口,有邪则陇起而大,无邪则手和而小,随其所在而为形见,故行无常处。"

⑦ 卒然逢之,早遏其路:当突然触遇到邪气时,宜早遏止其发展。《黄帝内经素问》注:"逢,谓逢遇。遏,谓遏绝。三部之中,九候之位,卒然逢遇,当按而止之,既而泻之,径路既绝,则大邪之气无能为也。"

⑧ 无令气忤(wǔ午):忤,违逆也。言用呼吸补泻法针尖勿与经气相逆。《类经·针刺类·经脉应天地

呼吸分补泻》注:"言呼吸补泻之法也。吸则内针,泻其实也。盖吸则气至而盛,迎而夺之,其气可泄,所谓刺实者,刺其来也。去其逆气,故令无忤。"

⑨ 以得气为故:"得气"即针感,进针后发生痠麻胀的感应。"故",《广雅·释诂》作"事"解,含有目的之义。即以得气为目的。

⑩ 先扪而循之:《通雅》扪摸一字。《黄帝内经素问》注:"扪循,谓手摸。扪而循之,欲气舒缓。"

⑪ 切而散之:《黄帝内经素问》注:"切,谓指按也。切而散之,使经脉宣散。"

⑫ 推而按之:《类经·针刺类·经脉应天地呼吸分补泻》注:"再以指揉按其肌肤,欲针道之流利也。"

⑬ 弹而怒之:怒,气势强盛,此做怒起状。《类经·针刺类·经脉应天地呼吸分补泻》注:"以指弹其穴,欲其意有所注则气必随之,故脉络䐜满如怒起也。"

⑭ 抓而下之:《类经·针刺类·经脉应天地呼吸分补泻》注:"抓、爪同。以左手爪甲掐其正穴,而右手方下针也。"

⑮ 通而取之:即脉气流通后,针去其邪。《类经·针刺类·经脉应天地呼吸分补泻》注:"下针之后,必候气通,以取其疾。"

⑯ 外引其门,以闭其神:门指穴孔。引,收引。指出针后,急按闭其孔,不使经气外泄。《太素·真邪补泻》注:"疾出针已,引皮闭门,使神气不出,神气,正气。"

⑰ 呼尽内针,静以久留:即呼出完了,再进针,静候气至。《类经·针刺类·经脉应天地呼吸分补泻》注:"此详言用补之法也。呼尽则气出,气出内针,追而济之也,故虚者可实,所谓刺虚者刺其去也。"

⑱ 如待所贵,不知日暮:候气如待贵客,不惜时间。《类经·针刺类·经脉应天地呼吸分补泻》注:"静以久留,以候气至,如待贵人,毋厌毋忽也。"

⑲ 适而自护:《黄帝内经素问》注:"适,调适也。护,慎守也。言气已平调,则当慎守,勿令改变,使疾更生也。"言经气已至,慎守勿失之意。

⑳ 候气引针……故命曰补:《类经·针刺类·经脉应天地呼吸分补泻》注:"候气引针则气冲于内,推阖其门则气固于外,神存气留故谓之补。"

【按语】

本段以真气和邪气的离合理论,论述了针刺必须根据四时时候变化而用补泻手法。当邪气侵入人体,尚未和真气结合时,宜及时治疗,早遏其路,以泻其邪。在针刺手法上,强调呼吸与补泻的关系,提出了"吸则内针"、"候呼引针"使大气皆去的泻法;"呼尽内针""候吸引针"令神气存的补法;这是针刺补泻的一种学术观点。对后世亦有一定影响。如《聚英》、《大成》等都收集了呼吸补泻的方法。但目前临床上常被忽视。

【提要】

进一步阐述补泻的时机及道理。

【原文】

帝曰:候气①奈何? 岐伯曰:夫邪去络入于经也,舍于血脉之中,其寒温未相得②,如涌波之起也,时来时去,故不常在③。故曰方其来也,必按而止之,止而取之④,无逢其冲而泻之⑤。真气者,经气也,经气太虚,故曰其来不可逢,此之谓也。故曰候邪不审,大气已过⑥,泻之则真气脱,脱则不复,邪气复至,而病益蓄,故曰其往不可追,此之谓也。不可挂以发者,待邪之至时而发针泻⑦矣,若先若后者,血气已尽,其病不可下⑧,故曰知其可取如发机⑨,不知其取如扣椎⑨,故曰知机道者不可挂以发,不知机者扣之不发,此之谓也。

【注释】

① 候气：候气通常指气至而言。但此处是指候邪气之至。《类经·针刺类·候气察三部九候》注："此欲候其邪气也，非针下气至之谓。"

② 其寒温未相得：为寒温之邪，未与正气相合，以阐述离合真邪之意。《太素·真邪补泻》注："邪之寒温，未与正气相得。"

③ 故不常在：《类经·针刺类·候气察三部九候》注："邪气之至，善行数变，或往或来，故无常处。"

④ 止而取之：以针抑制其病邪的发展。《素问注证发微》注："方其来也，按而止之，止而泻之，早遏其路，则大邪之气，无能为矣。"

⑤ 无逢其冲而泻之：《甲乙》"逢"作"迎"。此指不要迎着邪气最盛的时候用泻法。《素问直解》注："邪气冲突，宜避其锐。"

⑥ 大气已过：大气，系大邪气，指大邪之气已去也。《素问集注》注："大气，风邪之气也。候邪而不详审其至，使邪气已过其处，而后泻之，则反伤其真气矣。"

⑦ 发针泻：选择最佳时机用泻法。《素问》吴注："发针，施针也……待邪适至之时而施针，则邪泻去矣。"

⑧ 其病不可下：即病不愈。《素问直解》注："下，犹退也。"

⑨ 发机、扣椎：《类经·针刺类·候气察三部九候》注："机，弩机也。椎，木椎也。知而取之，必随拔而应，如发机之易，不知而攻之，则顽钝莫入，如扣椎之难也。"此指如能掌握针术则取效如发机之易，不掌握针术则如击椎不能得到响应而发。

【原文】

帝曰：补泻奈何？岐伯曰：此攻邪也，疾出以去盛血，而复其真气，此邪新客，溶溶未有定处①也，推之则前，引之则止，逆而刺之，温血②也。刺出其血，其病立已。

【注释】

① 溶溶未有定处：此指邪气初侵入经脉，流动尚无定处。《类经·针刺类·候气察三部九候》注："溶溶，流动貌。邪之新客于人者，其浅在络，未有定处。"

② 温血：有两种解释：《太素·真邪补泻》注："温，热也，邪之新入，未有定处，有热血，刺去病愈。"《素问》吴注："温血，毒血也。"以前说较妥。

【提要】

论三部九候为诊断真邪离合的依据，不知三部九候的虚实则可致各种针害。

【原文】

帝曰：善。然真邪以合，波陇不起，候之奈何？岐伯曰：审扪循三部九候之盛虚而调之，察其左右上下相失及相减者①，审其病藏以期之②。不知三部者，阴阳不别，天地不分。地以候地，天以候天，人以候人③，调之中府④，以定三部。故曰：刺不知三部九候病脉之处，虽有大过且至，工不能禁也。诛罚无过，命曰大惑⑤，反乱大经，真不可复，用实为虚，以邪为真，用针无义，反为气贼，夺人正气，以从为逆，荣卫散乱，真气已失，邪独内著，绝人长命，予人夭殃，不知三部九候，故不能久长。因不知合之四时五行，因加相胜，释邪攻正，绝人长命⑥。邪之新客来也，未有定处，推之则前，引之则止，逢而泻之，其病立已。

【注释】

① 察其左右上下相失及相减者：要仔细审察左右上下指三部九候之脉，有无不相称或减弱的情况。

《类经·针刺类·候气察三部九候》注:"相失者,如七诊之类,失其常体,不相应也。相减者,形气虚脱也。""七诊"在《素问·三部九候论》中有说明:"察九候独小者病,独大者病,独疾者病,独迟者病,独热者病,独寒者病,独陷下者病。"

② 审其病藏以期之:即审察病在那脏,待其气至之时,而刺之。《黄帝内经素问》注:"气之在阴,则候其气之在于阴分而刺之,气之在阳,则候其气之在于阳分而刺之,是谓逢时。"

③ 地以候地,天以候天,人以候人:即上部之脉以候上焦之病,中部之脉以候中焦病,下部之脉以候下焦病。《太素·真邪补泻》注:"足厥阴天,足少阴地,足太阴人,以候肝、肾、脾胃三种地也。手太阴天,手阳明地,手少阴人,以候肺、胸、心三种人也。两额动脉之天,两颊动脉之地,耳前动脉之人,以候头角,口齿,耳目三种天也。"

④ 调之中府:《素问》吴注:"中府,胃也,土主中宫,故曰中府。调之中府者,言三部九候皆以冲和胃气调息之。"

⑤ 诛罚无过,命曰大惑:惑,迷乱。《素问》吴注:"征诛刑罚所以待有过,若诛罚及于无过则惑甚矣。"即不应该用泻法,而妄行攻泻,反伤正气,这就叫人迷乱不解。

⑥ 绝人长命:即断送病人的生命。《类经·针刺类·候气察三部九候》注:"不知合之四时五行,因加相胜,失天和地。释邪攻正,不当伐而伐之也,故绝人长命。"

【按语】

上两段经文论述了掌握针刺时机要恰到好处,待邪气方来,必按而止之,止而取之,不可挂以发,延误时机。在针刺手法上,要掌握"得气"、"候气"的关键,使真气得复,邪气得去,否则易伤正气,而使邪气内著。最后还强调了掌握真气和邪气的离合,要充分运用三部九候的诊法,根据所在的脏腑而辨证施针。否则以"用实为虚,以邪为真"夺人正气,加重病情。因此,本篇是针灸的基本理论之一,应深入学习及深刻体会其精神。

1·2·4 刺热篇第三十二(节选)

本篇主要论述五脏热病的症状及针刺方法。因以"刺热"名篇。现节选了五脏热病及刺法的经文。

【提要】

五脏热病的症状及"愈"、"甚"之日和针刺取穴方法。

【原文】

肝热病者,先小便黄,腹痛多卧身热①。热争②则狂言及惊③,胁满痛,手足躁,不得安卧,庚辛甚,甲乙大汗,气逆则庚辛死④,刺足厥阴少阳⑤,其逆则头痛员员⑥,脉引冲头也。

心热病者,先不乐,数日乃热,热争则卒心痛⑦,烦闷善呕,头痛面赤无汗,壬癸甚,丙丁大汗,气逆则壬癸死,刺手少阴太阳⑧。

脾热病者,先头重颊痛,烦心⑨,欲呕身热,热争则腰痛不可俯仰⑩,腹满泄,两颔痛⑪,甲乙甚,戊己大汗,气逆则甲乙死,刺足太阴阳明。

肺热病者,先淅然厥,起毫毛⑫,恶风寒舌上黄身热。热争则喘咳,痛走胸膺背,不得大息,头痛不堪⑬,汗出而寒,丙丁甚,庚辛大汗,气逆则丙丁死,刺手太阴阳明,出血如大豆,立已。

肾热病者,先腰痛骺痠,苦渴数饮身热⑭,热争则项痛而强,骺寒且痠,足下热,不欲言,其逆则项痛员员淡淡然,戊己甚,壬癸大汗,气逆则戊己死,刺足少阴太阳,诸汗者,至其所胜日汗出也⑮。

【注释】

① 先小便黄,腹痛多卧身热:"先小便黄",原作小便先黄,《伤寒总病论》卷四引作"先小便黄"据改。《素问识》注:"据下文四脏之例,'先'字者在'小便'上。"《素问释义》注:"少腹,肝部。少腹热,故便黄。木克脾故腹痛。肝胆同气,胆热,故好眠。相火升泻,故一身尽热。"

② 热争:即热邪与正气相争。《素问》吴注:"热盛则与脏气相薄,邪正分争。"

③ 狂言及惊:肝主惊骇,肝气乱则狂言及惊。《类经·疾病类·五藏热病刺法》注:"气争于肝,则肝气乱,故狂言而惊,肝病主惊骇也。"

④ 气逆则庚辛死:《素问经注节解》注:"气逆非喘逆,谓病甚而气溃乱也。"由于肝气溃乱,又遇所不胜之日,庚辛属金,金克木,肝病遇庚辛日,病情加重故死。即以五行相胜推论,余四脏仿此。

⑤ 刺足厥阴少阳:应刺足厥阴肝脉与足少阳胆脉之穴。《素问释义》注:"一脏一腑,表里气通,故有俱病者,有不俱病者,当视其经脉刺之,泄其经脉,使脏腑之邪外出。"

⑥ 其逆则头痛员员:员员,即眩晕之意。《素问集注》注:"员员,周转也。此言肝藏之热发于外,而与形热相应。热盛而上逆于头,故头痛而员转也。"

⑦ 热争则卒心痛:《类经·疾病类·五藏热病刺法》注:"热马心气分争,故卒然心痛而烦闷。"《太素·五脏热病》注:"少阴脉起于心中,侠咽系目系,手太阴至目外眦,故热甚心痛烦悗……"

⑧ 刺手少阴太阳:《素问注证发微》注:"心与小肠为表里,故刺此二经之穴耳。"

⑨ 头重颊痛,烦心:"烦心"后原有"颜青"二字,据《甲乙经》、《太素》删。《类经·疾病类,五藏热病刺法》注:"脾胃相为表里,脾病必及于胃也。阳明胃脉循颊车上耳前,至额颅,故头重颊痛。"

⑩ 热争则腰痛不可俯仰:《类经·疾病类·五藏热病刺法》注:"腰者肾之府,热争于脾,则土邪乘肾,必注于腰,故为腰痛不可俯仰。"

⑪ 腹满泄,两颔痛:《素问释义》注:"脾阳不升,浊阴填塞,故或满或泄。阳明脉循颊后下廉,出大迎,故两颔痛。"

⑫ 先淅然厥,起毫毛:肺脏发生热病,先感体表淅然畏寒,毫毛竖起。《素问直解》注:"淅然,如水洒身之意。"《素问集注》注:"皮毛者,肺之合,藏气热于内,故淅然寒慄于外而恶风寒,盖热盛于寒也。"又《太素》注:"淅然"下无"厥"字。诸家亦无注,疑衍文。

⑬ 不得大息,头痛不堪:不能大而深长的呼吸,头痛得很厉害。《素问》吴注:"热争则肺为热扰,为喘欬,肺气失其治节,故痛走胸膺背,不得太息也。"《素问集注》注:"手阳明之脉,上循于头,故头痛不堪。"

⑭ 先腰痛胻痠,苦渴数饮身热:先觉腰痛和小腿发痠,口渴的很厉害。《素问直解》注:"腰乃肾府,故肾热病者,先腰痛。肾主骨,故胻痠。肾为水藏,不能上济其火,故苦渴,数饮水。"

⑮ 至其所胜日汗出也:《黄帝内经素问》注:"气王日为所胜,王则胜邪,故各当其王日汗。"即五脏各自当旺之时,正气胜则却邪,当汗出而愈。

【按语】

本段论述了五脏热病的症状、预后和刺法。提出了五脏热病的发病规律,邪热首先侵犯经络而后传入五脏,最后因病重而导致正气逆乱,据此分为三个阶段,即"先病"、"热争"、"气逆"。对预后的推测,是根据五行生克规律,以其所生而愈,以其所不胜而甚。其治法采用了表里两经并刺的方法而泻其热邪。文中强调了人体周期性节律变化,值得进一步探讨与研究。

【提要】

论热病的护理方法及热病始发不同部位的循经取穴法。

【原文】

诸治热病,以饮之寒水乃刺之,必寒衣之,居止寒处,身寒而止也①,热病先胸胁痛,手足躁,刺足少阳,补足太阴②,病甚者为五十九刺③。热病始手臂痛者,刺手阳明太阴而汗出止④。热病始于头首者,刺项太阳而汗出止⑤。热病起于足胫者,刺足阳明而汗出止⑥。热病先身重骨痛,耳聋好暝,刺足少阴,病甚为五十九刺。热病先眩冒而热,胸胁满,刺足少阴少阳⑦。

【注释】

① 以饮之寒水乃刺之……身寒而止也:要病人饮清凉饮料,穿衣单薄,身居凉处,经针治热易退。《类经·疾病类·五藏热病刺法》注:"先欲寒水而后刺,欲其阴气自内达表而泄热于外也,故必寒水寒处,皆欲其避温就凉耳。"

② 刺足少阳,补足太阴:泻少阳以退热,补太阴以济阴。《灵枢经》:"热病手足躁,取之筋间,故当刺足少阳,以泻阳分之热,补足太阴,以御外入之邪。"

③ 病甚者为五十九刺:即指治热病的五十九穴。《素问·水热穴论》:"头上五行行五者,以越诸阳之热逆也。大杼、膺俞、缺盆、背俞此八者,泻胸中之热也。气街、三里、巨虚上下廉,此八者,以泻胃中之热也。云门、髃骨、委中、髓空,此八者,以泻四肢之热也。五藏俞傍五,此十者,以泻五脏之热也。凡此五十九穴者,皆热之左右也。"另据《灵枢·热病》亦有治热病的五十九穴,与《小热穴论》所指的俞穴不同,可互参。

④ 刺手阳明太阴而汗出止:《太素·五脏热病》:"手阳明行于手表,太阴行在手里,故手臂痛,刺此阴阳表里工脉取汗也。"

⑤ 刺项太阳而汗出止:《素问集注》注:"始于头首者,太阳之为病也。刺项者,刺风池风府也。太阳为诸阳主气,其脉连于风府,故刺之而汗出乃止。"

⑥ 刺足阳明而汗出止:《素问直解》注:"足阳明之脉,循经下足,故热病始于足胫者,当刺阳明,而汗出止。"《类经·疾病类·五藏热病刺法》注:"按《寒热病》篇曰:足阳明可汗出,当是内庭、陷谷二穴。"

⑦ 刺足少阴少阳:《素问》吴注:"目前黑谓之眩,目如蒙谓之冒,少阴肾主骨骨之精为瞳子,少阴热故令眩冒。又少阳之脉起于目锐眦,循胁里,故热病先眩冒而热,胸胁满者取足少阴少阳而刺之。"

【按语】

本段经文论述了两个内容:其一凡是治热病,应喝清凉饮料,再进行针刺,并且要病人穿衣单薄,住在凉爽的地方,可促使热退身凉而病愈,这与现代高热病冷敷有相似之处。其二提出热病先出现胸胁痛;先手臂痛;先发于头部;先发于足胫部;先体重,先头目眩晕的不同部位,可根据部位所属经脉及其主症分经论治选穴,如若病重时可用五十九刺的方法进行治疗。

【提要】

提出治热病的局部取穴法及例举诊断胸腹疾病的色诊方法。

【原文】

热病气穴:三椎下间主胸中热,四椎下间主鬲中热①,五椎下间主肝热,六椎下间主脾热,七椎下间主肾热。荣在骶也②,项上三椎,陷者中也③。颊下逆颧为大瘕④,下牙车为腹满⑤,颧后为胁痛⑥,颊上者鬲上也⑦。

【注释】

① 鬲中热:指膈中的热病。《素问集注》注:"胸中鬲上,乃心肺之宫城,主胸中热者,泻肺热也,鬲中热者,泻心热也。"按四椎下间督脉经无穴。

② 荣在骶也:骶,脊骨尽处。荣分热应取骶之长强穴。《类经·疾病类·五藏热病刺法》注:"荣,阴气也。骶,尾骶也。即脊脉之长强穴。盖即取阳邪于上,仍当补阴于下,故日荣在骶也。"但注家意见不一,可存疑待考。

③ 项上三椎,陷者中也:此指取脊柱穴位的方法。《类经·疾病类·五藏热病刺法》注:"此取脊椎之大法也。项上三椎者,乃项骨三节,非脊椎也,三椎之下陷者中,方是第一节,穴名大椎,由此而下数之,则诸椎循次可得也。"

④ 颊下逆颧为大瘕:面赤由颊部逆于颧部为大泄症。《素问集注》注:"颊下为颐,如颊下之色,上逆于颧,是肾热乘肝,当为大瘕泄。"按大瘕指大瘕泄,为泄泻之一种。又有指为病块者。又如《素问经注节解》注:"瘕,气块也。"可并存。

⑤ 下牙车为腹满:牙车即颊车,下颊车指赤色下行至颊车。《素问集注》注:"如下于牙车,是肾热乘胃,当主腹满。"

⑥ 颧后为胁痛:指赤色逆行于颧骨之后。《素问集注》注:"逆于颧后,是热邪乘胆,当为胁痛。"

⑦ 颊上者鬲上也:指赤色见于颊上。《素问集注》注:"如逆于颊上者,是鬲在心肺之分也"。

【按语】

本段论述在督脉所过的椎间取穴治热病,察面色辨胸胁疾病。但文中部分内容难以理解,历代注家对此有不同注释,但在脊柱取穴治疗内脏疾病确有一定的疗效,说明该部与内脏有一定的联系,值得在临床上探讨。

1·2·5　刺疟篇第三十六(全篇)

本篇主要以六经、脏腑的分证方法,论述了疟疾症状及针刺方法,故称"刺疟论"。

【提要】

论述疟疾的分证及刺法。

【原文】

　　足太阳之疟,令人腰痛头重,寒从背起①先寒后热②,熇熇喝喝然③,热止汗出,难已④,刺郄中⑤,出血。足少阳之疟,令人身体解㑊⑥,寒不甚,热不甚⑦,恶见人,见人心惕惕然⑧,热多汗出甚⑨,刺足少阳⑩。足阳明之疟,令人先寒,洒淅洒淅,寒甚久乃热,热去汗出,喜见日月光火气乃快然⑪,刺足阳明跗上⑫。足太阴之疟,令人不乐,好大息,不嗜食,多寒热汗出⑬,病至则善呕,呕已乃衰⑭,即取之⑮。足少阴之疟,令人呕吐甚,多寒热,热多寒少⑯,欲闭户牖而处,其病难已。足厥阴之疟,令人腰痛少腹满,小便不利,如癃状,非癃也,数便,意恐惧,气不足,腹中悒悒⑰,刺足厥阴。

【注释】

① 寒从背起:《太素·十二疟》注:"足太阳脉从头下背下腰,邪客之,故寒从背起。"

② 先寒后热:《黄帝内经素问》注:"太阳不足,故先寒。寒极则生热,故后热也。"

③ 熇熇(hè鹤)喝喝(yē椰):热势极盛貌。熇,《说文》"火热也。"喝:《玉篇》"中热也。"《黄帝内经素问》注:"熇熇,甚热状。喝喝,亦热盛也。"

④ 热止汗出,难已:发热汗出热应退,热止仍汗出者,为邪气不尽,正不胜邪,故难愈。《黄帝内经素问》注:"热生是为气虚,热止则为气复,气复则汗反出,此为邪气盛而真不胜,故难已。"

⑤ 郄(xì戏)中:即委中穴。《黄帝内经素问》注:引《黄帝中浩图经》云:委中主之,则古法以委中为郄中也。"

⑥ 解㑊(yì亦):即懈怠无力之症。《病源》"㑊"作"倦"。《素问集注》注:"解㑊,懈惰也。"

⑦ 寒不甚,热不甚:少阳主枢,属半表半里,阴阳均不盛。《素问直解》注:"少阳之脉,行身之侧……枢转在中,以司开阖,开出则阳,合入为阴,阴阳皆虚,故寒不甚,热不甚。"

⑧ 惕惕然:恐惧貌,《黄帝内经素问》注:"胆与肝合,肝虚则恐,邪薄其气,故恶见人,见人心惕惕然也。"即

由少阳胆气虚,疟邪侵犯少阳经而惕不安。

⑨ 热多汗出甚:《素问》吴注:"热多热盛也。少阳甲木也,主升达发越,故汗出甚。"即少阳之气升发太过,而致热盛多汗。

⑩ 刺足少阳:《太素·十二疟》注:"可取足少阳风池、丘虚等穴也。"

⑪ 喜见日月光火气乃快然:《素问》吴注:"阳明受阳邪者,恶日与火。今阳明受阴邪胜,故喜见日月光,得火气乃快然也。"

⑫ 刺足阳明跗上:即冲阳穴也。

⑬ 多寒热汗出:《素问注证发微》注:"脾之外为三阳经,脾之内为三阴经,正阴阳出入之境,故多寒亦多热也。"

⑭ 病至则善呕,呕已乃衰:指疟疾发作时则呕吐,吐后病即减轻。《类经·疾病类·诸经疟刺》注:"脾脉络胃上膈挟咽,故病致则善呕,然必待其呕已病衰,方可取之。"

⑮ 即取之:《黄帝内经素问》注:"待病衰去,既而取之,言其衰即取之井俞及公孙也。"《素问识》注:"《甲乙》此下有'足太阴'三字,依上文例,当有此三字。"可参。

⑯ 热多寒少:《素问》吴注:"肾部水衰,命火独治,故热多寒少。"即命火独亢,水虚热盛,则热多寒少。

⑰ 腹中悒悒(yì益):《黄帝内经素问》注:"悒悒,不畅之貌。"《素问集注》注:"木主春生之气,厥阴受邪,故气不足,木郁不达,故腹中悒悒也。"

【按语】

上段经文主要论述了足三阴三阳六经疟疾的不同症状和治疗方法,这些症状有所不同是由于经络循行部位以及所在脏腑的功能有关,只有掌握其发病的不同特点,才能进行正确的治疗。文中提到难以理解的论述,如寒甚久乃热,热去汗出等症状,是古人长期观察疟疾详细描述,是值得参考的。

【提要】

论述五脏及胃疟的分证及刺法。

【原文】

肺疟者,令人心寒①,寒甚热,热间善惊,如有所见②者,刺手太阴阳明③。心疟者,令人烦心甚,欲得清水,反寒多,不甚热④,刺手少阴。肝疟者,令人色苍苍然,太息,其状若死者,刺足厥阴见血⑤。脾疟者,令人寒,腹中痛,热则肠中鸣,鸣已汗出⑥,刺足太阴。肾疟者,令人洒洒然,腰脊痛,宛转⑦,大便难,目眴眴然⑧,手足寒,刺足太阳少阴。胃疟者,令人疸病⑨也,善饥而不能食,食而支满腹大,刺足阳明太阴横脉出血。

【注释】

① 令人心寒:疟邪侵犯肺,肺为心之盖,故心中发冷。《类经·疾病类·诸经疟刺》注:"肺为心之盖也,以寒邪而乘所不胜,故肺疟者令人心寒。"

② 如有所见:《类经·疾病类·诸经疟刺》注:"寒甚复热而心气受伤,故善惊如有所见。"此系热扰神明,神失自控所致。

③ 刺手太阴阳明:《黄帝内经素问》注:"列缺主之。列缺在手腕后同身寸之一寸半,手太阴络也……阳明穴,合谷主之。合谷在手大指次指歧骨间,手阳明脉之所过也。"

④ 反寒多,不甚热:心主火,欲饮冷水为热郁于内,寒盛于外,故寒多不甚热。

⑤ 刺足厥阴见血:《黄帝内经素问》注:"中封主之。"《素问》吴注:"厥阴多血,故取其血以泻实邪。"

⑥ 鸣已汗出:《素问》吴注:"热则肠中鸣,脾气行也,鸣已汗出,邪令达于表也。"

⑦ 宛转：诸注不一，一指大便而言。如《素问》吴注："宛，似也。转，传送也。言似乎传送大便难出也。盖肾主二便，故然。"一指腰部宛转，如《太素·十二疟》注："肾脉贯脊属肾络膀胱，故腰脊痛宛转。"可参。

⑧ 目眴眴(xuàn 炫)然：眴，目眩不明，为水亏风动之象。《类经·疾病类·诸经疟刺》注："眴眴然，眩动貌，目视不明，水之亏也。"

⑨ 疸病：原本"且病"，据太素改。《太素·五十》注："内热病也。胃受饮食，饮食非理，致有寒热，故胃有疟也。"

【按语】

本段对疟症从脏腑进行分类，突出了对疟症的辨证论治思想。由于疾病日久，气血阴阳俱伤，而引起脏腑生理功能失调，根据不同脏腑的症状，而采取相应的治疗措施，这对历代治疗疟证而开阔了治疗途径。

【提要】

论述疟疾不同脉证的针刺原则和方法。

【原文】

疟发身方热①，刺跗上动脉②，开其空，出其血，立寒③。疟方欲寒，刺手阳明太阴、足阳明太阴④。疟脉满大急，刺背俞，用中针，傍伍胠俞各一⑤，适肥瘦出其血也。疟脉小实急，灸胫少阴，刺指井⑥。疟脉满大急，刺背俞，用五胠俞、背俞各一，适行至于血也。疟脉缓大虚，便宜用药，不宜用针。凡治疟，先发如食顷⑦，乃可以治，过之则失时也。诸疟而脉不见⑧，刺十指间出血，血去必已，先视身之赤如小豆者⑨，尽取之。十二疟者，其发各不同时，察其病形，以知其何脉之病也。先其发时如食顷而刺之，一刺则衰，二刺则知，三刺则已；不已，刺舌下两脉出血；不已，刺郄中盛经出血，又刺项已下侠脊者，必已。舌下两脉者，廉泉也。

【注释】

① 疟发身方热：即先发热之疟疾。《类经·疾病类·诸经疟刺》注："身方热者，谓于未发之前，热将作也。疟之先热者，温疟也。"

② 刺跗上动脉：先发热之温疟，宜刺冲阳穴，以泻其热。《类经·疾病类·诸经疟刺》注："跗上动脉，当是足阳明之冲阳穴。阳明为多气多血之经，热盛气壮，故出其血，可以退热邪也。"

③ 立寒：《素问集注》注："摇针以开其空，泻出其血，则阳热去而立寒矣。"

④ 刺手……足阳明太阴：疟症，先恶寒者，刺手足阳明太阴之井、俞穴。《黄帝内经素问》注："亦谓开穴而出其血也，当随井俞而刺之也。"

⑤ 傍伍胠(qū 区)俞各一：俞，背腧穴，指脊椎两旁各一寸五分的五脏腧穴。胠：腋下胁上部分。《素问集注》注："胠俞者，五脏俞之旁，近于胠胁，乃魄户、神堂、魂门、意舍、志室也。谓当旁五胠俞各刺其一。"

⑥ 指井：足太阳井穴至阴穴也。

⑦ 先发如食顷：疟未发前如一餐饭之时间前进行针刺治疗，正气未乱，因而调之。

⑧ 脉不见：即伏脉。《类经·疾病类·诸经疟刺》注："脉不见者，邪盛气逆而脉伏也。"

⑨ 身之赤如小豆者：即皮肤上发出赤点如小豆大，为邪犯肌肤。

【按语】

本段论述了治疟大法，是疟先发前如吃一餐饭的时间而刺之。这是"截疟"的治疗经验，是很有科学依据的，同时又提出"方热""方寒"的以权达变的治疟方法，同时还提出了"便宜用药，不宜用针"或针药并用等方法，可见当时对疟的治疗经验是很丰富的。

【提要】

疟疾先发症状的刺法。

【原文】

刺疟者，必先问其病之所先发者，先刺之①。先头痛及重者，先刺头上及两额两眉间出血。先项背痛者，先刺之②。先腰脊痛者，先刺郄中出血。先手臂痛者，先刺手少阴阳明十指间③。先足胫痠痛者，先刺足阳明十指间出血④。风疟，疟发则汗出恶风，刺三阳经背俞之血者⑤。胻痠痛甚，按之不可，名曰胕髓病⑥，以镵针绝骨出血，立已。身体小痛，刺至阴。刺诸阴之井无出血，间日一刺⑦。疟不渴，间日而作，刺足太阳。渴而间日作，刺足少阳⑧，温疟汗不出，为五十九刺。

【注释】

① 先刺之：即刺疟气先发之处，以控制疟疾发作。

② 先刺之：疟疾先发于项背症状者，先刺项背之穴位。

③ 手少阴阳明十指间：即刺手少阴、阳明之井穴及十宣出血以泻热。《类经·疾病类·诸经疟刺》注："手少阴、阳明，皆以井穴为言。又刺十指间者，各随其所病之经也，亦取井穴。"

④ 足阳明十指间出血：《类经·疾病类·诸经疟刺》注："十指间出血者，各因邪居之所，泻其井也。"《素问集注》注："足小指间之厉兑也。"

⑤ 刺三阳经背俞之血者：《类经·疾病类·诸经疟刺》注："三阳经背俞之血，谓足太阳膀胱俞，足阳明胃俞，足太阳胆俞，皆足太阳经穴。"

⑥ 胕髓病：《素问直解》注："胻痠痛甚，因风而痠痛也。按之不可，痛在骨也。髓藏于骨，故名曰胕髓病。"

⑦ 刺诸阴之井无出血，间日一刺：《素问集注》注："盖井穴乃经气之交，故邪在阳之气分者，宜泻出其血，病在阴之经而宜取阴之井者，可间日一刺，则邪气自泄，不必至于出血，以泄真阴之气。"

⑧ 刺足少阳：《素问注证发微》注："亦有间日而作，而发渴者，热之甚也，当刺足少阳胆经之穴。盖邪有浅深，斯有渴之不渴之分也。故刺之者，有三阳、一阳之异如此。"

【按语】

本段提出了"病之所先发者，先刺之"的治疗原则，不但体现了治疟的辨证论治思想，而且也进一步说明了随证加减的灵活性，这就丰富了治疟的临床经验。

1·2·6 刺腰痛篇第四十一（节选）

本篇论述了十二经、奇经八脉所致的腰痛及症状，针刺治疗腰痛的方法，故称"刺腰痛论"。现节选了腰痛的辨证及刺法的经文。

【提要】

腰痛的辨证及刺法。

【原文】

腰痛侠脊而痛至头几几然①，目䀮䀮欲僵仆，刺足太阳郄中出血。腰痛上寒，刺足太阳阳明②。上热，刺足厥阴③；不可以俯仰，刺足少阳④；中热而喘，刺足少阴⑤，刺郄中出血。腰痛，上寒不可顾，刺足阳明；上热，刺足太阴⑥；中热而喘，刺足少阴。大便难，刺足少阴。少腹满，刺足厥阴⑦。如折不可以俯仰，不可举，刺足太阳⑧。引脊内廉，刺足少阴⑨。腰痛引少腹控䏚⑩，不可以仰，刺腰尻交者⑪，两髁胂上⑫，以月生死为痏数⑬，发针立已，左取右，右取左。

【注释】

①　几几然：即项背牵强不舒。《素问集注》注："几几短羽之鸟，背强欲舒之象。"又《太素》作"沈沈"。亦可参。

②　刺足太阳阳明：《素问》吴注："腰痛而皮肤上寒，是为寒包热，宜泻其表，故刺足太阳、阳明。"

③　刺足厥阴：《素问》吴注："腰痛而皮肤上热，是为热实而达于表，宜泻其里，故刺足厥阴。"《类经·针刺类·刺腰痛》注："热刺厥阴，去阴中之风热也。"可互参。

④　刺足少阳：《类经·针刺类·刺腰痛》注："少阳脉行身之两侧，故俯仰不利者当刺之。"

⑤　刺足少阴：《类经·针刺类·刺腰痛》注："少阴主水，水病无以制火，故中热。少阴之脉贯肝膈入肺中，故喘。当刺足之少阴，涌泉、大钟悉主之。"

⑥　腰痛上寒不可顾……刺足太阴：《类经·针刺类·刺腰痛》注："足阳明之脉挟喉咙，上络头项，足太阴合于阳明，上行结于咽，故皆不可左右顾。王氏曰：'上寒，阴市主之。不可顾，三里主之。上热，地机主之'。"

⑦　少腹满，刺足厥阴：《素问》吴注："厥阴肝脉抵少腹是以取之。"

⑧　如折……刺足太阳：《素问》吴注："如折腰痛也，不可以俯仰颈痛也，不可举委中痛也，皆足太阳之所过，故取之。"《黄帝内经素问》注："如折，束骨主之。不可以俯仰，京骨、昆仑悉主之。不可举，申脉、仆参悉主之。"

⑨　引脊内廉，刺足少阴：《类经·针刺类·刺腰痛》注："脊之内廉，肾脉之所行也。故当刺足少阴。"《黄帝内经素问》："复溜主之。"新校正云："按全元起本及《甲乙经》并《太素》自腰痛上寒至此并无，乃王氏所添也。今注云从腰痛上寒并合朱书十九字，非王冰之语，盖后人所加也"。可参。

⑩　控䏚(miǎo秒)：《类经·针刺类·刺腰痛》注："控，引也。䏚，季胁下空软处也。"

⑪　腰尻交者：《黄帝内经素问》注："腰尻交者，谓髁下尻骨两旁四骨空，左右八穴，俗呼此骨为八髎骨也。此腰痛取腰髁下第四髎，即下髎穴也。足太阴、厥阴、少阳三脉，左右交结于中，故曰腰尻交者也。"

⑫　两髁胂(shèn慎)上：髁，音义同骻。《素问集注》注："胂即两髁骨上陇起肉也。"

⑬　以月死生为痏数：即依月亮的圆缺变化作为计算针刺的次数。《黄帝内经素问》注："月初向圆为月生、月半向空为月死，死月刺少，生月刺多。"

【按语】

本段论述腰痛病，其病不仅肾虚可致，而且经脉气血的病变，亦可引起腰痛。本段对腰痛及其兼证进行了辨证，并提出调节不同经脉的取穴方法，补充腰痛的辨证与治疗。

1·2·7　奇病论篇第四十七（节选）

本篇论述异于寻常的疾病，如妇女重身九月而喑息积、伏梁、胎病、癫疾等都是异于一般的病，故称"奇病论"。现节选了胆瘅症状及刺法的经文。

【提要】

论述胆瘅的病因症状及刺法。

【原文】

帝曰：有病口苦，取阳陵泉。口苦者病名为何？何以得之？岐伯曰：病名曰胆瘅①。夫肝者，中之将也，取决于胆②，咽为之使③。此人者，数谋虑不决，故胆气上溢，而口为之苦④。治之以胆募、俞⑤。

【注释】

①　胆瘅：即胆热证。《黄帝内经素问》注："亦谓热也，胆汁味苦，故口苦。"《素问注证发微》："此病乃胆气之热也。"瘅亦作疸，系黄疸。与此有别。

②　夫肝者，中之将也，取决于胆：意指肝在五脏之中，为将军之官，但肝的功能取决于胆。《类经·疾病

类·脾瘅胆瘅》注:"肝者将军之官,谋虑出焉。胆者中正之官,决断出焉。夫谋虑在肝,无胆不断,故肝为中之将,而取决于胆也。"

③ 咽为之使:意指咽受肝的支配。《类经·疾病类·脾瘅胆瘅》注:"足少阳之脉挟咽,足厥阴之脉,循喉咙之后,上入颃颡,是肝胆之脉皆会于咽,故咽为之使。"

④ 故胆气上溢,而口为之苦:原本"胆"后有"虚"字,据《甲乙》删。《素问释义》注:"胆郁不决,相火上炎,胆气随溢。"《素问识》注:"数谋虑不决,宜胆气怫郁。《甲乙》似是。"

⑤ 治之以胆募、俞:治疗时应取胆募日月穴和背部胆俞穴。

【按语】

本段胆瘅系胆气郁结,气郁化热而致胆热熏蒸,胆汁上溢,故为口苦。以针刺胆之募穴、俞穴,而泻胆热。脏腑具有募穴和俞穴(背俞穴)。俞穴在脊背,募穴在胸腹,背为阳,腹为阴,故背俞穴属阳,募穴属阴,取募、俞为从阳引阴,从阴引阳的取穴法,即补阴泻阳,而治胆热之意。

1·2·8 刺要论篇第五十(全篇)

本篇主要内容论述针刺深浅,以病位为依据,以适到病所为宜,否则,针不依法则"内动五脏"而"后生大病"。因讨论针刺深浅的重要原则,故称"刺要论"。

【提要】

讨论针刺毫毛腠理、皮肤、肌肉、脉、筋、骨髓的深浅刺法。

【原文】

黄帝问曰:愿闻刺要。岐伯对曰:病有浮沉,刺有浅深,各至其理,无过其道①。过之则内伤,不及则生外壅②,壅则邪从之。浅深不得,反为大贼,内动五脏③,后生大病。故曰:病有在毫毛腠理者,有在皮肤者,有在肌肉者,有在脉者,有在筋者,有在骨者,有在髓者。是故刺毫毛腠理无伤皮,皮伤则内动肺,肺动则秋病温疟,淅淅然寒栗④。刺皮无伤肉,肉伤则内动脾,脾动则七十二日四季之月⑤,病腹胀烦不嗜食。刺肉无伤脉,脉伤则内动心,心动则夏病心痛⑥。刺脉无伤筋,筋伤则内动肝,肝动则春病热而筋弛⑦。刺筋无伤骨,骨伤则内动肾,肾动则冬病胀腰痛⑧。刺骨无伤髓,髓伤则销铄胻酸,体解㑊然不去矣⑨。

【注释】

① 各至其理,无过其道:指针刺的深度,应该适度,既不能过深,又不能过浅。《类经·针刺类·刺禁》注:"应浅不浅,应深不深,皆过其道也。"

② 不及则生外壅:即病深刺浅,反而发生壅滞。《类经·针刺类·刺禁》注:"失于浅则致气于外,故为壅肿而邪反从之。"

③ 反为大贼,内动五脏:大贼即指危害极大。由于不得深浅之刺法,反而造成极大危害而内伤五脏。《黄帝内经素问》注:"贼,谓私害。动,谓动乱。然不及则外壅,过之则内伤,既且外壅内伤,是为大病之阶渐尔,故曰后生大病也。"

④ 淅淅然寒栗:原本"淅淅"为"泝泝",据《甲乙》改。泝(sù 素)为溯的异体字,与本文语义不合,故改。"淅淅"即恶寒貌。

⑤ 脾动则七十二日四季之月:《素问》吴注:"脾土寄王四季,每季之末,各得十八日,共成七十二日。""动"作"伤"字解。

⑥ 心动则夏病心痛:刺肉误伤于脉,则内动于心,心气王于夏,故至夏而心痛。《类经·针刺类·刺禁》注:"脉在肉中,为心之合,脉伤则内动于心,心王于夏,外气伤,故夏为心痛。"

⑦ 肝动则春病热而筋弛：刺脉误伤于筋，筋与肝合，故内动于肝，至春则发生热病及筋脉弛缓。《类经·针刺类·刺禁》注："筋合肝而王于春，筋伤则肝气动，故于春阳发生之时，当病热证，热则筋缓，故为弛纵。"

⑧ 肾动则冬病胀腰痛：《素问》吴注："肾合骨而王于冬，骨伤动肾，则冬月无以奉藏而病胀与腰痛矣。"

⑨ 髓伤则销铄胻痠，体解㑊然不去矣：髓伤则日渐消减枯涸，小腿发痠，身体倦怠无力。《类经·针刺类·刺禁》注："髓为骨之充，精之属，最深者也。精髓受伤，故为干枯，销铄、胻痠等病。解㑊者，懈怠困弱之名，阴之虚也。阴虚则气虚，气虚则不能举动，是谓不去也。"

【按语】

本篇提出了"各至其理，无过其道"的针刺法则。就是刺入的深浅，要根据疾病的表里，所在的病所，既不可太过，又不要不及，恰到病处为宜，使精气得复，邪气得去。如刺之太过或不及，则不能达到调节经脉气血以扶正祛邪的目的，反而带来极大的针害，如本文所说"过之则内伤，不及则生外壅，壅则邪从之，浅深不得，反为大贼，内动五脏，后生大病"的严重后果。

1·2·9　刺齐论篇第五十一（全篇）

本篇论述以皮、脉、肉、筋、骨的不同分部，即针刺的深浅必有一定的分剂，齐与剂同，故称"刺齐论"。

【提要】

继上篇讨论针刺的深浅规律，强调了针刺深浅的限度及分部。

【原文】

黄帝问曰：愿闻刺浅深之分①。岐伯对曰：刺骨者无伤筋，刺筋者无伤肉，刺肉者无伤脉，刺脉者无伤皮；刺皮者无伤肉，刺肉者无伤筋，刺筋者无伤骨②。

帝曰：余未知其所谓，愿闻其解。岐伯曰：刺骨无伤筋者，针至筋而去，不及骨也。刺筋无伤肉者，至肉而去，不及筋也。刺肉无伤脉者，至脉而去，不及肉也。刺脉无伤皮者，至皮而去，不及脉也③。所谓刺皮无伤肉者，病在皮中，针入皮中，无伤肉也。刺肉无伤筋者，过肉中筋也。刺筋无伤骨者，过筋中骨也。此之谓反也④。

【注释】

① 刺浅深之分：分，可作部位解。《黄帝内经素问》注："谓皮肉筋脉骨之分位也。"

② 刺骨者无伤筋……刺筋无伤骨：此言皮脉肉筋骨各有深浅不同部位，刺深不宜浅，刺浅不宜深。《素问集注》注："前四句言宜深者勿浅，后三句言宜浅者勿深，所谓各至其理，无过其道。"

③ 刺骨无伤筋者……不及脉也：此四句申明刺深不宜浅，针未至病所，不但病未去，反伤正常组织。《素问集注》注："此申明刺宜深者，勿浅而去也。刺骨无伤筋者，言其病在骨，刺当及骨，若针至筋而去，不及于骨，则反伤筋之气，而骨病不除，是刺骨反伤其筋矣。盖皮肉筋骨，各有所主之气，故必当至其处，而候其主病之气焉。卢良候曰：脉在肉中，肉有溪谷，脉有脉道，理路各别者也。所谓至脉而去，不及肉者，谓刺在皮肤络脉之间，不及里之筋骨，非针从脉而再入于肉也。是以略去刺脉无伤肉句者。"

④ 所谓刺皮无伤肉者……之谓反也：此三句申明刺浅而勿深，针太过亦损伤正气。《黄帝内经素问》注："此则诚过分太深也。"新校正云："按全元起云：刺如此者是谓伤，此皆过，过必损其血气，是谓逆也，邪必因而入也。"《类经·针刺类·刺禁》："刺皮过深而中肉者，伤其脾气。刺肉过深而中筋者，伐其肝气。刺筋过深而中骨者，伤其肾气。此上三节，言不当深而深者之害，是皆所谓反也。"

【按语】

本篇与《刺要论》都是讨论针刺深浅，其基本精神是一致的，但《刺要论》主要讨论针刺深浅的原则，并强调针刺不当而带来的针害。本篇反复强调掌握针刺深浅的标准，应深刺者勿浅刺，刺之不及，则不能气至病所，调经气而祛邪；反之，应浅刺者不宜深，刺之太过，反伤正气，易遭邪气内侵。因此，针刺的深浅标准，必须根据皮、脉、肉、筋、骨的病变，适到病所。

1·2·10　刺禁论篇第五十二（全篇）

本篇主要讨论了禁刺的有关问题，如误刺忌针部位或深浅不当可引起不良后果等。

【提要】

提出针刺时，不可误伤脏腑之气。

【原文】

黄帝问曰：愿闻禁数①。岐伯对曰：脏有要害，不可不察，肝生于左②，肺藏于右③，心部于表④，肾治于里⑤，脾为之使⑥，胃为之市⑦。鬲肓之上，中有父母⑧，七节之傍，中有小心⑨。从之有福，逆之有咎⑩。

【注释】

① 禁数：指禁刺的部位。

② 肝生于左：指肝气生发于左。《太素·知针石》注："肝为少阳，阳长之始，故曰生。"

③ 肺藏于右：指肺气肃降于右。左右指阴阳升降之道路。肝主生阳，故生于左，肺主阴降，故藏于右。《黄帝内经素问》注："肺象金，王于秋，秋阴收杀，故藏于右也。"《素问直解》注："人身面南，左东右西，肝主春生之气，位居东方，故生于左。肺主秋收之气，位于西方，故肺藏于右。"

④ 心部于表：指心阳部于体表。《素问集注》注："部，分也。心为阳脏而主火，火性炎散，故心气分部于表。"

⑤ 肾治于里：指肾气主治于里。《素问集注》注："肾为阴脏而主水，水性寒凝，故肾气主治于里。"

⑥ 脾为之使：即脾能行使运化的作用。《素问直解》注："脾主旺于四季，主运行水谷，以溉五脏，故为之使。"

⑦ 胃为之市：即胃为水谷之海，主受纳水谷故为市。《太素·知针石》注："胃为脾府也。胃贮五谷，授气与脾，以资四脏，故为市也。"

⑧ 鬲肓之上，中有父母：即横鬲之上有心肺。《类经·针刺类·刺害》注："鬲，鬲膜也。肓，心之下，鬲之上也。鬲肓之上，心肺所居。心为阳中之阳，肺为阳中之阴，心主血，肺主气，营卫于身，故称父母。"

⑨ 七节之傍，中有小心：有两种解释：一种认为七节为上七节，七节之傍当为膈俞之间，属心包络为小心。《素问注证发微》注："心在五椎之下，故背之中行有神道，又开一寸五分为心俞，又开一寸五分为神堂，皆主于心藏神之义。然心之下有心包络，其形有黄脂裹心者，属手厥阴经，自五椎之下而推之，则包络当垂至第七节而正，故曰七节之旁，中有小心。盖心为君主，为大心，而包络为臣，为小心也。"另一种认为从下而上七节，中有小心，当为命门。如《类经·针刺类·刺害》注："人之脊骨共二十一节，自上而下当十四节之间，自下而上是为第七节。其两傍者，乃肾俞穴，其中则命门外俞也。人生以阳气为本，阳在上者，谓之君火，君火在心，阳在下者谓之相火，相火在命门，皆真阳之所在也，故曰七节之傍中有小心。"似以前一种解释为宜，因《内经》中无右肾为命门之说，此说出于《难经》。

⑩ 从之有福，逆之有咎：咎，灾祸或过失。遵循脏腑的规律进行针刺则有为效，违背脏腑的规律，则有灾害。《素问集注》注："从之者，顺其脏气之所出，神转而不回者也；逆之者，逆其脏气回还，而有回则不转之咎矣。针刺伤其脏气，则有死亡之大患焉。"

【按语】

本段论述五脏是生命活动最重要的器官不可伤，指出针刺时宜避开这些要害之处，以免伤害五脏气而发生危险,这是针刺时最为重要的禁忌。

【提要】

指出误刺五脏及其他的误刺,而造成的严重后果。

【原文】

刺中心,一日死,其动为噫①。刺中肝,五日死,其动为语②。刺中肾,六日死,其动为嚏③。刺中肺,三日死,其动为咳④。刺中脾,十日死,其动为吞⑤。刺中胆,一日半死,其动为呕⑥。

刺跗上中大脉,血出不止,死。刺面中溜脉,不幸为盲⑦。刺头中脑户,入脑立死⑧,刺舌下中脉太过,血出不止为瘖⑨。刺足下布络中脉,血不出为肿⑩。刺郄中大脉,令人仆脱色。刺气街中脉,血不出,为肿鼠鼷⑪。刺脊间中髓,为伛。刺乳上,中乳房,为肿根蚀⑫。刺缺盆中内陷,气泄,令人喘咳逆⑬。刺手鱼腹内陷,为肿⑭。

【注释】

① 其动为噫:《素问集注》注:"动者,伤其藏真而变动也。心在气为噫,噫则心气绝矣。"即误刺心而发生心之病变为噫。

② 其动为语:即误刺肝而发生肝的病变则多语。《类经·针刺类·刺害》注:"语,谓无故妄言也。肝在气为语,语见则肝气绝矣。"

③ 其动为嚏:即误刺肾而发生肾之病变为嚏。《黄帝内经素问》注:"肾在气为嚏。"

④ 其动为咳:误刺肺,而发生肺之病变为咳。《素问集注》注:"肺在气为欬,欬则肺气绝矣。"

⑤ 其动为吞:即误刺脾而发生脾之病变为吞咽。《素问集注》注:"吞,吞咽也。盖脾主涎,脾气绝而下能灌溉于四旁,故变动为吞也。"

⑥ 其动为呕:即误刺胆而发生胆的病变为呕。《素问集注》注:"胆汁泄者呕苦,呕则胆气绝矣。"《类经·针刺类·刺害》注:"胆属少阳,乃生气所在,为六府之一,然藏而不泻,又类乎藏,凡十一藏者,皆取决于胆,是谓中正之官,奇恒之府,伤之者其危极速,故本篇不及六府,独言胆也。呕出于胃,而胆证忌之,木邪犯土,见则死矣。"

⑦ 刺面中溜脉,不幸为盲:溜脉即与目相流通之脉。《素问》吴注:"溜脉流入于目之脉,刺之不幸,则失其血,无以养目,故令目盲。"

⑧ 刺头中脑户,入脑立死:脑户,穴位。即刺脑户穴过深而中脑故立刻死亡。《素问集注》注:"此言头颈骨空之间,而更不宜深刺也。脑户,督脉穴名。督脉从脑户而上至百会,囟会,乃头骨两分,内通于脑,若刺深误中于脑者立死。"

⑨ 刺舌下中脉太过,血出不止为瘖:即刺舌下廉泉穴,出血多而失音。《灵枢》:"会厌者,音声之户也。舌者,音声之机也。会厌之脉,上络任脉,是以刺任脉而血出不止则为瘖。"

⑩ 刺足下布络中脉,血不出为肿:《类经·针刺类·刺害》注:"足下布络,足跗下浮浅散见之络也。邪在布络而刺中其脉,过于深矣。若血不出,气必随针而壅,故为肿也。"

⑪ 为肿鼠鼷:鼷原作"仆",据《千金·卷二十九》针灸上、《圣济总录》改,"仆"当作鼷。《说文》注:"鼷,小鼠也。"此指鼠鼷部位。《类经·针刺类·刺害》注:"'仆'当作鼷,刺气街者,不中穴而旁中其脉,若血不出,当为肿于鼠鼷也。"

⑫ 刺乳上,中乳房,为肿根蚀:乳上指乳中穴。即刺乳中穴,而伤及乳房,则为肿胀,溃脓腐蚀。《黄帝内经素问》注:"乳房之中,乳液渗泄,胸中气血,皆外凑之。然刺中乳房,则气更交凑,故为大肿。中有脓根,内蚀肌肤,化为脓水而久不愈。"

⑬ 刺缺盆中内陷，气泄，令人喘咳逆：内陷即刺过深，使肺气外泄，则发生喘息，气逆呼吸困难之证。

⑭ 刺手鱼腹内陷，为肿：手鱼腹即鱼际之中央，为手太阴之鱼际穴。如刺之过深伤气则陷或为肿。《类经·针刺类·刺害》注："鱼腹，手少阴之脉，刺之太深内陷，必反攻邪而为肿也。"

【按语】

本段经文论述了不掌握针刺禁忌而刺伤五脏所出现本脏将绝证候，并预计死亡的日期，处在两千年的内经时代是有一定的价值，从现在看刺伤的脏器还可以抢救，不一定死亡。但由于不注意针刺的深度而刺伤内脏或头面、颈项、脊背、四肢的血管出血造成晕针、血肿，甚至刺伤神经等，给病人带来不应有的痛苦和危害，确应引以为戒。

【提要】

列举几种针刺的禁忌及其要点。

【原文】

无刺大醉，令人气乱①，无刺大怒，令人气逆。无刺大劳人，无刺新饱人，无刺大饥人，无刺大渴人，无刺大惊人。

刺阴股中大脉，血出不止，死。刺客主人内陷中脉，为内漏为聋②。刺膝髌出液为跛。刺臂太阴脉，出血多立死③。刺足少阴脉，重虚出血，为舌难以言④。刺膺中陷中肺，为喘逆仰息⑤。刺肘中，内陷，气归之，为不屈伸⑥。刺阴股下三寸内陷，令人遗溺⑦。刺腋下胁间内陷，令人咳⑧。刺少腹中膀胱溺出，令人少腹满。刺腨肠内陷，为肿。刺匡上陷骨中脉，为漏为盲⑨。刺关节中液出，不得屈伸。

【注释】

① 令人气乱：此指气血紊乱。

② 刺客主人……为内漏为聋：客主人，即上关穴。《黄帝内经素问》注："客主人，穴名也，今名上关，在耳前上廉起骨，开口有空，手少阳，足阳明脉交会于中。陷脉言刺太深也。刺太深则交脉破决，故为耳内之漏。脉内漏则气不营，故聋。"

③ 刺臂太阴脉，出血多立死：《类经·针刺类·刺害》注："臂太阴，肺脉也。肺主气以行营卫，血出多而营卫绝，气散则死矣。"

④ 刺足少阴脉，重虚出血，为舌难言：《素问直解》注："足少阴脉，肾脉也。肾主藏精，刺足少阴脉，出血精血皆虚，故曰重虚，重虚出血，犹言出血而重虚也。少阴之脉循喉咙挟舌本，精血皆虚，故为舌难以言。"

⑤ 刺膺中陷中肺，为喘逆仰息：膺指胸大肌。《类经·针刺类·刺害》注："肺近膺中而误中之，则肺气上泄，故为喘为逆，仰首而息也。"

⑥ 刺肘中，内陷，气归之，为不屈伸：《黄帝内经素问》注："肘中，谓肘屈折之中，尺泽穴中也。刺过陷脉，恶气归之，气固关节，故不屈伸也。"《类经·针刺类·刺害》注："肘中者，手太阴之尺泽，厥阴之曲泽皆是也。"

⑦ 刺阴股下三寸内陷，令人遗溺：《类经·针刺类·刺害》注："阴股之脉，足三阴也，皆上聚于阴器，惟少阴之在骨间者，有经无穴。其在气冲下三寸者，足厥阴之五里也，主治肠中热满不得溺。若刺深内陷，令人遗溺不禁，当是此穴。然厥阴之阴包，阳明之箕门，皆治遗溺，若刺之太深，则溺反不止矣。"

⑧ 刺腋下胁间内陷，令人咳：《黄帝内经素问》注："腋下，肺脉也。肺之脉，从肺系，横初腋下。真心藏脉，直行者，从心系却上腋下。刺陷脉，则心肺俱动，故咳也。"

⑨ 刺匡上陷骨中脉，为漏为盲：《类经·针刺类·刺害》注："匡，眼眶也。目者宗脉之所聚，刺匡上而深陷骨间，中其目系之脉，则流泪不止而为漏，视无所见而为盲也。"《素问直解》注："匡上，目匡之上，眉间也。陷骨丝竹空穴，眉后陷骨也。"

【按语】

本段论述针刺的禁忌,是针刺时应该十分注意的问题。所提出深刺某些穴位及特定部位的各种后遗症及不良后果和几种不同情况下的禁刺等,对于指导临床实践,意义重大,如果不遵循这些禁忌而妄行针刺,就会造成不良后果及医疗事故,这就提示我们必须掌握禁刺要点,结合人体解剖生理知识,严格遵守客观规律,防止意外事故的发生。

1·2·11　刺志论篇第五十三(全篇)

本篇论述虚实的要领及反常现象,并述及虚实补泻的方法。由于要求医者铭记在心,故称"刺志论"。

【提要】

论述虚实的要领。

【原文】

黄帝问曰:愿闻虚实之要。岐伯对曰:气实形实,气虚形虚,此其常也,反此者病①。谷盛气盛,谷虚气虚,此其常也,反此者病②。脉实血实,脉虚血虚,此其常也,反此者病③。

帝曰:如何而反?岐伯曰:气盛身寒,气虚身热,此谓反也④,谷入多而气少,此谓反也⑤。谷不入而气多,此谓反也⑥。脉盛血少,此谓反也,脉小血多,此谓反也⑦。

【注释】

① 气实形实……反此者病:此指气实而形体就充实,气虚而形体也就虚弱,这是正常现象,否则就成病态。《素问注证发微》注:"气者,人身之气也,形者,人之形体也。气实则形实,气虚则形虚,此其相称者为常,而相反则为病矣。然此气之虚实,必于脉而验之,但不可即谓气为脉也,观下文有血脉对举者可知。"

② 谷盛气盛……反此者病:食量大则气盛,食量小则气虚,与此相反就成病态。《类经·疾病类·虚实之反者病》注:"人受气于谷,谷入于胃,以传于肺,五藏六府,皆以受气,此气生于谷也,是谓谷气。故谷气盛衰,候当相应,不应则为病矣。"

③ 脉实血实……反此者病:脉大而有力血则充盈,脉细小无力血则不足,与此相反,就是病态。《素问集注》注:"脉者,血之府,故虚实之宜相应也。"《类经·疾病类·虚实之反者病》注:"脉之盛衰者,所以候气血之虚实也。故脉之与血,相应者为常,不相应者反而病也。"

④ 气盛身寒,气虚身热,此谓反也:指气盛而身体反感寒冷,气虚而身体感到发热,这都是反常现象。《黄帝内经素问》注:"气虚为阳气不足,阳气不足当身寒,反身热者,脉气当盛,脉不盛而身热,证不相符,故谓反也。"

⑤ 谷入多而气少,此谓反也:《黄帝内经素问》注:"胃之所出者谷气而布于经脉也,谷入于胃,脉道乃散,今谷入多而气少者,是胃气不散,故谓反也。"

⑥ 谷不入而气多,此谓反也:《黄帝内经素问校注语释》注:"'不入'误,应作'入少'核下文'谷入少而气多'句可证。盖入少气多,是已谓反,如谷不入,似无此理。"可参。

⑦ 脉盛血少……此谓反也:《素问》吴注"脉盛血少则无阴,脉少血多则无阳。"《素问识》注:"按血之多少,盖察面而知之。"即面色红赤者为血多,面色晄白为血少。

【按语】

本段列举了形与气、谷与气及血与脉的正常关系与反常为病,说明虚实的常与变,对于指导临床辨证,分析病因、病机,了解虚实的复杂关系,有普遍意义,并大大丰富了虚实的辨证内容。

【提要】

略述虚实的原因及补泻大法。

【原文】

气盛身寒，得之伤寒。气虚身热，得之伤暑①。谷入多而气少者，得之有所脱血，湿居下也②。谷入少而气多者，邪在胃及肺也③。脉小血多者，饮中热也④。脉大血少者，脉有风气，水浆不入，此之谓也⑤。夫实者，气入也，虚者，气出也⑥。气实者，热也。气虚者，寒也⑦。入实者，左手开针空也。入虚者，左手闭针空也⑧。

【注释】

① 气盛身寒……得之伤暑：此论寒暑伤人之不同，寒邪困束故气盛而身寒，暑邪伤气，故气虚而身热。《素问集注》注："此申明形气虚实之相反者，为邪气之所伤也。气盛身寒者，邪气实也。气虚身热者，形气虚也。寒伤形，故气盛身寒。暑伤气，故气虚身热。"

② 谷入多而气少者……湿居下也：饮食虽多而气不足的，是由于失血或湿邪居下部阴虚少气所致。《类经·疾病类·虚实之反者病》注："谷入多者，胃热善于消谷也。脱血者，亡其阴也。湿居下者，脾肾之不足，亦阴虚也。阴虚则无气，故谷虽入多而气则少也。"

③ 谷入少而气多者，邪在胃及肺也：饮食虽少而气反多，是邪气壅滞于在胃及肺。《类经·疾病类·虚实之反者病》注："邪在胃，则不能食，故入谷少；邪在肺，则息喘满，故气多。"

④ 脉小血多者，饮中热也，脉小而血多，是由于饮酒多而中焦有热。《素问直解》注"夫脉小血反多者，其内必饮酒中热之病，酒行络脉，故血多行于外，而虚于内，故脉小。"

⑤ 脉大血少者……此之谓也：脉大而血少，是由于感受风气，水浆不入所致。《类经·疾病类·虚实之反者病》注："风为阳邪，居于脉中，故脉大水浆不入，则中焦无以生化，故血少。"

⑥ 夫实者……气出也：《类经·疾病类·虚实之反者病》注："此下言虚实寒热之因，用针补泻之法也。气入者充满于内，所以为实。气出者漏泄于外，所以为虚。"

⑦ 气实者……寒也：气实就会有热，气虚则恶寒。《素问注证发微》注："邪实者，其体必热，气虚者，其体必寒。"指正邪而言。《黄帝内经素问》注："阳盛而阴内拒，故热；阴盛而阳外微，故寒。"指阴阳讲，皆通。

⑧ 入实者……左手闭针空也：此指补泻针刺手法。《黄帝内经素问》注："言用针之补泻也。右手持针，左手捻穴，故实者左手开针空以泻之，虚者左手闭针空以补之也。"《类经·疾病类·虚实之反者病》注："开则邪气去，故实者可泻；闭则神气存，故虚者可补也。"

【按语】

本段主要论述了伤寒、伤暑、脱血、饮食少而致气多的原因，采用辨证施治进行开合补泻手法。

1·2·12 针解篇第五十四（节选）

本篇为解释针刺的道理及方法，故称"针解篇"。现节选了针刺补泻方法和注意事项的经文。

【提要】

讨论针刺补泻手法及其要领。

【原文】

黄帝问曰：愿闻九针之解，虚实之道。岐伯对曰：刺虚则实之者，针下热也①，气实乃热也。满而泄之者，针下寒也②，气虚乃寒也。菀陈则除之者，出恶血也③。

邪盛则虚之者,出针勿按④。徐而疾则实者,徐出针而疾按之⑤。疾而徐则虚者,疾出针而徐按之⑥。言实与虚者,寒温气多少也⑦。若无若有者,疾不可知也⑧。察后与先者,知病先后也⑨。为虚与实者,工勿失其法。若得若失者,离其法也⑩。虚实之要,九针最妙者,为其各有所宜也⑪。补泻之时者,与气开阖相合也⑫。九针之名,各不同形者,针穷其所当补泻也⑬。

【注释】

① 刺虚则实之者,针下热也:即治虚证用补法,针后要有热的感觉。《太素·知针石》注:"刺寒虚者,得针下热,则为实和也。"

② 满而泄之者,针下寒也:即实证用泻法,针后有寒的感觉。《太素·知针石》注:"刺热实者,得针下寒,则为虚和也。"《类经·针刺类·用针虚实补泻》注:"针下寒者,自热而寒也,寒则邪气去,而寒者虚矣,故为泻。"

③ 菀陈则除之者,出恶血也:《黄帝内经素问》注:"菀,积也。陈,久也。除,去也。言络脉之中血积而久者,针刺而除去之也。"

④ 邪盛则虚之者,出针勿按:指泻法。《素问注证发微》注:"邪盛则虚之者,言诸经邪气之盛者,皆泻其邪,出针之时,勿按其穴,令邪气之发泄也。"

⑤ 徐而疾则实者,徐出针而疾按之:指虚证用补法。《素问集注》注:"徐而疾则实者,谓针已得气,乃徐出之。针即出穴,则徐按之,使邪实可泄而虚,此泻实之法也。"

⑥ 疾而徐则虚者,疾出针而徐按之:实证用泻的方法。《素问集注》注:"疾而徐则虚者,言邪气已至,乃疾出之。针既出穴,则徐按之,使邪实可泄而虚,此泻实之法也。"

⑦ 言实与虚者,寒温气多少也:《素问集注》注:"言实与虚,谓针下寒而气少者为虚,邪气已去也。针下热而气多者为实,正气已复也。"

⑧ 若无若有者,疾不可知也:指针下气至的感觉,似有似无,其往来疾速,不易掌握。《素问》吴注:"言针下气至若有若无,气至疾速,难以知也。"

⑨ 察后与先者,知病先后也:此先后,指标本而言。即审查疾病的先后过程,在于认识疾病的标本。《类经·针刺类·用针虚实补泻》注:"病有标本,先者为本,后者为标。"

⑩ 若得若失者,离其法也:如不能掌握虚实症状,就不能正确施用补泻,而失其正治之法。《太素·知针石》注:"失其正法,故得失难定也。"

⑪ 为其各有所宜也:指九针的应用,各有其适应证。《素问》吴注:"泻阳气者,宜镵针;泻分气者,宜员针;致脉气者,宜锓针;发痼疾者,宜锋针;取大脓者,宜铍针;取暴气者,宜员利针;取痛痹者,宜毫针;取远痹者,宜长针;泻机关者,宜大针,此其各有所宜也。"

⑫ 与气开阖相合也:即补泻时间与气之开合要相合。《类经·针刺类·用针虚实补泻》注:"气至应时谓之开,已过未至谓之阖。补泻之时者,凡诸经脉气昼夜周行五十度,各有所至之时……故《卫气行》篇曰:谨候其气之所在而刺之,是谓逢时;此所谓补泻之时也。"

⑬ 针穷其所当补泻也:指九针各有其不同形态,发挥其当补当泻的作用。《素问集注》注:"九针之名,有镵圆锓锋之殊分,九针之形,有大小长短之不等,各尽其所当补泻之用而制之也。"

【按语】

本段论述了针刺补泻的原则,应与气之开合相结合,经气至为开,经气去为合,谨候其气之所在,而行补泻,以调节经气方能取得疗效。但泻法要达到针下寒,补法则达到针下热为目的。在手法上,补法以徐出针而按之,泻法则以急出针而徐按之,这对后世刺灸学的发展有着深刻的影响,如"烧山火"、"透天凉"的针法,即在针下热的基础上发展起来的,并提出徐疾开合的补泻方法,实开复式补泻手法的先河。

【提要】

论述针刺之要在守机守神。

【原文】

刺实须其虚者,留针阴气隆至,乃去针也①;刺虚须其实者,阳气隆至,针下热,乃去针也②。经气已至,慎守勿失者,勿变更也③。深浅在志者,知病之内外也④。近远如一者,深浅其候等也⑤。如临深渊者,不敢堕也⑥。手如握虎者,欲其壮也⑦。神无营于众物者⑧,静志观病人,无左右视也,义无邪下者⑨,欲端以正也,必正其神者,欲瞻病人目制其神,令气易行也⑩。

【注释】

①　阴气隆至,乃去针也:《素问》吴注:"隆至"后,补"针下寒"三字、与下文"针下热"相应。故"隆至"下当有"针下寒"三字。《素问集注》:"留针所以候气也,阴气隆至,针下寒,阳气已退,实者虚矣"。

②　针下热,乃去针也:《素问集注》注:"阳气隆至,针下热也,元气已复,虚者实矣。俱当候其气至,而后乃可去针"。

③　经气已至……勿变更也:已得气,应慎守候,不要轻易改变手法。《黄帝内经素问》注:"变,谓变易。更,谓改更,皆变法也。言得气至,必宜慎守,无变其法,反招损也。"

④　深浅在志者,知病之内外也:此指掌握深刺浅刺,要根据病在内在外之意。《素问》吴注:"病在内,深刺之,病在外,浅刺之,知病之内外,则刺之浅深,皆在志矣。"

⑤　近远如一者,深浅其候等也:《类经·针刺类·用针虚实补泻》注:"深者取气远,浅者取气近,远近虽有不同,以得气为准则为一也。"即无论深刺浅刺,候气之法是一样的。

⑥　如临深渊者,不敢堕也:即言谨慎小心,精神集中之意。《黄帝内经素问》注:"言候气补泻,如临深渊,不敢堕慢,失补泻之法也。"

⑦　手如握虎者,欲其壮也:《类经·针刺类·用针虚实补泻》注:"持针如握虎,欲其坚而有力也。"

⑧　神无营于众物者:神,指精神。无营于众物,即精神集中,不要被周围事物分散注意力。《素问集注》注:"行针之道,贵在守神,静志以观病人,以候其气。"

⑨　义无邪下者:《素问注证发微》注:"邪,斜同。"《素问》吴注:"下,下针也。"《黄帝内经素问》注:"正指直刺,针无左右。"即指针要端正,下针要直。

⑩　欲瞻病人目制其神,令气易行也:注意病人眼神,勿以乱视,控制患者的精神活动,使经气易行。《素问注证发微》注:"欲瞻病人之目,制其神气,使之专一,令病人之气易行也。"

【按语】

本段经文论述了泻实必虚,补虚必实方可出针。要求医者掌握经气来临的时机而进行补泻,特别强调持针要坚实有力(手如握虎)而正直,并且要专心致志,思想集中去观察病人精神状态,这对针灸医生来说确是必须遵循的。

1·2·13　骨空论篇第六十(节选)

本篇所指骨空即骨节之交会处,为腧穴之所在。内容虽论及风病、经脉病等多种不同疾病,但所列腧穴,多在骨空处,故名"骨空论"篇。现节选有关针刺取穴的经文。

【提要】

讨论风病等的刺灸取穴法。

【原文】

黄帝问曰:余闻风者百病之始也,以针治之奈何? 岐伯对曰:风从外入,令人振寒,汗出头痛,身重恶寒,治在风府,调其阴阳,不足则补,有余则泻。大风颈项痛^①,刺风府,风府在上椎^②。大风汗出,灸谚语^③,谚语在背下侠脊傍三寸所,厌之令病者呼谚语,谚语应手^④。从风憎风,刺眉头^⑤。失枕在肩上横骨间^⑥,折使揄臂齐肘正,灸脊中^⑦。胁络季胁引少腹而痛胀^⑧,刺谚语。腰痛不可以转摇,急引阴卵,刺八髎与痛上,八髎在腰尻分间^⑨。鼠瘘寒热^⑩,还刺寒府,寒府在附膝外解营^⑪。取膝上外者使之拜,取足心者使之跪^⑫。

【注释】

①　大风颈项痛:大风即风邪较甚者。《素问集注》:"夫风伤卫,卫气一日一夜大会于风府,是以大风之邪,随卫气而直入于风府者,致使其头项痛也。"

②　上椎:即风府穴在第一颈椎上面。《素问》吴注:"言颈骨第一节上椎也。"

③　大风汗出,灸谚语:《素问集注》注:"汗为阴液,大风汗出者,阳气伤而邪陷于经脉之下,故当灸之。"

④　厌之令病者呼谚语:谚语应手,厌与压通。本句指取谚语穴的方法。《类经·针刺类·刺诸风》注:"压之,以指按其穴也。乃令病人呼谚语之声,则应手而动,故即以为名。"

⑤　从风憎风,刺眉头:从风即迎风,憎风即恶风。《素问集注》注:"从风,迎风也。迎风憎风,是邪在头额间,故当取眉间之骨穴。"《黄帝内经素问》注:"谓攒竹穴也。"

⑥　失枕在肩上横骨间:失枕即落枕,宜取肩上横骨间穴位。但对"肩上横骨间"注家的认识不一。《素问》吴注:"失枕间,风在颈项,颈痛不利,不能就枕也。肩上横骨者中,当是巨骨穴。"《类经·针刺类·刺头项七窍病》注:"刺在肩上横骨间,当是后肩骨上手太阳之肩外俞也,或为足少阳之肩井穴,亦主颈项之痛。"皆可参。

⑦　折使揄臂,齐肘正,灸脊中:揄,原本作"揄",据《太素》改。揄,引也。《类经·针刺类·刺头项七窍病》注:"揄,引也。谓使病者引臂,下齐肘端以度脊中,乃其当灸之处,盖即督脉之阳关穴也。"

⑧　胁络季胁引少腹而痛胀:即从软胁牵引少腹而痛。《素问直解》注:"胁梢曰胁,胁络,胁梢之络也。季胁,胁之尽处也。胁络季胁,经脉不和,枢转不利,致引少腹而痛胀。"

⑨　八髎在腰尻分间:即八髎穴在腰尻间孔隙中。

⑩　鼠瘘寒热:《类经·针刺类·刺痈疽》注:"鼠瘘,瘰疬也。"寒热指症状。《病源》卷三十四鼠瘘云:"鼠瘘者,由饮食不择,虫蛆毒变化入于府藏,稽留脉内不出,使人寒热,其根在肺,生于颈掖之间。"

⑪　寒府在附膝外解营:解营,解指骨缝罅也。即骨缝中间之穴。《类经·针刺类·刺痈疽》注:"寒府在肘膝外解营,谓在膝下外辅骨之骨解间也。凡寒气自下而上者,必聚于膝是以膝膑最寒,故名寒府……当是足少阳经之阳关穴。盖鼠瘘在颈掖之间,由肝胆病变所致,故当取此以治之。"

⑫　取膝上外者使之拜,取足心者使之跪:指两种不同的取穴体位。《素问集注》注:"拜,揖也。取膝上外解之委中者,使之拜,则膝挺而后直,其穴易取也。跪则足折,而涌泉之穴宛在于足心之横纹间矣。"

【按语】

本段经文论述了因风邪侵入人体轻重不同,而用穴各异,如风邪从外侵入,使人洒洒恶寒,汗出头痛,体疭重怕冷,可取风府治疗以调和气血阴阳而祛风寒。若感受风邪,可灸谚语穴,并提出取该穴及委中、涌泉穴的方法。还论述了落枕、腰痛、瘰疬的穴位及治法,虽然不够完善,但也可作现代临床参考。

【提要】

阐述治水病的俞穴。

【原文】

水俞五十七穴者,尻上五行,行五,伏兔上两行,行五,左右各一行,行五,踝上各一行,行六穴^①。髓空^②在脑后三分,在颅际锐骨之下,一在断基下^③,一在项后中复骨下④,一在脊骨上空在风府上⑤。脊骨下空,在尻骨下空⑥。数髓空在面侠鼻⑦,或骨空在口下当两肩⑧。两髆骨空,在髆骨之阳⑨。臂骨空在臂阳,去踝四寸两骨空之间⑩。股骨上空在股阳,出上膝四寸⑪。䯒骨空在辅骨之上端⑫。股际骨空在毛中动脉下⑬。尻骨空在髀骨之后,相去四寸⑭。扁骨有渗理凑,无髓孔,易髓无空⑮。

【注释】

① 水俞五十七穴者……行六穴:《黄帝内经素问》注:"所在刺灸分壮,具《水热穴论》中,此皆是骨空,故《气穴篇》内与此重言尔。"见《水热穴篇》。

② 髓空:穴名。即风府穴。

③ 一在龂基下:龂基指下齿缝处。《类经·八卷·十九》注:"唇内上齿缝中曰龂交,则下齿缝中当为龂基,龂基下者,乃颐下正中骨罅也。"

④ 一在项后中复骨下:《类经·经络类·骨空》注:"即大椎上骨节空也。'复'当作'伏',盖顶骨三节不甚显,故云伏骨下也。"即一孔在项后伏骨下面。项后正中,在大椎穴上面,风府穴平面,相当哑门穴。

⑤ 一在脊骨上空在风府上:《类经·经络类·骨空》注:"风府上,脑户也,督脉穴。"即有一穴在脊骨上孔的风府上面,为脑户穴。

⑥ 脊骨下空,在尻骨下空:《类经·经络类·骨空》注:"脊骨骨末为尻骨,尻骨下空,长强也,督脉穴。"

⑦ 数髓空在面侠鼻:《类经·经络类·骨空》注:"数,数处也。在面者,如足阳明之承泣、巨髎,手太阳是颧髎,足太阳之睛明,手少阳之丝竹空,足少阳之瞳子髎、听会。侠鼻者,如手阳明之迎香等处。皆在面之骨空也。"

⑧ 骨空在口下当两肩:《素问》吴注:"当两肩大迎处。"

⑨ 在髆骨之阳:阳指外侧。《素问》吴注:"髆、肩髆也。髆阳,髆之外也。"《类经·经络类·骨空》注:"中之阳,肩中之上髃也。即手阳明肩髃之穴。"

⑩ 去踝四寸两骨空之间:去踝即离腕关节上四寸,当为三阳络为是。《类经八卷·十九》注:"去踝四寸两骨之间,手少阳通间之次也,亦名三阳络。"

⑪ 出上膝四寸:《类经·经络类·骨空》注:"出上膝四寸,当是阳明伏兔,阴市之间。"

⑫ 䯒骨空在辅骨之上端:《类经·经络类·骨空》注:"䯒,足胫骨也。䯒骨之上为辅骨。辅骨之上端,即足阳明犊鼻之次。"

⑬ 股际骨空在毛中动脉下:即股际间骨孔在阴囊之中动脉下,当为曲骨穴。《类经·经络类·骨空》注:"毛中动下,谓曲骨两旁股际,足太阴冲门动脉之下也。"又《素问注证发微》注:"其股际亦有空,在毛中动脉之下,疑是任脉经曲骨穴。"可参。

⑭ 尻骨空在髀骨之后,相去四寸:《黄帝内经素问》注:"是谓尻骨八髎穴也。"

⑮ 扁骨有渗理凑,无髓孔,易髓无空:《黄帝内经素问》注:"扁骨,谓尻间扁扊骨也。其骨上有渗灌文理归凑之,无别髓孔也。""易,亦也。骨有孔则髓有孔,骨若无孔,髓亦无孔。"扁骨应包括通身之扁骨,扁骨有血脉渗灌之纵理,没有髓孔,一般亦无穴位。

【按语】

本段经文论述了五十七个水穴的部位,但经文未提出具体穴名,后世注家作了列举,原文只对髓空、长强等少数穴作了定位与定名。认为人体扁骨有渗灌血脉的纹理而无髓空,这是非常符合实际情况的。古人虽然认为这五十七穴是治疗水病的,但现在临床在这些水穴的基础上精选了一些治疗水病的穴,从上文对了解腧穴的起始和发展很有裨益的。

【提要】

论述灸法的应用。

【原文】

灸寒热之法,先灸项大椎,以年为壮数①,次灸橛骨②,以年为壮数,视背俞陷者灸之③,举臂肩上陷者④灸之,两季胁之间⑤灸之,外踝上绝骨之端⑥灸之,足小指次指间⑦灸之,腨下陷脉⑧灸之,外踝后⑨灸之,缺盆骨上切之坚痛如筋者⑩灸之,膺中陷骨间⑪灸之,掌束骨下⑫灸之,脐下关元三寸⑬灸之,毛际动脉⑭灸之,膝下三寸分间⑮灸之,足阳明跗上动脉⑯灸之,巅上一⑰灸之,犬所啮⑱之处灸之三壮,即以犬伤病法灸之⑲,凡当灸二十九处⑳。伤食灸之㉑,不已者,必视其经之过于阳者,数刺其俞而药之㉒。

【注释】

① 以年为壮数:壮是灸法中的术语。每艾灸一柱为一壮。以年为壮数,即年龄大小作为灸柱之多少,如十岁灸十壮,二十岁灸二十壮,但宜灵活掌握。沈括《梦溪笔谈·技艺》:"医用艾一灼,谓之一壮,以壮人为法。其言若干壮,壮人当依此数,老幼羸弱,量力减之。"

② 橛骨:即尾骶骨。《黄帝内经素问》注:"尾穷谓之橛骨。"《说文》:"髋,臀骨也。"即尾骶骨,当长强穴处。

③ 背俞陷者灸之:《类经·针刺类·灸寒热》注:"背俞,皆足太阳经穴。陷下之处,即经气之不足者,故当灸之。"

④ 举臂肩上陷者:《类经·针刺类·灸寒热》注:"肩髃也,手阳明经穴。"

⑤ 两季胁之间:《黄帝内经素问》注:"京门穴,肾募也,在髂骨与腰中季胁本侠脊,刺可入同身寸之三分,留七呼,若灸之者可灸三壮。"

⑥ 外踝上绝骨之端:《类经·针刺类·灸寒热》注:"足少阳阳辅穴也。"

⑦ 足小指次指间:《类经·针刺类·灸寒热》注:"足少阳侠溪穴也。"

⑧ 腨下陷脉:《类经·针刺类·灸寒热》注:"足太阳承山穴也。"

⑨ 外踝后:《类经·针刺类·灸寒热》注:"足太阳昆仑穴也。"

⑩ 缺盆骨上切之坚动如筋者,《素问》吴注:"此非谓穴,乃肉间结核也。"

⑪ 膺中陷骨间:《类经·针刺类·灸寒热》注:"任脉之天突穴也。"

⑫ 掌束骨下:《黄帝内经素问》注:"阳池穴也。在手表腕上陷者中,手少阳脉之所过也。"

⑬ 脐下关元三寸:《类经·针刺类·灸寒热》注:"任脉之关元穴在脐下三寸。"

⑭ 毛际动脉:《黄帝内经素问》注:"以脉动应手为处,即气街穴也。"

⑮ 膝下三寸分间:《黄帝内经素问》注:"三里穴也,在膝下同身寸之三寸,胻骨外廉两筋肉分间,足阳明脉之所入也,刺可入同身寸之一寸,留七呼若灸者可灸三壮。"

⑯ 足阳明跗上动脉:《黄帝内经素问》注:"冲阳穴也。在足跗上同身寸之五寸骨间动脉,足阳明脉之所过也,刺可入同身寸之三分,留十呼,若灸者可灸三壮。"

⑰ 巅上一:《类经·针刺类·灸寒热》注:"督脉之百会穴也。"

⑱ 犬所啮:啮,咬也。即犬咬伤。《太素》"啮"作"齧"。齧为啮的异体字。《说文》:"齧,噬也。"

⑲ 即以犬伤病法灸之:《黄帝内经素问》注:"犬伤而发寒热者,即以犬伤法三壮灸之。"

⑳ 二十九处:二十九处,即谓大椎一,橛骨一,背俞二,举肩上陷二,两胁之间二,绝骨二,小指次指二,腨下陷脉二,外踝二,缺盆二,膺中一,掌骨二,关元一,毛际动脉二,膝下三寸二,跗上二,巅上一。《类经·针刺类·灸寒热》注:"自犬啮之上,共计二十九处。犬伤无定处,故不在数内。"

㉑ 伤食灸之:《类经·针刺类·灸寒热》注:"伤食而发寒热者,如上法求阳明经穴灸之。"

㉒ 数刺其俞而药之:即多次刺其俞穴,同时配合服药。《素问》吴注:"刺以泻其阳,药以和其阴。"

【按语】

本段专论艾灸以调节气血,疏通经脉,达到治疗各种疾病的目的。并详述所在腧穴的定位,值得重视的是提出犬咬伤及伤食后所采用的灸法,还提出了针刺数次无效而配合药物治疗的原则。这确对临床有参考价值的。

1·2·14 水热穴论篇第六十一(节选)

本篇论述了水病热病的机理和治疗的俞穴,故称"水热穴论"。现节选了有关治疗水病热病俞穴的经文。

【提要】

论述治疗水病的机理及五十七穴。

【原文】

帝曰:水俞五十七处①者,是何主也? 岐伯曰:肾俞②五十七穴,积阴之所聚也,水所从出入也③,尻上五行行五者,此肾俞④,故水病下为胕肿大腹,上为喘呼,不得卧者,标本俱病⑤。故肺为喘呼,肾为水肿,肺为逆不得卧,分为相输俱受者⑥,水气之所留也。伏菟上各二行行五者⑦,此肾之街也⑧。三阴之所交结于脚也⑨,踝上各一行行六者⑩,此肾脉之下行也,名曰太冲⑪。凡五十七穴者,皆藏之阴络,水之所客也⑫。

【注释】

① 水俞五十七处:指治疗水病的五十七穴。"处"作"穴"解。与下文"肾俞五十五穴"异文同义。

② 肾俞:指治疗水病的俞穴,非指肾俞一穴。

③ 积阴之所聚也,水所从出入也:指水俞五十七穴为阴气积聚之处,也是水所出入之处。《素问直解》注:"肾俞五十七穴,其穴从尻至足,在身半以下,地气所主,故曰积阴之所聚也。积阴所聚,水气从之,故水之所从以出入也。"

④ 尻上五行行五者,此肾俞:《类经·针刺类·肾主水水俞五十七穴》注:"尻上五行者,中行督脉也。傍四行,足太阳膀胱经脉也。行五者,中行五穴:长强、腰俞、命门、悬枢、脊中也。次二行各五穴:白环俞、中膂内俞、膀胱俞、小肠俞、大肠俞也。又次二行各五穴:秩边、胞肓、志室、肓门、胃仓也。五行共二十五穴,皆在下焦而主水,故皆曰肾俞。"

⑤ 标本俱病:肾主水司气化,肺为水之上源,故肾为本,肺为标,水病上见喘粗病在肺,下见胕肿大腹病在肾,故为标本俱病。《太素·气穴》注:"标为肺也,本为肾也,肺为喘呼,肾为水肿,二脏共为水病,故曰俱病也。"

⑥ 相输俱受者:相输,即指肺肾二脏相互输应。俱受,指同时受病。《类经·针刺类·肾主水水俞五十七穴》注:"言水能分行诸气,相为输应而俱受病者,正以水气同类,水病则气应,气病则水应,留而不行,俱为病也。"

⑦ 伏菟上各二行行五者:《类经·针刺类·肾主水水俞五十七穴》注:"伏兔,足阳明经穴,伏兔之上即腹部也,腹部之脉,任居中行,左右各二,侠脐旁两行者,足少阴并冲脉气所发,行各五穴,则横骨、大赫、气穴、四满、中注是也。次外二行者,是阳明经所行,行各五穴,则气冲、归来、水道、大巨、外陵是也。左右共二十六。"

⑧ 肾之街也:《素问》吴注:"街,往来道也。"即肾脉所通行之道路。指上述穴位是肾气通行的道路。

⑨ 三阴之所交结于脚也:《说文》"脚,胫也。"即足三阴经脉交于小腿下的经络。在三阴交。

⑩ 踝上各一行行六者:《类经·针刺类·肾主水水俞五十七穴》注:"踝上各一行,独指足少阴肾而言。行六穴,则大钟、照海、复溜、交信、筑宾、阴谷也。"

⑪ 此肾脉之下行也,名曰太冲:《类经·针刺类·肾主水水俞五十七穴》注:"肾之大络,并冲脉下行于足,合而盛大,故曰太冲。"

⑫ 皆藏之阴络,水之所客也:《素问》吴注:"藏,肾藏。络,支络。"《素问集注》:"凡此五十七穴,皆水藏之阴络,水之所客也。客者,谓留舍于脉络之间,非入于脉中也。"

【按语】

本段论述治疗水肿病的五十七穴,《内经》中曾反复提出,这是古人总结实践经验所得,有待于进一步研究。关于五十七穴名称,诸注亦颇不一。据王冰、张景岳注:为背部督脉经之长强、腰俞、命门、悬枢、脊中五穴,次二行各五穴,为白环俞、中膂内俞、膀胱俞、小肠俞、大肠俞,及秩边、胞肓、志室、肓门、胃仓左右二十穴,及腹部足少阴经的横骨、大赫、气穴、四满、中注及次二行足阳明经的气冲、归来、水道、大巨、外陵左右共二十穴,足少阴经的大钟、照海、复溜、交信、筑宾、阴谷左右十二穴,共为五十七穴。本段指出治水病的五十七穴,亦称"肾俞"为水之所容,说明强调肾藏在治疗水肿病过程中的重要性,因为肾为水脏,内藏元气,总司人身之气化,气行则水行。并指出肺与水肿病的形成亦有密切关系,故后世有"肺为水之上源"之说。因此,肾肺俱病对于水肿病的形成以及调治肾肺治疗水肿病的理论,一直在指导临床实践,并得到科学的证实。

【提要】

阐述四时不同刺法的机理。

【原文】

帝曰:春取络脉分肉何也? 岐伯曰:春者木始治,肝气始生,肝气急,其风疾,经脉常深,其气少,不能深入①,故取络脉分肉间。帝曰:夏取盛经分腠何也? 岐伯曰:夏者火始治,心气始长,脉瘦气弱②,阳气留溢③,热熏分腠,内至于经,故取盛经分腠,绝肤而病去者④,邪居浅也。所谓盛经者,阳脉也。帝曰:秋取经俞⑤何也? 岐伯曰:秋者金始治,肺将收杀⑥,金将胜火⑦,阳气在合,阴气初胜,湿气及体⑧,阴气未盛,未能深入,故取俞以泻阴邪,取合以虚阳邪,阳气始衰,故取于合⑨。帝曰:冬取井荥何也? 岐伯曰:冬者水始治,肾方闭⑩,阳气衰少,阴气坚盛,巨阳伏沉⑪,阳脉乃去,故取井以下阴逆,取荥以实阳气⑫。故曰:冬取井荥,春不鼽衄,此之谓也⑬。

【注释】

① 其气少,不得深入:指春天少阳之气初生,阳气尚微,故宜浅刺。《素问集注》注:"其经脉之气,随冬令伏藏,久深而始出,其在经之气尚少,故不能深入而取之经。"

② 脉瘦气弱:《素问注证发微》注:"藏气始长,其脉尚瘦,其气尚弱,因为心气始长,所以脉气未盛。"此指夏季为心火主治,但心气开始生长,心血不足,气尚弱。按本句言经盛脉瘦似不相一致,且夏季脉瘦与四时脉象亦不相合。可待考。

③ 阳气留溢:"留"《太素》《甲乙》作"流"。为同音假借,"留溢"即"充盛"之意。《类经·针刺类·四时之刺》注:"夏令阳浮于外。"

④ 取盛经分腠,绝肤而病去者:谓刺时透过皮肤,不宜太深。《素问经注节解》注:"夏热气浮,邪居阳分,用针不必太深。绝肤谓绝其皮肤而病邪已去也。"

⑤ 经俞:《类经·针刺类·四时之刺》注:"经俞者,诸经之经穴俞穴也。俞应夏,经应长夏,皆阳分之穴。"

⑥ 肺将收杀：《素问直解》注："收，收敛，杀，肃杀。"

⑦ 金将胜火：《黄帝内经素问》注："金王火衰，故云金将胜火。"秋季为金旺火衰之时，故称"金将胜火"。

⑧ 湿气及体：《类经·针刺类·四时之刺》注："阳气初衰，阴气初胜，故寒湿之气及体。"谓初秋是寒湿之气胜，易侵犯人体。

⑨ 故取于合：合指合穴。《类经·针刺类·四时之刺》注："阴气未深，犹在阳分，故取经俞以泻阴邪。阳气始衰，邪将收敛，故取合穴以虚阳邪也。"《素问经注节解》注："肺以太渊为俞，以尺泽为合。"

⑩ 肾方闭：《素问经注节解》注："方闭谓初冬也，阳衰阴盛，冬至之后，一阳始生。"

⑪ 巨阳伏沉：巨阳即太阳，即太阳之气潜藏于里。

⑫ 取井以下阴逆，取荥以实阳气：《素问经注节解》注："冬阴寒逆，抑之使下，冬阳气微，实之为贵。"《素问集注》注："夫井，木也。木生于水，故取井木以下阴气，勿使其发生而上逆也。荥，火也，故取荥穴以实阳气，乃助其伏藏也。"

⑬ 冬取井荥，春不鼽衄，此之谓也：《素问集注》注："盖冬令闭藏，以奉春生之气，故冬取井荥，助藏太阳少阴之气，至春时阳气外出，卫固于表，不使风邪有伤肤腠络脉，故春不鼽衄，此之谓也。"

【按语】

本段根据不同季节，针刺不同俞穴，体现了因时制宜、天人相应的学术观点。由于五脏之气应四时，四时阴阳有盛衰，五脏之气亦有相应的变化，气血阴阳亦有趋向于表里之异，故有春取络脉分肉，夏取盛络分腠，秋取经穴俞穴，冬取井穴荥穴的不同刺法，总以调和气血，适到病所为宜。四时的深浅不同刺法，在《内经》中凡八见，如《诊要经终论》《四时刺逆从论》《本输》《终始》《寒热病》《四时气》《顺气一日分为四时》及本篇。其所论基本一致，惟有以经脉络脉定深浅，或以皮肤、分肉、骨髓分浅深，或以井、荥、俞、经、合定四时的不同，可以互参。

【提要】

论述热病的五十九穴。

【原文】

帝曰：夫子言治热病五十九俞，余论其意，未能领别其处，愿闻其处，因闻其意。岐伯曰：头上五行行五者，以越诸阳之热逆也①。大杼、膺俞②、缺盆、背俞③，此八者，以泻胸中之热也④。气街、三里、巨虚上下廉，此八者，以泻胃中之热也⑤。云门、髃骨⑥、委中、髓空⑦，此八者，以泻四支之热也⑧。五藏俞傍五，此十者，以泻五藏之热也⑨。凡此五十九穴者，皆热之左右也⑩。帝曰：人伤于寒而传为热何也？岐伯曰：夫寒盛则生热也⑪。

【注释】

① 头上五行行五者，以越诸阳之热逆也：《类经·针刺类·热病五十九俞》注："头上五行者，督脉在中，傍四行，足太阳经也。中行五穴：上星、囟会、前顶、百会、后顶也。次两傍二行各五穴：五处、承光、通天、络却、玉枕也。又次两傍二行各五穴：临泣、目窗、正营、承灵、脑空也。五行共二十五穴，俱在巅顶之上，故可散越诸阳热气之逆于上者。"

② 膺俞：《类经·针刺类·热病五十九俞》注："膺俞、中府也。"《甲乙经》："中府，一名膺中俞。"

③ 背俞：《素问集注》注："背俞即风门穴。"

④ 以泻胸中之热也：《太素·气穴》注："此八前后近胸，故泻胸中热也。"

⑤ 以泻胃中之热也：《类经·针刺类·热病五十九俞》注："此八者，俱足阳明经穴，故可泻胃中之热。"

⑥ 髃骨：即肩髃穴。《黄帝内经素问》注："验今《中诰孔穴图经》无髃骨穴，有肩髃穴，穴在肩端两骨间，

手阳明跻脉之会,刺可入同身寸之六分,留六呼,若灸者可灸三壮。"

⑦ 髓空:《黄帝内经素问》注:"按今《中诰孔穴图经》云:腰俞穴一名髓空,在脊中第二十一椎节下,主汗不出,足清不仁,督脉气所发也。刺可入同身寸之二寸,留七呼,若灸者可灸三壮。"

⑧ 以泻四肢之热也:《太素·气穴》注:"云门近肩,髃骨在肩,并向手臂也;委中在腘,髓空在腰,一名腰输,皆主于脚,故泻四肢之热也。"

⑨ 五藏俞傍五,此十者,以泻五藏之热也:《类经·针刺类·热病五十九俞》注:"五藏俞旁五穴,肺俞之傍魄户也;心俞之傍神堂也;肝俞之傍魂门也;脾俞之傍意舍也;肾俞之傍志室也。皆足太阳经穴。凡五藏之系,咸附于背,故此十者,可泻五藏之热。"

⑩ 皆热之左右也:《素问经注节解》注:"左右犹言道路。"即热之所经过,刺之可泻热。

⑪ 夫寒盛则生热也:《类经·针刺类·热病五十九俞》注:"寒邪外束,则阳气内郁,故传而为热,所以寒盛则生热也。"

【按语】

本段讨论了针刺治疗热病的五十九穴,及其治疗范围。取穴原则,或以局部取穴,或以循经取穴,但总以疏导气血,泄热祛邪为关键。但热病五十九穴,亦见于《热病》篇,唯所取穴位不一。《热病》篇五十九穴以取四肢为主,盖以泻热之本。本篇则多随邪之所在,盖以泻热之标,各有不同意义。两篇相同者仅十八穴,其余皆异。但正如张介宾所说:"皆热俞也,均不可废,凡刺热者,当总本二篇议,各随其宜而取用之,庶乎尽刺热之善矣。"

1·2·15　缪刺论篇第六十三（节选）

本篇主要论述缪刺法是病在络脉而左病取右、右病取左的一种针刺方法,故称"缪刺论"。现节选了缪刺机理及缪刺与巨刺的区别的经文。

【提要】

论述外邪侵入人体的传变规律,及缪刺的概念和机理。

【原文】

黄帝问曰:余闻缪刺①,未得其意,何谓缪刺? 岐伯对曰:夫邪之客于形也,必先舍于皮毛,留而不去,入舍于孙脉,留而不去,入舍于络脉,留而不去,入舍于经脉,内连五藏,散于肠胃,阴阳俱感,五藏乃伤,此邪之从皮毛而入,极于五藏之次也②,如此,则治其经焉③。今邪客于皮毛,入舍于孙络,留而不去,闭塞不通,不得入于经,流溢于大络,而生奇病④也。夫邪客大络者,左注右,右注左,上下左右与经相干⑤,而布于四末,其气无常处,不入于经俞,命曰缪刺。

【注释】

① 缪(miù谬)刺:《辞海》:"缪通谬,错误。"如纰缪。在此有交错之意。《素问识》注:"盖左病刺右,右病刺左,交错其处,故曰缪刺。"即在络脉之病,在左刺右,在右刺左,交错而针。

② 极于五藏之次也:即邪气从表而入,逐渐深入,最后侵犯于五脏之次序。极,至也。达到之意。次,次序、层次。

③ 治其经焉:即治其经之正治法。《类经·二十卷·三十》注:"治经者,十二经穴之正刺也,尚非缪刺之谓。"

④ 奇病:奇可作"只"或"独"解。如《太平御览》卷七百五十引《风俗通》"奇,只也"。奇病在此指病止在一侧之络脉,或在左或在右。《素问集注》注:"奇病者,谓病气在左,而证见于右,病气在右,而证见于左。"亦可通。

⑤ 上下左右与经相干:干,干扰,干涉之意。《素问注证发微》注:"其邪客大络,左注于右,右注于左,上

下左右,与经相干,其实不得入于经。"

【提要】

缪刺与巨刺的区别。

【原文】

帝曰:愿闻缪刺,以左取右,以右取左,奈何? 其与巨刺①何以别之? 岐伯曰:邪客于经,左盛则右病,右盛则左病,亦有移易②者,左痛未已而右脉先病,如此者,必巨刺之,必中其经,非络脉也。故络病者,其痛与经脉缪处,故命曰缪刺③。

【注释】

① 巨刺:《素问》吴注:"巨刺,大经之刺也。"巨刺、缪刺,其法相同,同是左取右,右取左,但刺大经者,谓之巨刺,刺大络者,谓之缪刺。

② 移易:同义复词。《广韵》:"移、易也。"移易有改变之意。

③ 其痛与经脉缪处,故命曰缪刺:即络病的疼痛与经病的疼痛部位不同。《素问直解》注:"缪处,异处也。谓经脉之痛,深而在里,络脉之痛,支而横居,病在于络,左右纠缪,故命曰缪刺。"

【原文】

凡刺之数①,先视其经脉,切而循之②,审其虚实而调之,不调者经刺之③,有痛而经不病者缪刺之④,因视其皮部有血络者尽取之,此缪刺之数也。

【注释】

① 数:法也。在此指针刺的法则。

② 切而循之:《甲乙经》改即循摩之意切其脉而循摩之。"循"通"揗"。《汉书》五四《李广传》附《李陵》:"以此言微动之,陵墨不应,孰视而自循其发。"

③ 不调者经刺之:《太素·量缪刺》注:"不调者,偏有虚实也。偏有虚实者,可从经穴调其气也。"《类经·针刺类·缪刺巨刺》注:"调者,如汤液导引之类皆是也,调之而不调,然后刺其经脉,是谓经刺,亦曰巨刺。"

④ 有痛而经不病者缪刺之:《类经·针刺类·缪刺巨刺》注:"有痛而经不病者,病在大络也,故当缪刺者之。"《太素·量缪刺》注:"循经候之,不见有病,仍有痛者,此病有异处,故左痛刺右等,名曰缪刺。"

【按语】

上三段论述缪刺法是根据经脉有左右相交相会,左注右、右注左的原理,而采取左病刺右、右病刺左,调节气血,疏导络脉的针刺方法。虽然,缪刺法与巨刺法都是左病治右、右病治左,但缪刺是调治络脉的浅刺法,正如本文所说"有痛而经不病者,缪刺之"。缪刺法的治疗效果较好,特别是对痿证、偏枯等病更为明显,值得深入探讨。

1·2·16 四时刺逆从论篇第六十四（节选）

本篇根据脏腑经络之气与四时阴阳的相应关系,提示针刺治病应顺从四时之气而刺,若违反这一原则就会产生危害,故名"四时刺逆从论"。现节选了四时之气与针刺的有关经文。

【提要】

阐述经脉之气与四时之气的相应关系。

【原文】

是故春气在经脉,夏气在孙络,长夏气在肌肉,秋气在皮肤,冬气在骨髓中。帝曰:余愿闻其故。岐伯曰:春者,天气始开,地气始泄,冻解冰释,水行经通,故人气在脉①。夏者,经满气溢,入孙络受血,皮肤充实②。长夏者,经络皆盛,内溢肌中③。秋者,天气始收,腠理闭塞,皮肤引急④。冬者盖藏,血气在中,内著骨髓,通于五藏⑤。是故邪气者,常随四时之气血而入客也,至其变化不可为度⑥,然必从其经气,辟除⑦其邪,除其邪则乱气不生。

【注释】

①春者……人气在脉:春天,阳气开始升发,地气开始发泄,冻解冰化,水流行,河道通。在人体之气亦充盛于经脉之中。《素问释义》注:"人身之气随天地气为升降也。"

②夏者……皮肤充实:夏天阳气充盛,经脉满而血充溢于络脉,皮肤充实。《素问注证发微》注:"正以夏时经脉甚满,其气溢入孙络,孙络受血,而外之皮肤皆已充实,在人体则经脉之血都充满,所以人气在孙络也。"

③长夏者……内溢肌中:长夏,阳气更加充盛,而润泽于肌肉。

④秋者……皮肤引急:秋天阳气收敛,人体之腠理闭塞而皮肤收缩。

⑤冬者……通于五藏:冬天,阳气深藏于内,人体气血亦收藏于内,内附骨髓,贯通于五脏。《类经·针刺类·刺分四时逆则为害》注:"冬气伏藏,内通五脏,所以人气在骨髓中。"《素问直解》注:"盖以冬者,气机盖藏,血气在中,内著骨髓,通于五藏。藏者藏也,惟冬主藏,故通五藏,而冬气在骨髓。"

⑥不可度:即指四时之气的异常变化而侵入人体,则不能按着正常规律变化。《素问经注节解》注:"四时有不正之气,常乘人气血之虚而入客,虚有微甚之分,邪有轻重之异,变变化化,无常度焉。"

⑦辟除:排除。

【按语】

本段经文主要论述四时之气各有常度,六淫之邪常随四时之气而犯人,但这种变化不能用常法来度量,必须根据四时经气的变化进行治疗,以祛除病邪,人体才不会产生乱气。

【提要】

论述逆四时之气而误刺的病症。

【原文】

帝曰:逆四时而生乱气奈何?岐伯曰:春刺络脉,血气外溢,令人少气;春刺肌肉,血气环逆①,令人上气;春刺筋骨,血气内著,令人腹胀②。夏刺经脉,血气乃竭,令人解㑊;夏刺肌肉,血气内却,令人善恐③;夏刺筋骨,血气上逆,令人善怒④。秋刺经脉,血气上逆,令人善忘⑤;秋刺络脉,气不外行,令人卧不欲动⑥;秋刺筋骨,血气内散,令人寒栗⑦。冬刺经脉,血气皆脱,令人目不明;冬刺络脉,内气外泄,留为大痹⑧;冬刺肌肉,阳气竭绝,令人善忘。凡此四时刺者,大逆之病⑨不可不从也,反之,则生乱气相淫病焉⑩。故刺不知四时之经,病之所生,以从为逆,正气内乱,与精相薄,必审九候,正气不乱,精气不转⑪。

【注释】

①血气环逆:环逆,即气血逆乱而不能正常循环。《素问经注节解》注:"环者,循环,谓血气相乱而逆,周身之气上而不下。"

②血气内著,令人腹胀:即血气留著于内而致腹胀。

③血气内却,令人善恐:却,退也。在此有虚义。因血气内虚而善恐。《素问》吴注:"气未至而先夺之,故令血气却弱,惟其却弱,是从善恐。"

④血气上逆,令人善怒:《类经·针刺类·刺分四时逆则为害》注:"夏刺冬分,则阴虚于内,阳胜于外,故令人血气逆而善怒。"

⑤令人善忘:《素问》吴注:"心生脉,秋刺经脉而虚其经,则经脉虚而心气亦虚矣,故善忘。"

⑥ 气不外行,令人卧不欲动:秋主收敛,令行于里,表阳虚,故谓气不外行。表阳虚,故嗜卧不动。《类经·针刺类·刺分四时逆则为害》注:"秋时收敛,气已去络而复刺之,则气虚不能卫外,气属阳,阳虚故卧不欲动。"

⑦ 血气内散,令人寒栗:即血气散乱于内,中气不足,不能溢于肌表而恶寒。

⑧ 内气外泄,留为大痹:《类经·针刺类·刺分四时逆则为害》注:"当阳气伏藏之时,而刺其阳分,则阳气外泄。阳虚阴盛,故留为大痹。"《素问集注》注:"大痹者,藏气虚而邪痹于五藏也。"

⑨ 大逆之病:即违背四时之气而施针刺而导致之病。《素问》吴注:"大逆其法之所为病也。"

⑩ 则生乱气相淫病焉:即违反四时而刺,则逆乱之气泛滥而生病。《素问集注》注:"乱气,变化之气也。相淫,血气淫泆也。此言不从四时之气,则正气变乱而为病也。"

⑪ 精气不转:《黄帝内经素问》注:"不转,谓不逆转也。"《素问直解》注:"不转,内存也。"即精气不发生逆转散乱的意思。

【按语】

本段经文论述了针刺违反四时之气的规律而导致气血逆乱,如春季误刺络脉而血气向外溢散,使人感到少气;春季误伤肌肉,则气血循环发生逆转,使人气上逆。说明针刺取穴,在四时应有所不同,这种天人相应,因时制宜的学术观点,反映了祖国医学的整体观。从宏观上讲是有一定道理的,但从微观看,具体病症及取穴方法,应具体分析,不可拘泥。

1·3 《难经》选

六十二难至六十八难虽然提到俞募穴的治疗作用,但主要内容是对井、荥、俞、原、经、合各穴作了重点阐述,不但把井、荥各穴的命名含义、脉气出入的关系、所属脏腑予以区别,并对五腧穴阴阳属性等都作了说明,而且对这些穴的主治也作了详细介绍。故此不难看出《难经》在《内经》的基础上对五腧穴作了补充与阐发,为后世运用五输穴奠定了理论基础。

1·3·1 第六十二难

【提要】

论述脏腑井荥的区别。

【原文】

难曰:脏井荥有五①,腑独有六者,何谓也? 然:腑者阳也,三焦行于诸阳②,故置一俞,名曰原③,所以腑有六者,亦与三焦共一气也④。

【注释】

① 脏井荥有五:此指五脏之五俞穴而言。《难经本义》:"藏之井荥有五,谓井荥俞经合也。"

② 三焦行于诸阳:指三焦之气行于诸阳经。《难经汇注笺正》注:"三焦行于诸阳者,乃指人身上中下三部之阳气而言,非手少阳之三焦一经,故曰行于诸阳。否则三焦经亦诸阳之一,何可浑漠言之,竟谓三焦能行于诸阳。六十六难又谓三焦之所行,气之所留止。又谓三焦为原气之别使,主通行三气,则且明示以上中下三部之气,其非手少阳经之三焦,尤为不言可喻。"

③ 故置一俞,名曰原:俞,指穴位而言。原指原穴。言六府多置了一个穴位,叫原穴。《难经集注》杨注:"原者,元也。元气者,三焦之气也。其气尊大,故不应五行,所以六府有六俞,亦以应六合于乾道也。"

④ 亦与三焦共一气也:指六府经之井荥俞原经合,也与三焦元气相通。《难经正义》注:"三焦为阳气之根,六腑属阳,其气皆三焦所出,故曰共一气也。"

【按语】

十二经脉在肘膝以下,各有五个重要腧穴,即井、荥、俞、经、合,称为五输穴。但六腑除五输穴外,尚有一个原穴,故六腑有六个重要腧穴,即井、荥、俞、原、经、合。另外,据《六十六难》中说:"肺之原出于太渊,心之原出于大陵,肝之原出于太冲,脾之原出于太白,肾之原出于太溪。"亦即五脏之原穴,故五脏"以俞为原"。因此,五脏并非无原穴,只不过六腑之原穴与俞穴为两穴,而五脏之俞即为原穴为一穴,可参《灵枢·九针十二原》。至于六腑为什么多置一原穴,如本文所说"腑者阳也,三焦行于诸阳",即三焦为气之所终始,阳气之根,气化所在,六腑亦有气化作用,三焦之气,通于六腑,共成一气,故六腑亦多置一原穴。

1·3·2　第六十三难
【提要】

论述井穴为始的意义。

【原文】

难曰:《十变》①言,五脏六腑荥合,皆以井为始者,何也? 然:井者,东方春也,万物之始生,诸蚑行喘息②,蜎飞蠕动③,当生之物,莫不以春而生,故岁数始于春,日数始于甲④,故以井为始也⑤。

【注释】

①《十变》:《古本难经阐注》注:"古经名也。"

② 蚑(qí 歧)行喘息:蚑,可泛指一切生物的活动。《说文》:"蚑,徐行也,凡生之类,行皆曰'蚑'。""'行'举首行也。"喘息,徐灵胎注:"言有气以息。"即呼吸气息,非指喘息之病。蚑行喘息即生物逢春,开始活动之意。

③ 蜎(yuān 喧)飞蠕动:"蜎"本为蚊子幼虫,此作飞翔貌。蠕,虫爬行貌。蜎飞蠕动即虫类缓慢飞舞活动之意。《难经正义》注:"蚑虫行喘息,蜎虫飞舞蠕动,皆春气发生之义耳。"

④ 日数始于甲:《难经正义》注:"谓东方属甲乙,为干之首也。"

⑤ 以井为始也:《灵枢·九针十二原》:"所出为井。"即水之出泉为井。喻十二经之循行,井穴为起点,如万物生发始于春。《难经本义》注:"十二经所出之穴,皆谓之井,而以为荥输之始者,以井主东方木,木者,春也,万物发生之始也。"

【按语】

井穴为十二经在四肢最远端的穴位,清阳实四肢,四肢为诸阳之本,取其阳气开始,初生之意,而以东方主于春,喻万物始生,言其生机旺盛。在治疗上有去病回春之意。如以五输穴的五行属性而言,则阴经井穴属木阳经井穴属金(如《六十四难》所示)。故注家亦有不同看法。但此难是以岁数始于春,日数始于甲,以一年的时序为例,言明井穴为四肢的最远端穴位,如水之出泉,万物生发,取春之微象而讲穴的治疗作用。《六十四难》是以五行生克规律,言五输穴的阴阳配属,为刚柔相济的制约关系,故有所不同,供参考。

1·3·3　第六十四难
【提要】

论述五俞穴的阴阳五行属性。

【原文】

难曰:《十变》又言,阴井木,阳井金;阴荥①火,阳荥水;阴俞②土,阳俞木;阴经③金,阳经火;阴合④水,阳合土。阴阳皆不同,其意何也? 然:是刚柔之事⑤也。阴井乙木,阳井庚金,阳井庚,庚者,乙之刚⑥也;阴井乙,乙者,庚之柔⑦也。乙为木,故言阴井木也;庚为金,故言阳井金也。余皆仿此。

【注释】

① 荥:《灵枢·九针十二原》:"所溜为荥。"溜,即流动之意。如细水缓缓流动。《说文》:"绝小水也。"《难经集注》杨注:"泉水既生,留停于近,荥迂未成大流,故名之曰荥。荥者,小水之状也。"

② 俞:与输同。《灵枢·九针十二原》:"所注为俞。"如水之汇集而流注。《说文》:"输,委输也,从车俞声。"即输注之谓。《难经集注》杨注:"留停既深,有注射轮文之处,故名曰俞。俞者,委积逐流行,经历而成渠径。"

③ 经:与径通。《灵枢·九针十二原》:"所行为径。"即水流经过之意。《尔雅》释水曰:"直波曰径。"

④ 合:如百川汇合。《难经集注》注:"径行既达,合会于海,故名之曰合。合者,会也。此是水行流转之意,人之经脉,亦法于此,故取名焉。"

⑤ 刚柔之事:即阳阴相配,刚柔相济之意。《古本难经阐注》注:"经言刚柔者,谓阴井木,阳井金,庚金为刚,乙木为柔。"

⑥ 庚者,乙之刚:庚金属阳,为乙木属阴之刚。刚柔相济之意。以十二天干,配属阴经阳经。庚属阳干,乙属阴干,阳性刚,阴性柔,故庚为乙之刚。庚乙所以相配,又按五行相克之理金克木之意。

⑦ 乙者,庚之柔:即乙木属阴,庚金属阳,乙木为庚金之柔。《难经正义》注:"如此配合,则刚柔相济,然后气血流行而不息,乃见人身经穴脏腑,俱有五行配合,无时不交也。"

【按语】

本难阐明十二经的五输穴的阴阳五行属性。以十个天干配属阴经、阳经,即阳干配阳经,阴干配阴经,以说明阴阳相配刚柔相济。根据五行相生的关系,把阴经井穴配乙木,依次相生,荥穴配丁火,输穴配己土,经穴配辛金,合穴配癸水;为了阴阳相配,在以五行相克的关系,又把阳经的井穴配庚金,依次为:荥穴配壬水,输穴配甲木,经穴配丙火,合穴配戊土。其意义在于应用阴阳五行的阴阳相互制约,五行相生相克的道理,治疗五脏的各种疾病。以母子的相生相克取穴的方法,作为补泻的治疗原则。

1·3·4 第六十五难

【提要】

论述井穴、合穴的意义。

【原文】

难曰:《经》言所出为井,所入为合,其法奈何? 然:所出为井,井者,东方春也,万物之始生,故言所出为井也;所入为合,合者,北方冬也,阳气入藏,故言所入为合也①。

【注释】

① 所出为井……所入为合:《难经集注》杨注:"春夏主生养,故阳气在外,秋冬主收藏,故阳气在内,人亦法也。"《古本难经阐述》注:"此言井荥俞经合,如春夏秋冬之周而复始,东南西北之循环无端。自井而生发,至合而入藏,如天地一岁而有四时,一日亦有四时,人身随其气而运行,所以一呼一吸,阴阳无不周遍也。"

【按语】

所出为"井",所入为"合",是说明经络之气,循行周身,如环无端。井穴在四肢的末端,言经气之微小,初入经脉,如水之出于泉,合穴位于肘膝的大关节,言经气之洪大,逐渐深入而内循于脏腑,故以春之阳气初生,喻为"井",冬之阳气内藏,喻为"合"。

1·3·5 第六十六难

【提要】

论述十二经原穴与三焦之气的关系。

【原文】

难曰:《经》言肺之原,出于太渊;心之原,出于大陵①;肝之原,出于太冲;脾之原,出于太白;肾之原,出于太溪;少阴之原,出于兑骨②;胆之原,出于丘墟;胃之原,出于冲阳;三焦之原,出于阳池;膀胱之原,出于京骨;大肠之原,出于合谷;小肠之原,出于腕骨。十二经皆以俞为原者③,何也? 然:五脏俞者,三焦之所行④,气之所留止也。三焦所行之俞为原者,何也? 然:齐下肾间动气⑤者,人之生命也,十二经之根本也,故名曰原。三焦者,原气之别使⑥也,主通行三气⑦,经历于五脏六腑。原者,三焦之尊号也,故所止辄为原⑧。五脏六腑之有病者,皆取其原也。

【注释】

① 大陵:大陵为手厥阴心包经之原穴,以包络代心行令之故。

② 少阴之原,出于兑骨:兑骨即掌后锐骨。《难经悬解》注:"少阴之原,出于兑骨,谓神门也。"

③ 十二经皆以俞为原:《难经汇注笺正》注:"盖五脏阴经,止以俞为原,六腑阳经,即有俞,仍别有原。"此泛指十二经之俞穴,实际是五脏以俞穴为原穴,而六腑独有原,故概括而言,十二经皆以俞穴作为原穴。

④ 三焦之所行:指三焦之气运行出入而言。

⑤ 肾间动气:《难经集注》杨注:"齐下肾间动气者,丹田也。丹田者,人之根本也,精神之所藏,五气之根元。"即指命门之真阳之气,为人身真气之根本。义见《三十六难》《三十九难》命门说。

⑥ 原气之别使:别使,《古本难经阐注》注:"分别致使。"《难经经释》:"言根本原气,分行诸经,故曰别使。"即指三焦是将原气运行于诸经的别府。

⑦ 三气:指上、中、下三焦之气。《难经本义》注:"通行三气,即纪氏所谓下焦,禀真原之气,即原气也。上达至中焦,中焦受水谷精悍之气,化为荣卫,荣卫之气,与真元之气,通行达于上焦也。"

⑧ 故所止辄为原:原指原穴,三焦之气停止之处,即称为原穴。

【按语】

本难强调了原穴的重要意义,原穴为三焦原气通行之处,为人之生命所系,十二经之根本,故五脏六腑之疾病,可首选原穴进行调治以通达原气而达到扶正祛邪的目的。原穴十二经脉皆有,五脏以输为原,六腑则有输穴和原穴,分别为两个穴位。故对"十二经皆以俞为原"句应理解其精神实质,不可拘泥于个别词句。但本难所谓"十二经皆以俞为原",即包括五脏输穴和六腑之原穴在内,都是运行三焦之气,并非单指五脏输穴而言。此十二原穴与《灵枢·九针十二原》所述不同。《灵枢·九针十二原》所指原穴为五脏经脉左右的两个原穴,计为十个原穴,再加"膏之原,鸠尾一""肓之原,脖胦一",共为十二原。并没有六腑的原穴。但本难所指十二原穴除增加手少阴之原锐骨外,均与《灵枢·本输》同。至《甲乙经》才补充了心经的原穴为神门,至此,十二经的井荥输经合原才完备,这是临床上常用的十二经的五输穴。

1·3·6　第六十七难

【提要】

论述五脏俞穴、募穴的意义及治疗作用。

【原文】

难曰:五脏募皆在阴①,而俞皆在阳②者,何谓也? 然:阴病行阳,阳病行阴③,故令募在阴,俞在阳。

【注释】

① 五脏募皆在阴:《难经本义》:"募,犹募结之募,言经气之聚于此也。"五脏之募穴均在胸腹部,以腹为阴,故云五脏之募皆在阴。

② 俞皆在阳:"皆"原无,据《难经句解》补。《难经本义》:"俞,《史·扁鹊传》作输,犹委输之输,言经气由此而输于彼也。"俞,有转输之意,即经气由此转输于彼处。五脏之俞穴(指背部之俞穴,非指本经之俞穴)均在背,以背为阳,故称为阳俞。

③ 阴病行阳,阳病行阴:《难经本义》注:"阴阳经络,气相交贯,藏腹脐腹背,气相通应,所以阴病有时而行阳,阳病有时而行阴也。"

【按语】

本难以阴阳理论,阐明脏腑之募穴、俞穴的阴阳相通,表里相合。在生理上,经脉之气,由阴行阳,由阳行阴,维持相对平衡;在病理上,阴病及阳,阳病及阴。故在治疗上可以从阴引阳,从阳引阴,以调节阴阳经脉之气,而达到治疗的目的。这种阴阳相互制约的学术思想,是针灸治疗中的特点之一。因此不独指五藏而言,六腑之募、俞穴亦包括在内,正如《难经经释》说:"六府募亦在阴,俞亦在阳,不特五藏为然。"

1·3·7 第六十八难

【提要】

论述井荥输经合五穴的意义和主治疾病。

【原文】

难曰:五脏六腑,各有井荥俞经合,皆何所主? 然:经言所出为井,所流为荥,所注为俞,所行为经,所入为合。井主心下满①,荥主身热②,俞主体重节痛③,经主喘咳寒热④,合主逆气而泄⑤,此五脏六腑井荥俞经合所主病⑥也。

【注释】

① 井主心下满:指井穴主治心下满。《难经集注》虞注:"井法木以应肝,脾位在心下,今邪在肝,肝乘脾,故心下满,今治之于井,不令木乘土也。"此指脏而言。下同。

② 荥主身热:《难经集注》虞注:"荥为火以法心,肺属金,外主皮毛,今心火灼于肺金,故身热,谓邪在金也。故治之于荥,不令火乘金,则身热必俞也。"

③ 俞主体重节痛:《难经集注》虞注:"俞者,法土应脾,今邪在土,土必刑水,水者肾,肾主骨,故病则节痛,邪在土,土自病则体重,宜治于俞穴。"

④ 经主喘咳寒热:《难经本义》注:"经主喘欬寒热,肺金病也。"经穴属金应肺,肺病则喘咳寒热。以经穴主治。

⑤ 合主逆气而泄:《难经本义》注:"合主逆气而泄,肾水病也。"合穴属水应肾,肾病则气逆而泄泻。以合穴主治。

⑥ 此五脏六腑井荥俞经合所主病:《难经正义》注:"此论五藏为病之一端耳。不言六腑者,举藏足以该府也。"

【按语】

本难以五脏之五俞穴为例,应用五行论,说明井荥输经合所主治的疾病,对指导临床有一定意义。但本难五输主病,只言脏未及腑,而且六腑之五输穴的五行属性亦与此不同,应具体分析,不可一概而论。故《难经注释》说:"然此亦论其一端耳,两经辨病取穴之法,实不如此,不可执一说而不知变通也。"

六十九难至七十六难主要论述各类疾病所宜的补泻法,如母子补泻法、迎随补泻法等。并要注意治疗中针刺和季节的关系,必须根据疾病的属性而确定针刺从阴引阳、从阳引阴或补阴与阳的先后,以调和营卫气血而达到治疗的目的。

1·3·8 第六十九难

【提要】

论述补母泻子的治疗原则。

【原文】

难曰:《经》言虚者补之,实者泻之,不实不虚,以经取之,何谓也? 然:虚者补其母①,实者泻其子②,当先补之,然后泻之。不实不虚,以经取之者,是正经自生病③,不中他邪也,当自取其经,故言以经取之。

【注释】

① 虚则补其母:《难经经释》注:"母,生我之经,如肝虚则补肾经,母气实则生之益力。"

② 实则泻其子:《难经经释》注:"子,我生之经,如肝实则泻心经也,子气衰则食其母益甚。"

③ 是正经自生病:《难经集注》注:"不实不虚,是谓藏不相等也,故云自取其经。"即取本经俞穴治疗。

【按语】

虚者补其母,实者泻其子,是根据五行相生的理论,而进行补泻的取穴方法。此法不但应用在针灸上,而且对于药物治疗,亦有其指导意义。但应根据具体病情,辨证分析,不可拘泥,其也只是具体取穴法之一,正如《难经经释》说:"《内经》补泻之法,或取本,或杂取他经,或先泻后补,或专补不泻,或专泻不补,或取一经,或取三四经,其论俱在,不可胜举,则补母泻子之法,亦其中之一端,若竟以为补泻之道尽如此,则不然也。"

1·3·9 第七十难

【提要】

论述四时不同刺法的道理。

【原文】

难曰:《经》言春夏刺浅,秋冬刺深者,何谓也? 然:春夏者,阳气在上,人气亦在上,故当浅取之;秋冬者,阳气在下,人气亦在下,故当深取之。春夏各致一阴①,秋冬各致一阳者②,何谓也? 然:春夏温,必致一阴者,初下针,沉之至肾肝之部③,得气引持之阴④也;秋冬寒,必致一阳者,初内针,浅而浮之至心肺之部⑤,得气推内之阳⑥也。是谓春夏必致一阴,秋冬必致一阳。

【注释】

① 春夏各致一阴:《难经经释》:"致,取也。谓用针以取其气也。"《难经集注》虞注:"经言春夏养阳,言取一阴之气,以养于阳,虞成孤阳。"

② 秋冬各致一阳:《难经集注》虞注:"经言秋冬养阴,言主阴用事,无阳气以养阴,故取一阳之气以养于阴,免成孤阴也。"

③ 沉之至肾肝之部:沉,深刺法,即深刺到肝肾筋骨部位。《难经集注》杨注:"入皮五分,肾肝之部,阴气所行也。"又《难经经释》注:"沉之谓深入其针至肝肾筋骨之位。"

④ 得气引持之阴:得气后,再引提其阴气至阳分。"之"可作"其"字解。《难经经释》注:"引谓引其气而出之至阴分也。"

⑤ 浅而浮至心肺之部:《难经集注》杨注:"入皮三分,心肺之部,阳气所行也。"浅而浮指浅刺法而言。

即浅刺至皮肤部位。

⑥ 得气推内之阳：得气后，再推进至阴分。《难经经释》注："推，谓推其气而入之，至于阴之分也。此即经文所谓从阴引阳，从阳引阴之义。"

【按语】

本难以人与自然相应的理论，论述经脉之气与四时阴阳升降的相应关系。以阐明阴病取阳，阳病取阴的阴阳相生，相互制约的辩证关系，并应用由浅入深，由深出浅的针刺方法，以说明从阴引阳，从阳引阴的针刺道理。

1·3·10　第七十一难

【提要】

论述针刺荣卫发病的不同方法。

【原文】

难曰：《经》言刺荣无伤卫，刺卫无伤荣。何谓也？ 然：针阳者，卧针而刺之①；刺阴者，先以左手摄按②所针荣俞之处，气散乃内针。是谓刺荣无伤卫，刺卫无伤荣也。

【注释】

① 卧针而刺之：即横刺。

② 摄按：摄，牵曳引持。按，按摩。摄按即用手引持按摩，使卫气散去。荣气深而卫气浅，故刺荣时必须摄按穴位，卫气散离时，再行刺法，则针至荣勿伤卫。

【按语】

刺荣、刺卫之针法，在于针刺之深浅，使针至病所，祛邪不伤正，故刺卫应横刺，则不伤荣，刺荣则摄按皮肤使卫气离散而深刺至荣则不伤卫。

1·3·11　第七十二难

【提要】

论述迎随补泻的针刺方法。

【原文】

难曰：《经》言能知迎随①之气，可令调之，调气之方②，必在阴阳，何谓也？ 然：所谓迎随者，知荣卫之流行，经脉之往来也。随其迎顺而取③之，故曰迎随。调气之方，必在阴阳者，知其内外表里，随其阴阳而调之，故曰调气之方，必在阴阳。

【注释】

① 迎随：迎着经脉之气运行方向进针叫做迎，也就是逆取；随着经脉之气运行方向进针叫做随。也就是顺取。《难经集注》注："迎者，逆也，随着顺也。"

② 调气之方：方，即方法。《难经集注》杨注："调气之方，必在阴阳者，阴虚阳实，则补阴泻阳；阳虚阴实，则补阳泻阴。或阳并于阴，阴并于阳，或阴阳俱虚，或阴阳俱实，皆随病所在，而调其阴阳，则病无不已。"

③ 随其逆顺而取之：即迎随之进针法，逆其运行方向行针为逆，随其运行方向行针为顺。《难经经释》注："迎者，针锋迎其来处而夺之，故曰泻；随者，针锋随其去处而济之，故曰补。"

【按语】

迎随刺法为补泻方法之一，迎即逆刺，随即顺刺。所谓"逆"和"顺"是指与经脉之气的运行方向而言。迎其气之来而行针为泻实，随其气之去而行针为补虚。人体十二经脉，有其一定运行方向和规律，如《灵枢·逆顺肥瘦》注："手之三阴，从脏（胸）走手；手之三阳从手走头；

足之三阳,从头走足;足之三阴,从足走腹。"如泻肺经之实者,以针锋向上臂方向进针,为迎而泻之,补肺经之虚者,以针锋向手的方向进针,为随而补之,即为迎随补泻之针法。这是调节经脉之气,根据阴经、阳经的不同运行方向而进行补泻的针刺治疗疾病的机理之一。

1·3·12　第七十三难

【提要】

论述刺井泻荥法的运用。

【原文】

难曰:诸井者,肌肉浅薄,气少不足使也,刺之奈何? 然:诸井者,木也;荥者,火也。火者,木之子,当刺井者,以荥泻之①,故《经》言②补者不可以为泻,泻者不可以为补,此之谓也。

【注释】

① 刺井者,以荥泻之:《难经集注》丁注:"井为木,是火之母,荥为火,是木之子,故肝木实,泻其荥。"即《六十九难》所谓"实则泻其子"之意。

② 故经言:《难经经释》注:"'故'字上当有阙文,必有论补母之法一段,故以此二句总结之,否则不成文理矣。"可参考。

【按语】

刺井泻荥法是根据五行相生的理论,实则泻其子的原则而进行取穴。对于临床有一定的意义,但不可拘泥,应灵活运用,如对急性热病可以刺十二井出血,以泻邪热。

1·3·13　第七十四难

【提要】

论述因病因时的针刺方法。

【原文】

难曰:《经》言春刺井,夏刺荥,季夏刺俞,秋刺经,冬刺合者,何谓也? 然:春刺井者,邪在肝①;夏刺荥者,邪在心;季夏刺俞者,邪在脾;秋刺经者,邪在肺;冬刺合者,邪在肾。其肝、心、脾、肺、肾而系于春夏秋冬者,何也? 然:五脏一病,辄有五也②。假令肝病,色青者肝也,臊臭者肝也,喜酸者肝也,喜呼者肝也,喜泣者肝也。其病众多,不可尽言也。四时有数③,而并系于春夏秋冬者也。针之要妙,在于秋毫者也。

【注释】

① 春刺井者,邪在肝:春刺井穴是由于邪在肝,阴井属木主肝,故刺井穴,以泻肝经之邪。并非所有的疾病都要春刺井穴。《古本难经阐注》注:"此章言春夏秋冬之刺井荥腧经合,非必春刺井。其邪在肝者,刺井也,井属木,春也,故云春刺井也,余脏皆然。"

② 辄有五也,"也"原作"色",据《难经集注》改。《难经集注》丁注:"五脏一病辄有五者,谓五声、五色、五味、五液、五臭。"

③ 四时有数:即四时变化有一定规律。《难经经释》注:"言病虽万变而四时实有定数,治之之法,总不出此,其道简易行也。"

【按语】

本难以五脏应四时阴阳,以及五脏与五输的五行相属关系,论述了肝病春取井,心病夏取荥,脾病长夏取俞,肺病秋取经,肾病冬取合的因病因时的取穴方法,这是中医理论的特点之一,但《内经》中对四时五脏的针刺方法,论述甚多,且其说不一。如《灵枢·顺气一分为四时》中说:"藏主冬,冬刺井;色主春,春刺荥;时主夏,夏刺俞;音主长夏,长夏刺经;味主秋,秋刺合,是谓五变以主五俞。"即是五行的"子能令母虚"的取穴法,故与本难有所不同。正如叶霖说:"盖以五脏之气,应有五时之变,而取五俞,各有所主,刺隔一穴者,皆从子以透发母气也。一言刺之正,一言刺之变,所以不同也。"另外,《灵枢·四时气》还有根据病变之所在,而有"春取经、血脉、分肉间……夏取盛经、孙络……秋取经俞……冬取井荥"等记载,总以辨证施治为准则,因病因时而采取不同方法,应灵活掌握,故称"针之要妙,在于秋毫者也"。

1·3·14　第七十五难

【提要】

论述泻火补水原理及其应用。

【原文】

难曰:《经》言东方实,西方虚,泻南方,补北方,何谓也?

然:金木水火土,当更相平①。东方木也,西方金也,木欲实,金当平之②;火欲实,水当平之;土欲实,木当平之;金欲实,火当平之;水欲实,土当平之。东方肝也,则知肝实,西方肺也,则知肺虚。泻南方火,补北方水③。南方火,火者,木之子也;北方水,水者,木之母也,水胜火,子能令母实,母能令子虚,故泻火补水,欲令金得平木也。经曰:不能治其虚,何问其余,此之谓也。

【注释】

① 当更相平:更,更递。平,去其有余而使之平衡。即金木水火土应当相互制约,保持相对平衡状态。《古本难经阐注》注:"平者,调四方虚实之法也。"

② 木欲实,金当平之:即以五行相胜的规律,制约其有余之气。《难经本义》注:"金木水火土之相平,以五行所胜,而制其贪也。"余仿此。

③ 泻南方火,补北方水:即肝(木)实,肺(金)虚的治疗方法。火为木之子,泻火可令母虚,而达到泻肝的目的;金为水之母,补水可令母实,而达到补金的目的。《难经本义》注:"泻南方火者,夺子之气,使食母之有余;补北方水者,益子之气,使不食母也。如此则过者退,而抑者进,金得平其木,而东西二方无复偏胜偏亏之患矣。"

【按语】

泻火补水法是应用五行相生原理的一种补泻方法,与《六十九难》中说"虚则补其母,实则泻其子"的方法,相辅相成,互相补充,肝木实泻心火,即实则泻其子;另据"虚则补其母"原理,肺虚即当补脾,但本难不言补脾而言补水,这是适应心肝火旺,脾肾不足之症,而非若肺虚脾弱之症,可用补脾生金的"虚则补其母"方法,故有肾虚或脾虚之不同。根据具体病证而行变通之法。

1·3·15　第七十六难

【提要】

论述补泻的方法及其步骤。

【原文】

难曰:何谓补泻? 当补之时,何所取气? 当泻之时,何所置气①? 然:当补之时,从卫取气②;当泻之时,从荣置气③。其阳气不足,阴气有余,当先补其阳,而后泻其阴;阴气不足,阳气有余,当先补其阴,而后泻其阳,荣卫通行,此其要也。

【注释】

① 何所取气……何所置气：气,指经气。取,捕取也。有致气而捕之义。置,弃置。此有放散而泻之义。《难经经释》注："言取何气以为补,而其所泻之气则置之何地也。"

② 当补之时,从卫取气：即当补时,卧针浅取其卫气而致气于虚处。《难经集注》虞注："肺行五气,溉灌五藏,通注六经,归于百脉,凡取气须自卫取气,得气乃推内针于所虚之经脉,浅深分部之,所以补之,故曰：当补之时,从卫取气,此之谓也。"《古本难经阐注》注："欲补,从卫取气浅针之,俟得气乃推内针于所虚之处。"

③ 当泻之时,从荣置气：即当泻时,直针深刺至营,而泻其邪气。《难经集注》虞注："邪在荣分,故内针于所实之经,待气引针而泻之。故曰：当泻之时,从荣置气。"《古本难经阐注》注："欲泻,从荣置气深针之于所实之处,俟得气引针泄之。"

【按语】

本难论述了荣卫补泻的针刺方法及先后步骤,卫行脉外其位较浅,荣行脉中其位较深,先刺卫分得气后,再深入以纳气至虚处为补法；先刺营分得气后,再引气浅出,以散放于外为泻法。因此,荣卫补泻法也是属于深浅补泻法。

七十七难至八十一难主要论述了"上工治未病,中工治已病"。并强调了针刺押手、进针候气及出针要求提出迎随母子补泻法的结合。为了使操作者重视补泻手法,申明不根据疾病的虚实而误用补泻的后果。

1·3·16　第七十七难

【提要】

论述上工、中工处理疾病的不同方法。

【原文】

难曰：经言上工治未病,中工治已病者,何谓也？ 然：所谓治未病者,见肝之病,则知肝当传之与脾,故先实其脾气,无令得受肝之邪,故曰：治未病焉①。中工治已病者,见肝之病,不晓相传,但一心治肝,故曰治已病也。

【注释】

① 治未病焉：《难经集注》丁注："《素问》曰：春胜长夏,长夏胜冬,冬胜夏,夏胜秋,秋胜春,此四时五行相胜之理也。人之五藏,有余者行胜,不足者受邪,上工先补不足,无令受邪,而后泻有余,此是治未病也"。《难经集注》杨注："五藏得病,皆传其所胜,肝病传脾之类是也。若当其王日,则不受传,即不须行此方也"。

【按语】

中医学对于治未病的预防思想是非常重视的,既包括未病先防,增强体质,防止疾病的发生,如各种养生的方法,又包括已病防变的思想。本难即以肝病为例,说明预防其传变,防止其扩散,治之宜早的重要意义。正如叶霖说："凡病皆当预图其早,勿待病成方治,以贻后悔也,治之早则用力少而成功多,所谓曲突徙薪之勋,宜加于焦头烂额之上也。"疾病传变是多方面的,故其防治之法,亦不局限于五行乘侮之变,应根据具体病情,而采取防治之法。

1·3·17　第七十八难

【提要】

论述针刺按压的补泻手法。

【原文】

难曰：针有补泻,何谓也？ 然：补泻之法,非必呼吸出内针①也。知为针者,信其左^②,不知为针者,信其右^③,当刺之时,先以左手厌^④按所针荥俞之处,弹而努^⑤之,爪而下之,其气之来,如动脉之状,顺针而刺之,得气因推而内之,是谓补;动而伸之,是谓泻。不得气,乃与男外女内^⑥;不得气,是为十死不治也。

【注释】

① 呼吸出入针:即指呼吸补泻手法。《难经集注》杨注:"补者呼则出针,泻者吸则内针,故曰呼吸出内针也。"

② 信其左:"信"有善用之意。"信其左"即善用其左手。《难经经释》注:"信其左,谓其法全在善用其左手,如下文所云是也。"

③ 信其右:即善用右手。《难经经释》注:"信其右,即上呼吸出内针也,持针以右手,故曰信其右。"

④ 厌:与"压"通。

⑤ 努:有凸出之义。"使气脉弩聚"。即使腧穴部皮肤凸起。

⑥ 男外女内:男女,指左右。外内,指浅刺、深刺的提押法。《图注难经》注:"男外女内,即阳外阴内也,勿着人之男女看,苟是人之男女气不至者,必须浮沉之侯也。"《古本难经阐注》注:"若久留针而气不至,则浮刺于卫分,左转以待其气。"即指提插捻转法。

【按语】

针刺的关键在于得气,才能取得针刺效应。本难重点提出提插捻转的补泻手法,气至而向内推针的为补法;得气后摇大针孔向上提的为泻法。这是针刺常用的补泻手法,对临床有着重要的意义。还强调了左手按压俞穴,弹动皮肤,切皮肤的针刺操作技术。

1·3·18 第七十九难

【提要】

论述迎随补泻法。

【原文】

难曰:经言迎而夺之,安得无虚,随而济之,安得无实,虚之与实,若得若失^①;实之与虚,若有若无^②,何谓也? 然:迎而夺之者,泻其子也^③;随而济之者,补其母也^④。假令心病,泻手心主俞^⑤,是谓迎而夺之者也;补手心主井^⑥,是谓随而济之者也。所谓实之与虚者,牢濡之意也,气来实牢者为得,濡虚者为失,故曰若得若失也。

【注释】

① 虚之与实,若得若失:即虚证用补法,使病人感觉有所得,正气充实;实证用泻法则使病人感觉有所失,邪气衰减。如《灵枢·小针解》:"为虚与实,若得若失者,言补者必然若有得也,泻则恍然若有失也。"

② 实之与虚,若有若无:即实证针刺时,有脉气充盛的感觉;虚证针刺时有脉气虚弱的感觉。如《灵枢·小针解》:"言实与虚若有若无者,言实者有气,虚者无气也。"

③ 迎而夺之者,泻其子也:《难经集注》注:"实则泻其子,是谓迎而夺之。"即母子迎随补泻法。

④ 随而济之者,补其母也:《难经集注》丁注:"五脏虚即补其母,是谓随而济之。"

⑤ 心病,泻手心主俞:心属火,手之主之俞穴属土,土为火之子,即实则泻其子。《难经经释》注:"泻俞则迎其来处而夺之,俞属土,心之子也。"《难经本义》注:"心火也,土为火之子,手心主之俞大陵也,实则泻之,是迎而夺之也。"

⑥ 补手心主井:井属木,为火之母,即虚则补其母。《难经经释》注:"补井则随其去处而济之,井属木,心之母也。"《难经本义》注:"木者火之母,手心主之井,中街也,虚则补之,是随而济之也。"

【按语】

本难进一步阐述迎随补泻方法，即根据"实则泻其子，虚则补其母"的原则，以心病为例，实证可泻手心主包络之输穴（属土）；虚证可补手心主包络之井穴（属木），即是母子迎随补泻法。这是本经的母子补泻，正如杨玄操所说："此是当脏自病而行斯法，非五脏相乘也。"《内经》认为心不受邪，如《灵枢·邪客》所说，"诸邪之在于心者，皆在于心之包络。"故以包络代之受邪，故取心主包络之输、井穴，亦是取本经之意。

1·3·19　第八十难

【提要】

阐明针刺的机理在于候气。

【原文】

难曰：经言有见①如②入，有见如出者，何谓也？然：所谓有见如入，有见如出者，谓左手见气来至乃内针，针入，见气尽，乃出针，是谓有见如入，有见如出③也。

【注释】

① 见：同"现"。颜师古说："见，显露也。"

② 如："如"与"而"古通用。《难经本义》注："'如'读若'而'。《孟子》书望道而未之见，'而'读若'如'盖通用也。"

③ 有见如入，有见如出：《难经本义》注："有见而出入者，谓左手按穴待气来至乃下针。针入候其气应尽而出针也。"《古本难经阐注》注："此言候气到而内针，候气尽而出针之义。"

【按语】

本难强调了候气的重要性，得气进针，气尽出针，可以提高针刺的疗效，也是一种补泻方法，值得深入研究。

1·3·20　第八十一难

【提要】

阐明误用补泻，反为针害。

【原文】

难曰：经言无实实虚虚①，损不足而益有余，是寸口脉耶？将病自有虚实耶？其损益奈何？然：是病②，非谓寸口脉也，谓病自有虚实也。假令肝实而肺虚，肝者木也，肺者金也，金木当更相平，当知金平木。假令肺实而肝虚，微少气，用针不补其肝，而反重实其肺，故曰实实虚虚③，损不足而益有余，此者中工之所害也。

【注释】

① 无实实虚虚：《难经经释》注"无实实无虚虚"，文义较顺。

② 是病：《难经本义》"'是病'二字，非误即衍。"可参。

③ 实实虚虚：即实证用补法，虚证用泻法。《难经本义》注："若肺实肝虚，则当抑金而扶木也，用针者，乃不补其肝，而反重其肺，此所谓实其实而虚其虚，损不足而益有余。"

【按语】

"无实实，无虚虚，损不足，益有余"，语出《灵枢·九针十二原》。本难以肺实肝虚为例，告诫后人，必须严格遵守治疗原则，否则会造成严重后果。无实实、无虚虚的原则，不但应用于针灸，而且对药物治疗，亦有普遍意义。

2 医论选

2·1 《千金要方》选

2·1·1 用针略例第五(节选)

本篇论述针刺治病时有关取穴、补泻手法及针刺深浅等应注意的一些问题,故篇名"用针略例"。

【提要】

提出补泻手法、针刺深度和辨证,以及不同脉证的不同刺法等一些有关针刺的原则问题。

【原文】

夫用针刺者,先明其孔穴,补虚泻实,送坚付濡,以急随缓,荣卫常行,勿失其理①。夫为针者,不离乎心,口如衔索②,目欲内视③,消息④气血,不得妄行。

针皮毛腠理者,勿伤肌肉;针肌肉者,勿伤筋脉;针筋脉者,勿伤骨髓;针骨髓者,勿伤诸络。

【注释】

① 夫用针刺者……勿失其理:指医者用针时,首先要明确应取的腧穴及其位置,施针时要掌握补虚泻实的手法,以逐其坚实而补其濡弱,达到使实者虚而虚者实,缓者急而急者缓,以保持荣卫的正常循行而不失其常理。送,追逐。付,给予。坚,指邪气实。濡,指正气虚。

② 口如衔索:像口中含物不能说话,比喻医者施针时应精神专一。衔,口中含物。索,大绳。

③ 内视:古代道家修炼,谓能洞观己身内脏,以比喻医者精神集中。

④ 消息:在此有调整之意。消,消减。息,增长。

【按语】

本节提示针刺时应注意的事项。一要明确应取的腧穴及其位置;二要掌握补虚泻实的针刺手法,以调整其荣卫,保持正常循行;三要医者应精神专一;四要掌握应刺的深度,勿损伤其它部位。这些都是医者应遵循的原则。

【原文】

针伤筋膜者,令人愕视失魂①;伤血脉者,令人烦乱失神②;伤皮毛者,令人上气失魄③;伤骨髓者,令人呻吟失志④;伤肌肉者,令人四肢不收失智⑤。此为五乱,因针所生。若更失度者,有死之忧也。所谓针能杀生人,不能起死人,谓愚人妄针必死,不能起生人也。

【注释】

① 针伤筋膜者,令人愕视失魂:肝藏魂而主筋脉,针伤筋膜则内动肝,使魂不藏而证见愕视失魂。愕(è厄)视,惊视。失魂,心神无主。

② 伤血脉者,令人烦乱失神:心藏神而主血脉,针伤血脉则内动心,因心神不藏而证见心中烦乱失神。

③ 伤皮毛者,令人上气失魄:肺藏魄而主皮毛,针伤皮毛则动肺,因魄不安肺失肃降而证见上气失魄。

魄,《类经·卷三》注:"魄之为用,能动能作,痛痒由之而觉也。"

④ 伤骨髓者,令人呻吟失志:肾藏志而生髓,其声为呻,针伤骨髓则动肾,因肾志不藏而证见呻吟失志。《灵枢·本神》云:"意之所存谓之志。"《类经·卷三》注:"意之所存,谓已决而卓有所立者曰志。"

⑤ 伤肌肉者,令人四肢不收失智:脾藏意而主肌肉四肢,针伤肌肉则内动脾,因脾意不藏而证见肌肉无力,四肢不能收持及失智。《灵枢·本神》云:"心有所忆谓之意……因虑而处物谓之智。"智,智慧、聪明。

【按语】

本节指出不按法度,误刺损伤筋膜、血脉、皮毛、骨髓、肌肉而内动五脏所导致的病证,尽管临床所见不尽如此,但若不遵法度而滥予针刺,产生不良后果则是必然的,故文末云"此为五乱,因针所生,若更失度者,有死之忧也"。这几句话,颇值得我们注意。

【原文】

凡用锋针针者,除疾速也。先补五呼,刺入五分留十呼,刺入一寸留二十呼,随师而将息之①。刺急者深内而久留之,刺缓者浅内而疾发针,刺大者微出其血,刺滑者疾发针,浅内而久留之;刺涩者必得其脉,随其逆顺久留之,疾出之,压其穴勿出其血;诸小弱者,勿用大针,然气不足宜调以百药②。余三针者,正中破痈坚瘤结息肉也,亦治人疾也③。火针亦用锋针,以油火烧之,务在猛热,不热即于人有损也。隔日一报④,三报之后,当脓水大出为佳。

【注释】

① 随师而将息之:根据患者的情况进行调摄。师,《尔雅·释言》:"人也。"

② 刺急者深内而久留之……然气不足宜调以百药:本文见于《灵枢·邪气脏腑病形》,而文稍异,其中"刺大者微出其血,刺滑者疾发针,浅内而久留之"句,《灵枢》作:"刺大者,微泻其气,无出其血。刺滑者,疾发针而浅内之。"义长。

③ 余三针者……亦治人疾也:《针灸聚英》卷三:"孙曰:三针者,是铍针、锋针、火针也。"此言铍针、锋针、火针既可破痈疽瘤结息肉,亦可治其它疾病,但在刺痈疽时应端正刺其正中部位。人,众辞。人疾,多种疾病。

④ 隔日一报:隔一天刺一次。报,《说文》:"复也。"在此有再刺一次之义。

【按语】

本节提出针刺治病时,应据脉象来辨别虚实寒热,采取相应的刺法,并诚人脉弱小的,不可用大针刺治;气不足的,应以药物调补。这里所谈的只是刺法的部分原则,《内经》中此类内容尚多,应结合参阅。

【原文】

巨阙太仓上下管①,此之一行有六穴,忌火针也。大癥块当停针转动须臾②为佳。

【注释】

① 管:今作"脘"。

② 须臾:短暂的时间。

【按语】

本节有两义,一是巨阙上下脘一行有六穴(下脘、建里、中脘、上脘、巨阙、鸠尾),禁用火针;一是说用火针刺治大癥积块时,应作短暂的停针和捻转,以发出其污滞。

【原文】

每针常须看脉,脉好乃下针,脉恶勿乱下针也。下针一宿,发热恶寒,此为中病,勿怪之。

【按语】

此再次提出针刺时应辨脉象。所谓脉好,是指虽见病脉但无败象,故可刺治。所谓脉恶,指绝脉已见,证已属不救,故不必刺治。至于下针一宿发热恶寒,认为是刺已中病之证候,不要误认为病有变化。这与近代临床所见不同,仍应辨证论治以治之。

2·1·2 灸例第六(全篇)

全文主要论述灸法的某些原则,故篇名"灸例"。

【提要】

本文提出了取尺寸法、灸之生熟法,灸以防病及取阿是穴法等有关灸治法的一些原则问题进行论述。

【原文】

凡孔穴在身,皆是脏腑荣卫血脉流通,表里往来各有所主,临时救难①,必在审详。人有老少,体有长短,肤有肥瘦,皆须精思商量,准而折之,无得一概,致有差失。其尺寸之法,依古者八寸为尺②,仍取病者,男左女右手中指上第一节为一寸。亦有长短不定者,即取手大拇指第一节横度为一寸,以意消息,巧拙在人。其言一夫者,以四指为一夫。又以肌肉文理节解缝会宛陷之中③,及以手按之,病者快然。如此仔细安详用心者,乃能得之耳。

【注释】

① 救难:指救治疾病。

② 依古者八寸为尺:《千金要方·明堂三人图第一》说:"其尺用夏家古尺,司马六尺为步,即江淮吴越所用八寸小尺是也。"《类经图翼·古今尺寸不同说》:"盖古之尺小,大约古之一尺,得今之八寸。"

③ 又以肌肉文理节解缝会宛陷之中:指俞穴多在肌肉纹理中、筋之结节间、骨关节缝隙,或按之有凹陷之处。

【按语】

此首论腧穴系脏腑、荣卫、气血流通贯注之处,故各有所主;继论取尺寸三法,即或以手中指第一节之长度为一寸,现以中指微屈中节两横纹头之间为一寸,或取手拇指第一节之横度为一寸,以及四横指为一夫,并指出应根据人体之肥瘦长短折合计算;最后论腧穴之部位多在肌肉纹理及筋节骨缝等处,按之患者有快然感。这些论述均有参考价值。

【原文】

凡《经》云横三间寸者,则是三灸两间,一寸有三灸,灸有三分,三壮之处,即为一寸①。黄帝曰:灸不三分,是谓徒冤。炷务大也,小弱炷乃小作之,以意商量②。

【注释】

① 凡《经》云……即为一寸:此释"横三间寸",是指一寸之间有三个灸炷,三个灸炷之间,有两个间隙,一个灸炷根部的直径广三分,三个灸炷,即为一寸。

② 黄帝曰……以意商量:谓灸炷的根部一定要广三分,若灸炷太小,则不能祛病,而徒伤好肉,但若灸小弱患者时,灸炷可小作。总应根据实际情况决定灸炷大小。

【原文】

凡点灸法,皆须平直,四体又无使倾侧,灸时孔①穴不正,无益于事,徒破好肉耳。若坐点则坐灸之,卧点则卧灸之,立点则立灸之,反之亦②不得其穴矣。

【注释】

① 孔:《针灸资生经》引作"恐",可参。

② 亦:《针灸资生经》、《针灸大全》引作"则",可参。

【按语】

此论点灸时,不论坐、卧、立点灸,均应身体平直而不歪斜,始能取穴准确,这是临证时所必须注意的。

【原文】

凡言壮数者,若丁壮①遇病,病根深笃者,可倍多于方数②,其人老小羸弱者,可复减半。依扁鹊灸法,有至五百壮、千壮,皆临时消息之。《明堂本经》多云针入六分灸三壮,更无余论。曹氏灸法,有百壮者,有五十壮者。《小品》诸方亦皆有此。仍须准病轻重以行之,不可胶柱守株③。

凡新生儿,七日以上,周年以还④,不过七壮,炷如雀屎大。

【注释】

① 丁壮:古人谓男子少壮可任力役者为丁壮。丁,男子成年曰丁。壮,三十岁曰壮。

② 方数:在此指常规应灸的壮数。

③ 仍须准病轻重以行之,不可胶柱守株:《针灸资生经》、《针灸聚英》、《针灸大全》引均作"故后人不准,惟以病之轻重而增损之",可参。胶柱守株,为拘泥不知变通之意。

④ 周年以还:指生后至一周年而言。还,返也。在此有止义。

【按语】

灸之壮数多少,原应取决于患者强弱和病的轻重,即文中所云壮年而病深重者,灸的壮数可多一些;老幼及体弱者,灸的壮数应少一些;新生儿则不仅宜减壮数,灸炷亦应小作。至于古人有灸至百壮千壮者,今已不用。

【原文】

凡灸当先阳后阴,言从头向左而渐下,次后从头向右而渐下,先上后下,皆以日正午已后,乃可下火灸之,时谓阴气未至,灸无不著,午前平旦谷气虚,令人癫眩,不可针灸也,慎之。其大法如此,卒急者,不可用此例。

【按语】

本节指出灸的顺序及时间。灸的先后次序,应先阳后阴,先左后右,先上后下,是根据阳左行阴右行,阳在上阴在下的道理而定的。至于灸的时间,认为在中午以后为最佳,因此时阳气正旺而阴气未至,灸之则疗效较高,午前或平旦(清晨),谷气尚不足,不宜针灸。

【原文】

灸之生熟法,腰以上为上部,腰以下为下部,外为阳部荣,内为阴部卫①,故脏腑周流,名曰经络。是故丈夫四十已上气②在腰,老妪四十已上气②在乳。是以丈夫先衰于下,妇人先衰于上。灸之生熟,亦宜搏而节之③,法当随病迁变,大法外气务生,内气务熟④,其余随宜耳。

头者,身之元首⑤,人神之所法⑥,气口精明三百六十五络,皆上归于头,头者,诸阳之会也⑦。故头病必宜审之,灸其穴不得乱,灸过多伤神,或使阳精玄熟,令阴魄再卒,是以灸头正得满百⑧。脊背者,是体之横梁,五脏之所系著,太阳之会合⑨,阴阳动发,冷热成疾⑩,灸太过熟大害人也。臂脚手足者,人之枝干,其神系于五脏六腑,随血脉出,能远近采物,临深履薄,养于诸经,其地狭浅,故灸宜少。灸过多,即内神不得入,精神闭塞,否滞不仁,即臂不举,故四肢之灸,不宜太熟也。然腹脏之内,为性贪于五味,无厌成疾,风寒结癊,水谷不消,宜当熟之。

　　然大杼、脊中、肾俞、膀胱八窬,可至二百壮。心主手足太阴,可至六七十壮。三里、太溪、太冲、阴阳二陵泉、上下二廉,可至百壮。腹上下管、中管、太仓、关元,可至百壮。若病重者,皆当三报之,乃愈病耳。若治诸沈结寒冷病,莫若灸之宜熟。若治诸阴阳风者、身热脉大者,以锋针刺之,间日一报之。若治诸邪风鬼注⑪,痛处少气,以毫针去之,随病轻重用之。表针内药,随时用之,消息将之,与天同心,百年永安,终无横病⑫。此要略说之,非贤勿传,秘之。

　　凡微数之脉,慎不可灸,伤血脉燋筋骨。凡汗已后勿灸,此为大逆。脉浮热甚勿灸⑬。

【注释】

　　① 外为阳部荣,内为阴部卫:外、内,指人身之外部与内部。外属阳,人之气血盛衰,表显于外,故外为阳部荣;内属阴,人身气血循行固摄于内,故内为阴部卫。

　　② 气:指人气。

　　③ 搏而节之:搏,趋也。节,法度也。言应常依此法度而不乱灸。

　　④ 大法外气务生,内气务熟:大法,灸的法则。外气、内气,病气在外部和内部。生熟,指灸的程度。凡灸的壮数多,艾炷大者为熟,凡灸的壮数少,艾炷小者为生。

　　⑤ 元首:君也。在此指头为人身神明之主宰而言。

　　⑥ 人神之所法:脑为元神之府,人神活动统率制约于头。法,《尔雅·释诂》:"法,常也。"《释名》:"法,偪(与逼同)也。偪而使有所限也。"

　　⑦ 头者,诸阳之会也:诸阳经之脉,皆会于头面,故云头为诸阳之会。

　　⑧ 是以灸头正得满百:《普济方》作"是以灸头不得满百",可参此言。

　　⑨ 脊背者……太阳之合合:背脊像房屋之横梁,五脏依附于内,亦为足太阳与督脉相会与循行之处。头部为诸阳之会,元神之府,故头部之灸应审慎,切勿乱灸或过灸,以免伤其阳精阴魄。

　　⑩ 阴阳动发,冷热成疾:若阴阳之气活动异常,则易造成偏盛偏衰,而发冷热之疾。

　　⑪ 鬼注:《诸病源候论》:"注之言住也,言其连滞停住也。人有先无他病,忽被鬼排击(此应视卒中邪气),当时或心腹刺痛,或闷绝倒地,如中恶之类。"

　　⑫ 表针内药……终无横病:表针内药,指或在体表针刺,或内服诸药。消息将之,即调摄护理。与天同心,谓应顺乎自然规律。横,不顺之义。

　　⑬ 凡微数之脉……脉浮热甚勿灸:此数语亦见于《伤寒论》而文稍异。言脉数为热,灸之是以热助热,使热更炽,而伤血脉燋筋骨。热病已发汗,其阴已伤,再用灸法,使阴更伤,热病而脉浮发热甚者,亦同此理而不可灸。

【按语】

　　此概论灸之生熟法。文中除提出"大法外气务生,内气务熟"的原则外,还对头、脊背、四肢等腧穴及病证提出了何者宜多灸重灸,何者宜少灸轻灸。这些论述,从治疗原则上讲,颇有可取之处,但对文中所云灸之壮数,则应当灵活对待,使用时还应"法当随病迁变"且勿胶柱鼓瑟。

【原文】

头面目咽,灸之最欲生少,手臂四肢,灸之欲须小熟,亦不宜多,胸背腹灸之,尤宜大熟,其腰脊欲须少生,大体皆须以意商量,临时迁改,应机千变万化,难以一准耳。其温病随所著而灸之①,可百壮余,少至九十壮。大杼、胃管可五十壮,手心主、手足太阳可五十壮,三里、曲池、太冲可百壮,皆三报之,乃可愈耳。风劳沈重,九部尽病②,及毒气为疾者,不过五十壮,亦宜三报之。若攻脏腑成心腹疹者③,亦宜百壮。若卒暴百病,鬼魅所著者,灸头面四肢宜多,灸腹背宜少,其多不过五十,其少不减三五七九壮。凡阴阳濡风口喎僻者④,不过三十壮,三日一报,报如前,微者三报,重者九报,此风气濡微细入,故宜缓火温气推排渐抽以除耳;若卒暴催迫,则流行细入成痼疾,不可愈也,故宜缓火。凡诸虚疾,水谷沈结流滴者⑤,当灸腹背宜多而不可过百壮。大凡人有卒暴得风,或中时气,凡百所苦,皆须急灸疗,慎勿忍之停滞也,若王相者,可得无佗⑥,不尔渐久,后皆难愈,深宜知此一条。

凡人吴蜀地游官,体上常须三两处灸之,勿令疮暂差,则瘴疬温疟毒气,不能著人也,故吴蜀多行灸法。

有阿是之法,言人有病痛,即令捏其上,若里当其处,不问孔穴,即得便快成痛处,即云阿是,灸刺皆验,故曰阿是穴也⑦。

【注释】

① 其温病所著而灸之:即温病的灸治,应随邪气所舍处灸之。著,附着。

② 风劳沈重,九部尽病:风劳,风疾之一种。九部,泛指全身各部而言。此证多见臂肘不仁,嗜卧,四肢不得动,及腰脊痛等症状。

③ 若攻脏腑成心腹疹者:《普济方》引"疹"作"疼",可参。言风邪若内侵脏腑而成心腹之疾。疹,疾也,亦作久病解。

④ 凡阴阳濡风口喎僻者:喎,嘴歪。

⑤ 凡诸虚疾,水谷沈结流滴者:一切虚证,常可因阳气不足,运化无力,致水谷不化,或结聚于里,或泄泻流滴。

⑥ 若王相者,可得无佗:指卒暴得风,或中时气,一般应予急治,以防因邪气停滞而使病势加重。若患者形色充实旺盛,虽暂时失治,病尚可无其他变化。王,盛也,俗作旺。相,形色也。佗(túo驮),异也,加也。

⑦ 有阿是之法……故曰阿是穴也:此取阿是穴法。其法于人有病痛时,医者捏其皮肤,若所按之处正当病所,则病人即有爽快或疼痛感,此处便是阿是穴。

【按语】

本节对某些疾病、部位、腧穴提出灸的壮数,并云"大体皆须以意商量,临时迁改,应机千变万化,难以一准耳"。此种因人因证制宜的论点,颇有实践价值。以灸防病法,有一定疗效,值得进一步深入研究,阿是穴是孙氏首创,至今仍在广泛使用。

2·2　《类证活人书》选

2·2·1　小序(节选)

本文为《类证活人书》首篇,重点论述了治伤寒须先熟悉经络。

【提要】

论治伤寒须识经络的重要性。

【原文】

此一卷论经络。治伤寒先须识经络，不识经络，触途冥行，不知邪气之所在[1]，往往病在太阳，反攻少阴，证是厥阴，乃和少阳，寒邪未除，真气受毙[2]。又况伤寒看外证[3]为多，未诊先问，最为有准。孙真人云：问而知之，别病浅深，名为巧医[4]。病家云，发热恶寒，头项痛，腰脊强，则知病在太阳经也；身热目疼，鼻干不得卧，则知病在阳明经也；胸胁痛耳聋，口苦舌干，往来寒热而呕，则知病在少阳经也；腹满咽干，手足自温，或自利不渴，或腹满时痛，则知痛在太阴经也；引饮[5]恶寒，或口燥舌干，则知病在少阴经也；烦满囊缩[6]，则知病在厥阴经也。然后切脉，以辩其在表在里，若虚若实，以汗下之。古人所以云问而知之为中工，切而知之为下工。若经隧支络懵然[7]不分，按寸握尺，妄意疾证[8]，岂知坐授明堂，藏空金兰者也[9]。

【注释】

① 治伤寒先须识经络……不知邪气之所在：言治伤寒者，首先应熟习经络，始能辨证准确。如不明经络，则诊治疾病时，犹如在黑暗中行路，茫然无知，必不能辨别邪气所在。触，两物相接谓之触。冥，暗也。

② 往往病在太阳……真气受毙：辨证不明，治亦必误。太阳与少阴相为表里，少阳与厥阴相为表里，两者极易混淆，但证属一阳一阴，治属一攻一补，适得其反。如辨证有误，应补反攻，或应攻反补，必致邪气未除而正先伤，使病加重。

③ 外证：反映于体表的症状，包括形色。

④ 孙真人云……名为巧医：语见《千金要方》卷一治病略例第三。

⑤ 引饮：口渴欲饮水。引，继续。

⑥ 囊缩：阴囊收缩。

⑦ 懵(měng 蒙)然：无知貌。

⑧ 按寸握尺，妄意疾证：按寸握尺，诊寸关尺三部脉象。妄意疾证，不按法度而胡乱诊治疾病。

⑨ 岂知坐授明堂，藏室金兰者也：言技术粗浅的医生，那里知道讲授于明堂，珍藏于密室的高深医理。明堂，古代皇帝宫室中南面之堂，为宣布政令之处。又，医家记针灸之穴，为偶人，点志其处，亦名明堂。《铜人俞穴针灸图经》夏竦序："昔我圣祖之问岐伯也，以为善言天者，必有验于人，天之数十有二，人经络以应之，周天之度三百六十有五，人气穴以应之，上下有纪，左右有象，督任有会，腧合有数，穷妙于血脉，参变乎阴阳。始命尽书其言，藏于金兰之室，泊雷公请问其道，乃坐明堂以授之。后世之言明堂者以此，由是关灸针刺之术备焉。"

【按语】

《类证活人书》，为宋·朱肱著。朱肱注释《伤寒论》，在学术观点上强调经络在辨证的重要性，对后世有一定的影响。本文开始即提出医者应先识经络，否则便如"触途冥行"而辨证不明。次论问诊与切诊应结合运用。这些论述，为医者所应遵循的原则。

2·2·2 六经病证（节选）

【提要】

阐述六经的循行与发病。

【原文】

足太阳膀胱之经，从目内眦上头连于风府，分为四道①，下项并正别脉上下六道以行于背②，与身为经③。太阳之经为诸阳主气④，或中寒邪，必发热而恶寒，缘头项腰脊，是太阳经所过处，今头项痛，身体疼，腰脊强，其脉尺寸俱浮者，故知太阳经受病也。

【注释】

① 从目内眦上头连于风府，分为四道：足太阳膀胱经之脉，从目内眦睛明穴，上行于头，交于巅顶百会穴，下行于项，其脉连于风府穴。风府穴为督脉阳维之会，本经并阳维左右为四道。

② 下项并正别脉上下六道以行于背：本经下项后，除正经左右各一行外，其支别者，为挟脊两傍第三行，相去各三寸之穴，从髆内左右别行，下贯胛膂。其支别者，从腰中下挟脊贯臀入腘中。故云左右上下六道以行于背。

③ 与身为经：足太阳经脉，上下直行于背，故云与身为经。经，织布的直线。

④ 太阳之经为诸阳主气：《太素卷二十五·热病决》注："诸阳者，督脉阳维脉也。督脉，阳脉之海；阳维，维诸阳脉，总会风府，属于太阳，故足太阳脉为诸阳主气。"

【按语】

此言太阳病的主要症状与经脉有关。足太阳经脉为诸阳主气，若中寒邪，则阳气被郁，不能充分外达，故证见发热恶寒。经脉被寒邪所抑，则循行滞涩，不通则痛，故足太阳经脉循行之处发病，证见头项痛，腰脊强，身体疼。病在表，故尺寸脉俱见浮象。

【原文】

足阳明之经，从鼻起夹于鼻，络于目①，下咽分为四道②，并正别脉六道上下行腹③，纲维于身④。盖诸阳在表，阳明主肌肉，络于鼻，故病人身热目疼鼻干不得卧，其脉尺寸俱长者，知阳明经受病也。

【注释】

① 足阳明之经，从鼻起夹于鼻，络于目：足阳明之经，起于鼻两傍迎香穴，由上行交于鼻梁的凹陷处，旁约太阳之脉（目内眦的睛明穴），故云"从鼻起夹于鼻，络于目"。

② 下咽分为四道：其支别者，从大迎前下人迎，循喉咙，入缺盆，下膈，属胃络脾。其直行者，从缺盆而下，下走乳内侧，再向下挟脐，入毛际两傍的气冲穴中，左右共四行。

③ 并正别脉六道上下行腹：除上述两支脉外，又一支脉，从胃口开始，循行腹里，下行合于气冲穴。故云"并正别脉六道上下行腹"。

④ 纲维于身：指足阳明经脉之循行于腹，像网一样维系于身。纲，网之大绳。维，系也。

【按语】

此言阳明病的主要症状与经脉有关。足阳明经脉起于鼻络于目，下行循腹。阳明主肌肉。阳明为两阳合明，阳热最盛。邪犯阳明，则阳热亢盛，并在足阳明经脉所循行的部位发病，证见身热目疼鼻干不得卧，脉亦尺寸俱长。

【原文】

足少阳胆之经，起目外眦，络于耳，遂分为四道①，下缺盆，循于胁并正别脉六道上下②。主经营百节，流行三部③。故病人胸胁痛而耳聋，或口苦咽干，或往来寒热而呕，其脉尺寸俱弦者，知少阳经受病也。

【注释】

① 足少阳胆之经……遂分为四道：足少阳经脉，起于目锐眦之瞳子髎穴，上抵头角，下耳后；其支脉，从耳后入耳中，出走耳前。故云"络于耳"，左右分为四道。

② 下缺盆，循于胁并正别脉六道上下：本经一支脉，别自目内眦，下行至大迎，入缺盆，再下行胸中贯膈；其直行之脉，从缺盆下腋，循胁过季胁；其又一支脉，别跗上，出于足大指之端。故云六道上下。

③ 主经营百节，流行三部：少阳主筋脉，在脏腑主三焦与胆，在三阳主枢转阳气，其经脉由上而下循行于人身之侧，故云"主经营百节，流行三部"。

【按语】

此言少阳病的主要症状与经脉有关。足少阳经脉络于耳，行身之侧，邪犯少阳，经脉受阻，故在少阳经脉循行之处发病，证见胸胁痛而耳聋。胆火上炎，则口苦咽干。少阳枢机不利，胆气被郁，邪正纷争，故往来寒热而呕，脉亦现弦象。

【原文】

足太阴脾之经，为三阴之首。其脉布于脾胃，络于嗌喉，故病人腹满而嗌干，尺寸俱沈细者，知太阴经受病也。

【按语】

此言太阴病的主要症状与经脉有关。足太阴经脉，属脾络胃，太阴为三阴之屏障，故邪犯三阴，或病由三阳转入三阴，多从太阴开始，因云太阴为三阴之首，足太阴经脉，起于足大趾之端，上循膝股内侧，入腹、上膈，挟咽，连舌本，散舌下。邪犯太阴，则足太阴经脉所循行之处发病，证见腹满嗌干。太阴病属里虚者多，故脉见尺寸俱沈细。

【原文】

足少阴肾之经，其脉起于小指之下，斜趣①足心。别行者，入跟中，上至股内后廉，贯肾络膀胱。直行者，从肾上贯肝膈，入肺中，系舌本。伤寒热气入脏，流于少阴之经，少阴主肾，肾恶燥②，故渴而引饮。又经发汗吐下已后，脏腑空虚，津液枯竭，肾有余热亦渴，故病人口燥舌干而渴，其脉尺寸俱沉者，知少阴经受病也。

【注释】

① 趣：行也。

② 肾恶燥：《素问·宣明五气篇》王冰注："燥则精竭涸。"

【按语】

此言少阴病的主要症状与经脉有关。少阴经脉循喉咙、挟舌本，故伤寒邪热侵少阴，灼烁肾阴，则少阴经脉循行之处发病，证见口燥舌干而渴。少阴病属里，故脉尺寸俱沉。《伤寒论》的少阴病有热化证与寒化证两种病型，此处所论者，为少阴热化证。

【原文】

足厥阴之经，厥者，尽也。《灵枢》曰：亥为左足之厥阴，戌为右足之厥阴，两阴交尽，故曰厥阴①。夫阴尽为晦，阴出为朔，厥阴者，以阴尽为义也②。其脉循阴器而脉络于舌本也。脉弗营则筋急，筋急则引舌与卵，故唇青舌卷而卵缩。凡病人烦满而囊缩，其尺寸俱微缓者，知厥阴经受病也。

【注释】

①《灵枢》曰……故曰厥阴：此语见《灵枢·阴阳系日月》。该篇将足之十二经（每一经分为左右足，故为十二经）合于十二月和十二地支。如一月至六月，由寅至未，分属于左右足之三阳经；七至十二月，由申至

丑,分属于左右足之三阴经。其中"戌者九月,主右足之厥阴,亥者十月,主左足之厥阴"。马莳注:"且厥阴之义谓何? 厥者尽也,正以七月八月为阴之初生,而十一月十二月为阳之初生,惟九月十月则为阴之尽,故曰厥阴也。"

② 夫阴尽为晦……以阴尽为义也:《素问·阴阳类论》云:"一阴至绝作晦朔。"与此义同。厥阴为两阴交尽,阴尽则阳生。阴尽如月之晦,阳生如月之朔。此处两"阴"字,系指月亮而言,阴尽阴出,似系指月尽月出。朔,夏历每月初一。晦,夏历每月的最末一天。

【按语】

此言厥阴病的主要症状与经脉有关。足厥阴经脉起于足大指之上,上踝循腘股入阴中,环阴器抵小腹,上贯膈,布胁肋,循喉咙之后上入颃颡。邪入厥阴,则经脉所循行之处发病,证见唇青舌卷囊缩。足厥阴肝主筋脉,邪犯故筋急。至于脉尺寸俱微缓,据作者自注云,脉得微缓,为脾胃脉,系厥阴肝木移气克于脾土。

2·3 《针灸资生经》选

2·3·1 针灸须药(全篇)

本文论述针刺、灸、药物三者应结合使用,故篇名"针灸须药"。

【提要】

反复阐述针灸与药应全面掌握的重要意义。

【原文】

《千金》云:病有须针者,即针刺以补泻之,不宜针者,直尔灸之①。然灸之大法,其孔穴与针无忌,即下白针②或温针讫,乃灸之,此为良医。其脚气③一病,最宜针。若针而不灸,灸而不针,非良医也;针灸而药,药不针灸,亦非良医也,但恨下里间知针者鲜尔④。所以学者须解用针,燔针⑤白针皆须妙解,知针知药,固是良医⑥。

此言针灸与药之相须⑦也。今人或但知针而不灸,灸而不针,或惟用药而不知针灸者,皆犯孙真人所戒也。而世所谓医者,则但知有药而已,针灸则未尝过而问焉,人或诮⑧之,则曰是外科也,业贵精不贵杂也;否则曰富贵之家,未必肯针灸也,皆自文其过尔⑨,吾故详著《千金》之说以示人云。

【注释】

① 直尔灸之:病不宜针刺者,即予灸治。直,径也。尔,犹然也,词缀。

② 白针:指不烧不温的一般针刺而言。

③ 脚气:据《诸病源候论》载:"凡脚气病,皆由感风毒所致,得此病多不即觉,或先无他疾而忽得之,或因众病后得之。初甚微,饮食嬉戏气力如故,当熟察之。其状自膝至脚有不仁,或若痹,或淫淫如虫所缘,或脚指及膝胫洒洒尔,或脚屈弱不能行,或微肿,或酷冷,或痛疼,或缓纵不随,或挛急,或至困能食者,或有不能者,或见饮食而呕吐,恶闻食臭,或有物如指,发于腨肠,径上冲心,气上者,或举体转筋,或壮热头痛,或胸心忡悸,寝处不欲见明,或腹内苦痛而兼下者,或言语错乱有善忘误者,或眼浊精神昏愦者,此皆病之状也。"

④ 但恨下里间知针者鲜尔:下里,乡里。鲜,少也。

⑤ 燔针:即烧针。

⑥ 固是良医:此文见于《千金要方》卷三十孔穴主对法,文与此稍异。

⑦ 相须:结合交叉使用。相,交也。须,用也。

⑧ 诰:《说文》:"告也。"

⑨ 皆自文其过尔:都是掩饰自己的过错。文,掩饰。

【按语】

本文提出医者治病时,应根据病情的需要,或针刺,或灸治,或针灸并用,或针药并用,做到"针灸与药之相须也"。才是良医。若只知针灸而不知药,或只知药而不知针灸,均非良医。指出医生必须掌握多种治病方法,才能更好地为伤病员服务,语颇中肯,很值得我们重视。

2·3·2　针忌

本文以论述针刺禁忌为中心内容,故篇名"针忌"。

【提要】

提示针刺的禁忌与误刺的不良后果。

【原文】

《千金》云:夫用针者,先明其孔穴,补虚泻实,勿失其理。针皮毛腠理勿伤肌肉,针肌肉勿伤筋脉,针筋脉勿伤骨髓,针骨髓勿伤诸络。伤筋脉者,愕视失魂;伤血脉者,烦乱失神;伤皮毛者,上气失魄;伤骨髓者,呻吟失志;伤肌肉者,四肢不收失智。此为五乱,因针所生,若更失度,有死之忧也①。

《素问》亦云:刺骨无伤筋,刺筋无伤肉,刺肉无伤脉,刺脉无伤皮,刺皮无伤肉,刺肉无伤筋,刺筋无伤骨②。刺中心一日死,中肝五日死,中肾六日死,中肺三日死,中脾十日死,中胆一日半死。刺跗上中大脉,血出不止死。刺头中脑户,入脑立死③。

【注释】

①《千金》云……有死之忧也:本文见于《千金要方用针略例》。《针灸资生经》作了节选,某些文字也稍异。

②《素问》亦云……刺筋无伤骨:本文见于《素问·刺齐论》。

③ 刺中心一日死……入脑立死:本文见于《素问·刺禁论》,文稍异。

【按语】

此言针刺禁忌,有其临床参考价值。

本处的两节文字,均有专篇注释,可参阅,此从略。

2·3·3　审方书(全篇)

本文示人读医书时,对其中一些内容应辨别清楚,故篇名"审方书"。审,在此有熟究和深入辨别之意。方书,在此指医药类书籍。

【提要】

提出对医书中某些名词的涵义应精审,及灸膏肓、横三间寸、量一夫等法。

【原文】

《经》云:爪甲与爪甲角,内间与外间,内侧与外侧,与夫陷中宛宛中①,要精审,如某穴去某处几寸,与其穴去处同者,自各有经络。

《灸膏肓》云:其间有四肋三间,灸中间者,谓四肋必有三间,当中间灸,不灸边两间也②。

《千金》曰:《经》云,横三间寸者,则是三灸两间,一寸有三灸,灸有三分,三壮之处,即为一寸也③。

又曰:凡量一夫之法,覆手并舒四指,对度四指上下节横过为一夫。夫有两种有三指为一夫者。若灸脚弱,以四指为一夫也④。

【注释】

① 与夫陷中宛宛中:陷中与宛宛中,两者均言该处有凹陷,但宛宛中却似水的漩涡中心,明显而深,如涌泉穴即既云"在足心陷者中"。又云"屈足卷指宛宛中"《甲乙经卷三·第三十二》。

②《灸膏肓》云:其间有四肋三间……不灸边两间也:此内容见于《千金要方》卷三杂病第七及《铜人经》膏肓俞条下。《千金要方》云:"取穴法,令人正坐屈脊申两手,以臂著膝前,令正直,手大指与膝头齐,以物支肘,勿令臂得动摇,从胛骨上角摸索至胛骨下头,其间当有四肋三间,灸中间,依胛骨之里肋间空去胛骨空侧指许,摩胛肉之表肋间空处,按之自觉牵引胸户中。"据此,可知肩胛骨上下部位有四肋,四条肋骨之间,有间隙三个(即所谓"四肋必有三间"),灸时则灸其中间那个间隙,而不要灸两侧之间隙。

③《千金》曰……即为一寸也:此文之解,已见于前灸例。

④ 又曰……以四指为一夫也:本文出于《千金要方》卷七论风毒病状第一,解见前灸例。

【按语】

本文提出方书中应精审的一些问题,确是在阅读古医籍时所必须注意辨析的。

2·3·4　点穴

本文以论述取穴之尺寸标准、灸治时患者应取的姿势、灸的顺序等问题为中心,故篇名"点穴"。

【提要】

提出取穴法及尺寸标准,灸时体位和顺序。

【原文】

《千金》云:人有老少,体有长短,肤有肥瘦,皆须精思商量,准而折之。又以肌肉文理节解缝会宛陷之中,及以手按之,病者快然,如此子细①安详用心者,乃能得之耳②。许希③亦云:或身短而手长,或手短而身长,或胸腹短,或胸腹长,或瘠④或肥,又不可以一概论也。

《千金》云:凡点灸法,皆须平直四体,无使倾侧,灸时恐穴不正,徒破好肉尔(《明堂》云:须得身体平直,四肢无令拳缩,坐点无令俯仰,立点无令倾侧)。若坐点则坐灸,卧点则卧灸,立点则立灸,反此则不得其穴。

《千金》云:凡灸当先阳后阴,言从头向左而渐下,先上后下。

《明堂下》⑤云:先灸于上,后灸于下,先灸于少,后灸于多,皆宜审之。

【注释】

① 子细:用意分别精思也。亦作"仔细"。

②《千金》云……乃能得之耳:本文及下两《千金》云之内容,均见于《千金要方灸例》。

③ 许希:宋代医家,开封人,以医为业,补翰林医学,任殿中省尚药奉御,撰有《神应针经要诀》。

④ 瘠:瘦也。

⑤《明堂下》:即《明堂下经》。

【按语】

此论述灸治时一些应注意的事项,一是要根据患者身体的长短肥瘦折算取穴的尺寸标准;二是灸治时患者应四体平直而不倾斜,以防取穴不正;三是灸的顺序应是先阳后阴、先上后下、先少后多。这些论述,对指导临床均有一定价值。

2·3·5　论壮数多少(全篇)

本文专论不同病证、不同部位等应灸的壮数,故篇名"论壮数多少"。

【提要】

本文提出应根据不同年龄、病证、部位、腧穴等决定灸的壮数,最后并叙述了灸以防病及取阿是穴法。

【原文】

《千金》云:凡言壮数者,若丁壮病根深笃,可倍于方数,老少羸弱,可减半(又云:小儿七日以上,周年以还,不过七壮,炷如雀屎)。扁鹊灸法有至五百千壮。曹氏灸法,有百壮有五十壮,《小品》诸方亦然,惟《明堂本经》多云针入六分、灸三壮,更无余论,故后人不准,惟以病之轻重而增损之。凡灸头顶止于七壮,积至七七壮(《铜人》)。若治风则灸上星、前顶、百会,皆至二百壮。腹背宜灸五百壮。若鸠尾、巨阙亦不宜多。四肢但去风邪,不宜多灸,灸多则四肢细而无力(《明上》)。而《千金》于足三里穴,乃云多至三二百壮。心俞禁灸,若中风则急灸至百壮,皆视其病之轻重而用之,不可泥一说,而又不知其有一说也,《下经》只云若是禁穴,《明堂》亦许灸一壮至三壮,恐未尽也。

《千金》云:凡宦游吴蜀,体上常须三二处灸之,勿令疮暂差,则瘴疠温疟毒气不能著人,故吴蜀多行灸法。有阿是之法,言人有病、即令捏其上,若里当其处,不问孔穴即得,便快成痛处,即云阿是,灸刺皆验,故曰阿是穴。

【按语】

本论之内容,多出于《千金要方灸例》,可互参。全文以论述灸的壮数为中心,既提出了灸之壮数多少的原则性,如壮年而病深重者宜多,老少羸弱者宜少,头、四肢及巨阙、鸠尾等部宜少,心俞禁灸等;也提出了壮数多少的灵活性,即"惟以病之轻重而增损之",并以足三里、心俞为例说明之。最后并示人读书时不可拘泥于一说,应博采众方,以开阔自己的知识领域。这些论述,均值得我们学习。

2·3·6　艾炷大小(全篇)

本文专论在某些情况下,艾炷应大应小,故篇名"艾炷大小"。

【提要】

提出艾炷的大小一般标准,及不同年龄、病证、部位和腧穴所应制作的艾炷大小。

【原文】

《千金》云:黄帝曰:灸不三分,是谓徒冤。炷务大也,小弱乃小作之(又云:小儿七日以上,周岁以还,不过七壮,炷如雀粪)。《明堂下经》云:凡灸欲艾炷根下广三分,若不三分,即火气不能远达,病未能愈,则是艾炷欲其大,惟头与四肢欲小尔。至《明堂上经》乃云:艾炷依小竹筯头作①,其病脉粗细状如细线,但令当脉灸之,雀屎大炷,亦能愈疾。又有一途,如腹内疝瘕痃癖块伏梁气②等,惟须大艾炷。故《小品》曰:腹背烂烧,四肢则但去风邪而已。如巨阙、鸠尾,虽是胸腹穴,灸之不过四七炷，祇依竹篠头大，但令正当脉灸之，艾炷若大，复灸多，其人永无心力。如头上灸多，令人失精神。臂脚灸多，令人血脉枯竭，四肢细无力，既失精神，又加于细，即令人短寿（见承浆穴）。此论甚当，故备著之。

【注释】

① 艾炷依小竹篠头作：言艾炷的大小，应依照小竹筷子之头部大小制作。篠，箸的异体字，俗名筷子。

② 疝瘕痃癖块伏梁气：疝瘕，《诸病源候论》：“疝者痛也，瘕者假也。其病虽有结瘕，而虚假可推移，故谓之疝瘕也。由寒邪与脏腑相搏而成。其病腹内急痛，腰背相引痛，亦引小腹痛。”痃，《中国医学大辞典》：“积聚之悬于腹中者，此证多因阴阳之气不和，或忿怒而适当饮食，食气相搏，而痰火附之，遂合并成形，近脐左右，各有一条筋脉扛起，大者如臂如筒，小者如指如笔管如弦。”癖，《中国医学大辞典》：“积聚之潜匿于两胁间者，此证因起居饮食无节，伤及脾胃，或强力作劳、精血亏损，邪冷之气搏结不散，藏于隐僻之所，按之若无物，有时而痛，始觉有物。”伏梁气，《诸病源候论》：“心之积，名曰伏梁，起于脐上，大如臂，诊得心积，脉沉而芤，时上下无常处，病腹中热而咽干，心烦掌中热，甚则唾血。”

【按语】

本文论述艾炷大小，一般应艾炷根部广三分，但年少体弱及灸头部与四肢时要小一些，小儿只可作如雀屎大。又论灸之壮数多少，提出疝瘕痃癖等疾灸宜多，巨阙、鸠尾及四肢灸宜少。这些原则，颇有实用价值，可参考。

2·4 《针灸问对》选

2·4·1 卷之上（节选）

【提要】

论述病在气分和血分的症状及其取穴法。

【原文】

或曰：病有在气分者，在血分者，不知针家，亦分气与血否？

曰：气分血分之病，针家亦所当知。病在气分，游行不定；病在血分，沉著不移①。以积块言之，腹中或上或下，或有或无者，是气分也；或在两胁，或在心下，或在脐上下左右，一定不移，以渐而长者，是血分也。以病风言之，或左足移于右足，或右手移于左手，移动不常者，气分也；或常在左足，或偏在右手，著而不走者，血分也，凡病莫不皆然。须知在气分者，上有病，下取之，下有病，上取之，在左取右，在右取左。在血分者，随其血之所在，应病取之。苟或血病泻气，气病泻血，是谓诛伐无过，咎将谁归②。

【注释】

① 沉著不移：固定在一处或数处。此指病灶在内部深伏而固定不移。

② 咎（jiù 救）将谁归：意即这个过失将由谁负责呢？咎，罪过，过失。

【按语】

本段根据病在气有游走不定，或有形或无形的特点，提出气分病应采用上病下取、下病上取，左病右取、右病左取。病在血分有沉着不移，其形渐大的特点，可按血之所在，应病取之的方法取穴，为针灸治疗气病血病提供配穴处方原则，对临床颇有参考价值。

【提要】

论述形气与病气的辨治。

【原文】

或曰：形气病气，何以别之？

《经》曰：形气不足，病气有余，是邪胜也，急写之。形气有余，病气不足，急补之。形气不足，病气不足，此阴阳俱不足也，不可刺之，刺之则重不足，老者绝灭，壮者不复矣。形气有余，病气有余，此阴阳俱有余也，急泻其邪，调其虚实。故曰：有余者泻之。不足者补之。此之谓也。（夫形气者，气谓口鼻中喘息也，形谓皮肉筋骨血脉也。形胜者，为有余；消瘦者，为不足。其气者，审口鼻中气，劳役如故，为气有余也。若喘息，气喘、气短，或不足以息者，为不足。故曰：形气也，乃人之身形中气血也，当补当泻，不在于此，只在病来潮作①之时，病气精神增添者，是病气有余，乃邪气胜也，急当写之。病来潮作之时，精神困穷，语言无力及懒语者，为病气不足，乃真气不足也，急当补之。若病人形气不足，病来潮作之时，病气亦不足，此阴阳俱不足也，禁用针，宜补之以甘药，不已。脐下气海穴取之。）

【注释】

① 潮作：按时发作的意思。

【按语】

补泻是两种不同的针刺手法，以辨虚实为运用依据。补是补正气不足，泻是泻邪气有余。本段专论形气与病气盛衰的补泻法则，以及误刺的不良后果，对临床很有参考价值。其引用的经文，见《灵枢·根结》篇，可互参。

【提要】

论述不同病因、病位、发病先后的治法。

【原文】

《经》曰：刺诸热者，如以手探汤，刺寒清者，如人不欲行，阴有阳疾者，取之下陵、三里，正往无殆，气下乃止，不下复始也。疾高而内者，取之阴之陵泉；疾高而外者，取之阳之陵泉。《经》曰：病在上者，阳也；病在下者，阴也。痛者，阴也；以手按之不得者，阴也深刺之。痒者，阳也，浅刺之。病先起阴者，先治其阴，后治其阳。病先起阳者，先治其阳，后治其阴。病在上者，下取之；在下者，上取之；病在头者，取之足；在腰者，取之腘。病生于头者，头重；生于手者，臂重；生于足者，足重。治病者，先刺其病所从生者也。

《经》曰：病始手臂者，先取手阳明太阴①而汗出，病始头首者，先取项太阳②而汗出，病始足胫者，先取足阳明而汗出。足太阴可汗出，足阳明可汗出，故取阴而汗出甚者，止之于阳；取阳而汗出甚者，止之于阴。

【注释】

① 手阳明太阴：即手阳明商阳穴与手太阴列缺穴。

② 取项太阳：即天柱穴。

【按语】

本段按病变寒热及病位的阴阳、上下、头、肢等分别提出取穴、治疗原则。分为四点：一是寒证用深刺久留,热证用浅刺少留。二是阳病浅针,阴病深针。三是发病先后者,如病先起于阳,则先治其阳,后治其阴;病先起阴,先治其阴后治其阳。四是病位不同者可按上病下取,下病上取;病在头者取之足,病在足者取之腘的循经选道取穴原则,如病始于臂,可取手阳明太阴;病始于头首,可取太阳;病始于足胫,可取足阳明太阴。这些原则至今仍为临床所应用。本段经文见于《灵枢·九针十二原》和《素问·刺热》等,但与原文略异。

【提要】

论述正经自病与五邪致病。

【原文】

或曰:有正经自病,有五邪所伤,针治亦当别乎?

《经》曰:忧愁思虑,则伤心;形寒饮冷,则伤肺;恚①怒气逆,上而不下,则伤肝;饮食劳倦,则伤脾;久坐湿地,强力入水,则伤肾;此正经自病也。盖忧思喜怒,饮食动作之过,而致然也。风喜伤肝,暑喜伤心,饮食劳倦喜伤脾(劳倦亦自外至)。寒喜伤肺,湿喜伤肾,此五邪所伤也,盖邪由外至,所谓外伤也。凡阴阳藏府,经络之气,虚实相等,正也。偏实偏虚,失其正,则为邪矣。由偏实也,故内邪得而生,由偏虚也,故外邪得而入。

机按:《经》言凡病皆当辨别邪正内外虚实,然后施针补泻,庶不致误。

【注释】

① 恚(huì 慧):恨、怒之意。

【按语】

本段论述不同病因对五脏的影响,强调针灸必先辨邪正、内外、虚实,然后行针补泻,才不致误治。经文选自《灵枢·邪气脏腑病形》篇,可互参。

【提要】

论述期门穴的作用与部位。

【原文】

或曰:伤寒刺期门穴者,何如?

曰:十二经始于手太阴之云门,以次而传,终于足厥阴之期门。期门者,肝之募也,伤寒过经①不解,刺之,使其不再传也。妇人经脉不调,热入血室②,刺之,以其肝藏血也。胸满腹胀,胁下肥气,凡是木郁诸疾,莫不刺之,以其肝主病也。《经》云:穴直乳下两肋端。又曰:在不容傍一寸五分。古人说得甚明,今人不解用也。

【注释】

① 过经:见《伤寒论·辨太阳病脉证并治》。指伤寒病传变过程中,由一经的证候转入另一经证候的变化。如太阳表证已经解除,而出现少阳经的证候,故称太阳病过经。

② 热入血室:病名。出《伤寒论》及《金匮要略》。指妇女在月经期间,感受风寒外邪,邪热乘虚侵入血室,与血相搏所出现的病证。《金匮要略》:"妇人中风发热恶寒,经水适来,得之七八日,热除,脉迟,身凉和,胸胁满如结胸状,谵语者,此为热入血室也。当刺期门,随其实而取之。""但头汗出,当刺期门,随其实而泻之,濈然汗出者愈。"

【按语】

期门是足厥阴肝经腧穴,肝的募穴,为十二经脉最后的穴位。《伤寒论》关于刺期门证有五条。因刺期门而使病愈,便可不再传经。本段论期门穴的位置是不容穴旁寸半,与解剖实际部位不符,应以乳头直下,第六肋间隙为准。

【提要】

论述按时开穴的针法。

【原文】

或曰:《指微赋》言:养子时刻注穴者,谓逐时于旺气,注藏府井荥之法也,每一时辰相生养子五度,各注井荥俞经合五穴,昼夜十二时,气血行过六十俞穴也。假令甲日甲戌时,胆统气出窍阴穴为井,(木气)流至小肠为荥,(火气)过前谷穴,注至胃为俞,(土气)过陷谷穴,并过本原丘墟穴,行至大肠为经,(金气)过阳溪穴,入于膀胱为合,(水气)入委中穴而终。是甲戌时,木火土金水相生,五度一时辰,流注五穴毕也,与《七韵》中所说,亦相通否?

曰:荣卫昼夜各五十度周于身,皆有常度,无太过,无不及,此平人也。为邪所中,则或速或迟,莫得而循其常度矣。今何公于《七韵》中谓井荥俞经合五穴,每一穴占一时,如甲日甲戌时,胆出窍阴;丙子时,流于小肠前谷;戊寅时,流于胃合谷,并过本原丘墟;庚辰时,行于大肠阳溪;壬午时,入于膀胱委中,再迁甲申时,注于三焦。六穴带本原,共十二穴,是一日一夜,气但周于此数穴也,且五藏五府十经,井荥俞经合,每一穴占一时,独三焦六穴占一时,包络五穴占一时,而《赋》乃言甲戌一时,木火土金水相生,五度一时,流注五穴毕,与《韵》中所语大不相合。《赋》与《韵》出于一人,何其言之牴牾^①若是,不知不善于措辞耶,不知《赋》《韵》两不相通耶。《赋》注又言:昼夜十二时,血气行过六十俞穴,考其针刺定时昼夜周环六十首图,乃知一时辰相生养子五度之说矣。假如甲日甲戌时,甲,阳木也,故胆始窍阴木,木生前谷火,火生陷谷土,过丘墟原,土生阳溪金,金生委中水。再遇甲申时,注于三焦关冲、液门、中渚、阳池、支沟、天井六穴,不特甲戌时为然,一日之中,凡遇甲时,皆如甲戌时所注之穴也。又如乙日乙酉时,乙,阴木也,故肝始大敦木,木生少府火,火生太白土,土生经渠金,金生阴陵水,再迁乙未时,注于包络中冲,劳宫,大陵,间使,曲泽五穴。不特乙日乙酉时为然,一日之中,凡迁乙时,皆如乙酉时所注之穴也。

所注皆在本日本时本经,注于井穴,己后时辰,不注井穴,己前时辰,如癸日癸亥时,主肾注于井,次至甲子时,胆经所注,一如甲日甲戌时所注之穴也。次至乙丑时,肝经所注,一如乙日乙酉时所注之穴也。次至丙寅时,小肠所注,一如丙日丙申时所注之穴也。举此为例,余可类推,此所谓昼夜,昼夜十二时,气血行过六十俞穴也,但与七韵所说不合,莫若删去七韵,只存此说,庶免后人心蓄两疑,犹豫而不决也,虽然,二说俱与《素》《难》不合,无用其法,犹辨论之不置者,将使读者不待思索,一览即解其意矣。

【注释】

① 牴牾:牴(dǐ 底),触也。牾(wǔ 午),逆,不顺。牴牾,可引申为矛盾冲突之意。

【按语】

按时开穴针法有很多种,常用的有子午流注、灵龟八法、飞腾八法等。子午流注是以五输穴和原穴配合日时开穴。灵龟八法和飞腾八法是以八脉交会穴配合日时。三者均认为人体气血在经脉中运行时,受自然界时间的光热强弱影响而有盛衰变化。经穴开阖不同,按照开穴的时间针灸,能提高疗效。本段主要讨论子午流注开穴时间,认为每时辰开一个穴,每日开六个穴的纳甲法,应予删去不要,而应用每个时辰开五个穴,日夜共开六十个位。认为这是与《灵枢》"五十营"篇和"营卫生会"篇指出的营卫循行是昼夜五十度周于身的理论相符合。所论虽有一定理由,但目前常用的纳甲法,不宜轻率废弃,应进一步通过临床验证和实验研究,加以完善。

2·4·2　卷之中（节选）

【提要】

评述针刺手法神秘化的问题。

【原文】

或曰:今医用针,动辄以袖覆手,暗行指法,谓其法之神秘,弗①轻示人,惟恐有能盗取其法者,不知果何法耶?

曰:《金针赋》十四法,与夫青龙摆尾②等法,可谓已尽之矣。舍此而他,求法之神秘,吾未之信也。况此等法,证之于经,则有悖③于经;质④之于理,则有违于理;彼以为神,我以为诡⑤;彼以为秘,我以为妄。固可以愚弄世人,实所以见鄙识者,古人有善,惟恐不能及人,今彼吝啬至此,法虽神秘,殆必神亦不佑,法亦不灵也,奚足尚哉!

【注释】

① 弗(fú佛):不的意思。

② 青龙摆尾:复式手法之一,指刺法灸法。

③ 悖(bèi倍):违背,违反。

④ 质:询问、质正。

⑤ 诡:欺诈、奸滑。

【按语】

针刺的补泻手法虽确有补虚泻实的作用,必须重视和掌握的。历代对补泻手法有许多不同的操作和论述,但也有对手法操作神秘化,使人莫衷一是,影响了针刺手法的发展和推广,本段正批评了将针刺手法神秘化的人。近年来对补泻手法的研究,已表明有一定的科学依据,值得今后继续加强研究。

【提要】

论针灸医生必须树立良好医疗作风。

【原文】

或曰:今医置针于穴、略不加意,或谈笑或饮酒、半晌之间,又将针拈几拈,令呼几呼,仍复登筵,以足其欲,然后起针,果能愈病否乎。

曰:《经》云:"凡刺之真,必先治神。"又云:"手动若务,针耀而匀,静意视义,观适之变。"又云:"如临深渊,手如握虎,神无营于众物。"又云:"如待所贵,不知日暮。"凡此数说,敬乎怠乎。又云:"虚之与实,若得若失,实之与虚,若有若无,谓气来实牢者为得,濡虚者为失,气来实牢濡虚,以随济迎夺而为得失也。"

又曰:"有见如(如,读为而)入,有见如出,盖谓入者,以左手按穴,待气已至,乃下针,针入候其气尽,乃出针也。"

又曰:"既至也,量寒热而留疾。"寒则留之,热则疾之,留者迟也,疾者速也,凡补者,按之迟留、泻者,提之疾速也。

又曰:"刺热厥者,留针反为寒,刺寒厥者,留针反为热。刺热厥者,二刺阴而一刺阳,刺寒厥者,二刺阳而一刺阴。"

机按:以上数条,此皆费而隐者也,敬者能之乎,怠者能之乎,古人所以念念在兹,不敢倾刻而怠忽者,惟恐虚实得失,而莫知寒热疾留而失宜也,因摭①而辑之于此,庶使后学将以逞今之弊,而变今之习也欤。

【注释】

① 摭(zhí 直):拾取。

【按语】

本段引述《内经》有关针刺时医生应专心一致,集中精神观察病者神志、针下气至情况、寒热反应情况的论述,以批评那些行针草率、对病人不负责任,以致影响疗效,甚至发生医疗事故的人。此论十分重要,作为医生应予牢记。

2·4·3　卷之下(节选)

【提要】

论述灸法的适应证。

【原文】

或曰:病有宜灸者,有不宜灸者,可得闻欤?

曰:大抵不可刺者,宜灸之,一则沉寒痼冷;二则无脉①,知阳绝也;三则腹皮急而阳陷也②。舍此三者,余皆不可灸,盖恐致逆也。

《针经》云:陷则灸之,天地间无他,惟阴与阳二气而已,阳在外在上,阴在内在下,今言陷下者,阳气下陷入阴血之中,是阴反居其上,而覆其阳,脉证俱见寒,在外者,则灸之(夫病有邪气陷下者,有正气陷下者,邪气陷下者,是经虚气少邪入,故曰感虚乃陷下也,故诸邪陷下在经者,宜灸之。正气陷下宜药升之,如补中益气之类)。

《经》曰:北方之人,宜灸焫也,为冬寒大旺,伏阳在内,皆宜灸之,以至理论,则肾主藏,藏阳气在内,冬三月,主闭芷是也,若太过则病,固宜灸焫,此阳明陷入阴水之中是也。

【注释】

① 无脉:此指脉沉涩无力之脉象。

② 腹皮急而阳陷也:指由于阳虚引起水肿的病人。

【按语】

本段论灸法的适应证和基本法则。灸有温通经脉、提升阳气、回阳救脱、温中散寒等作用,故治虚寒病证的疗效为针所不及,应予重视。文中列举灸治适应证仅三种,是不够全面的,临床时应参考近代临床研究成果以充分发挥灸治疗法的作用。

【提要】

论述灸法的补泻。

【原文】

或曰:灸有补泻乎?

《经》曰:以火补者,无吹其火,须自灭也;以火泻者,疾吹其火,传其艾,须其火灭也。虞氏曰:灸法不问虚实寒热,悉令灸之①,亦有补泻乎? 曰:虚者灸之,使火气以助元气也;实者灸之,使实邪随火气而发散也;寒者灸之,使其气复温也;热者灸之,引郁热之气外发,火就燥之义也。

【注释】

① 悉令灸之:均可灸之。

【按语】

本段提出灸治的补泻,内容与《灵枢·背腧》相同,可互参。

2·5 《医门法律·络脉论》(节选)

本篇主要论述络脉的分类和络脉的作用,以及十二经脉、奇经八脉与络脉的关系,故篇名《络脉论》。

【提要】

阐述络脉的种类及其作用。

【原文】

俞昌曰:十二经脉,前贤论之详矣,而络脉则未之及,亦缺典也,经有十二,络亦有十二,络者兜络①之义,即十二经之外城也,复有胃之大络,脾之大络,及奇经之大络,则又外城之通界,皇华出入之总途也,故又曰络有十五焉。十二经生十二络,十二络生一百八十系络②,系络生一百八十缠络③,缠络生三万四千孙络,自内而生出者,愈多则愈小,稍大者在俞穴肌肉间,营气所主外廓,繇④是出诸皮毛,方为小络,方为卫气所主。故外邪从卫而入,不遽⑤入于营,亦以络脉缠绊之也,至络中邪盛,则入于营矣,故曰络盛则入于经,以营行经脉之中故也。然风寒六淫外邪,无形易入,络脉不能禁止,而盛则入于经矣,若营气自内所生诸病,为血,为气,为痰饮,为积聚,种种有形,势不能出于络外,故经盛入络,络盛返经,留连不已,是以有取于砭射⑥,以决出其络中之邪。今医不用砭射,已不足与言至巧,而用药之际,不加引经透络,功效羁⑦迟,安得称为良工耶?

【注释】

① 兜络:即网络。

② 系络:即小络。

③ 缠络:即孙络。

④ 繇(yóu 邮):同"由"。

⑤ 遽(jù 距):急,仓猝。在此作直接解。

⑥ 砭射：砭刺。

⑦ 羁（jī积）：束缚。

【按语】

络脉是从经脉分出的横行支络，分布于较浅表部位，有沟通表里经脉气血，加强阴阳经脉之间联系的作用。由络脉再分出更细小的部分称为孙络，它像网罗一样遍布全身，能把气血渗灌到身体各部组织以濡养人体。当人受到外邪侵犯，络脉又是传注病邪的途径和病候反应的部位，内脏有病又可通过络脉的传导反映到体表。根据络脉的生理病理作用，提出针灸治疗可以用砭刺出血以泻邪气，方药治疗应加引经透络药物以增强疗效。

【提要】

论述三部九候配脏腑与络脉的关系。

【原文】

至若三部九候，《内经》原有定位，王叔和以相络之故，大小二肠，候之于上；心主之脉，候之于下，而不知络脉所主者外，所关者小，虽是系络表里相通，未可定其诊象。况水谷变化浊秽之府，去膈上父母清阳之藏，重重脂膜遮蔽，其气回不相通，岂可因外络连属，反谓右寸之清阳上浮者，为大肠脉，沉者为肺脉。《经》所谓藏真高于肺者，乃藏真高于大肠矣，周身之治节，浑①是大肠主之矣。左寸之浮者，为小肠脉；沉者为心脉，水中污泥，反浮于莲花之上，有是理乎。夫心胞之脉，里撷②乎心，代君主行事，正如宰相统摄政府，节当从左寸候之，若分属右尺，与三焦同位，忽焉入阁办事，忽焉远窜遐③荒，一日万几，舍樽俎④而从事道路乎？

【注释】

① 浑：全，满。

② 撷（xié鞋）：①摘下、取下。②用衣襟兜东西。在此引申为包裹的意思。

③ 遐（xiá霞）：遥远的意思。

④ 樽（zūn尊）俎（zǔ祖）：樽，古代的盛酒器具。俎，古代祭祀时放祭品的器物。

【按语】

五脏六腑在寸口分属于寸、关、尺一定位置。虽然对脏腑的排列次序有不同意见，但寸口为脉之大会，与经络有着密切联系，最能反映脏腑的情况，这是各家所公认的。本段对《脉经》用表里相络为理由，而将小肠、大肠的部位定在左右寸口浮取提出商榷，虽纯属推理的论述，但亦应作为临床和脉象研究的参考。

【提要】

论述十五络脉。

【原文】

切脉论中已定其诊，今再论及，恐安常者不加深察耳，唯是经有十二，络有十五，《难经》以阳蹻阴蹻，脾之大络，共为十五络，遂为后世定名，反遗《内经》胃之大络，名曰虚里①，贯膈络肺，吃紧一段，后人不敢翻越人之案，遂谓当增为十六络，是十二经有四大络矣，岂不冤乎。昌谓：阳蹻阴蹻，二络之名原误，当是共指奇经为一大络也，盖十二经各有一络，共十二络矣。此外，有胃之一大络，繇胃下直贯膈肓，统络诸络脉于上，复有脾之一大络，繇脾外横贯胁腹，统络诸络脉于中,复有奇经之一大络,繇奇经环贯诸经之络于周身上下,盖十二络以络其经,三大络以络其络也,《难经》原有络脉满溢,诸经不能复拘之文,是则八奇经出于十二经脉之外,经脉不能拘之,不待言矣。

　　昌尝推奇经之义,督脉督诸阳而行于背;任脉任诸阴而行于前,不相络也。冲脉直冲于胸中;带脉横束于腰际,不相络也。阳蹻阴蹻,同起于足跟,一循外踝,一循内踝,并行而斗其捷,全无相络之意。阳维阴维,一起于诸阳之会,一起于诸阴之交,名虽昌维,乃自阳自维其阳,阴自维其阴,非交相维络也,设阳蹻阴蹻,可言二络,则阳维阴维,更可言二络矣,督任冲带,俱可共言八络也。《难经》又云:奇经之脉,如沟渠满溢,流于深湖,故圣人不能图,是则奇经明等之络,夫岂有江河大经之水,拟诸沟渠者哉。《难经》又云:人脉隆盛,入于八脉而不环周,故十二经亦不能拘之,溢蓄不能环流灌溉诸经者也,全是经盛入络,故溢蓄止在于络,不能环溉诸经也,然则奇经共为一大络,夫复何疑。

【注释】

① 虚里:见《素问·平人气象论》。经络学说称之为“胃之大络”,位于左乳下心尖搏动之处。人以胃气为本,宗气亦以胃气为源,故虚里是宗气汇聚之处,为十二经脉气所宗,虚里的动势直接反映胃气和气血源流的变化。

【按语】

　　关于十五络《灵枢·经脉》已有详细的别出位置、循行分布、病候、治疗等记载。并具体规定十五络是十二经、任脉、督脉各有一络,脾经多一大络。指出“凡此十五络,实则必见,虚则必下,视之不见,求之上下,人经不同,络脉之所以异也”的诊断方法。本段评述《难经》“以阳蹻阴蹻、脾之大络,共为十五络,遂为后世定名”。提出十二经有十二络外,复有奇经八脉合为一络,胃之大络、脾之大络共十五络,但二者均欠实践的依据,故仍应以《灵枢·经脉》篇规定的十五络为准。

2·6 《针灸大成》选

2·6·1 诸家得失策①(全篇)

《针灸大成·卷之三》

本策主要评论历代针灸书籍的优缺点,故以《诸家得失策》为篇名。

【提要】

提问针灸方书源流及其得失取舍。

【原文】

　　问:人之一身,犹之天地。天地之气,不能以恒顺,而必待于范围之功②。人身之气,不能以恒平,而必待于调摄之技③。故其致病也,既有不同,而其治之,亦不容一律,故药与针灸,不可缺一者也。然针灸之技,昔之专门者,固各有方书,若《素问》、《针灸图》④、《千金方》、《外台秘要》,与夫补泻灸刺诸法,以示来世矣。其果何者而为之原欤?亦岂无得失去取于其间欤⑤?诸生以是名家者,请详言之!

【注释】

① 策:古代考证士人,令应试者作答、谓之策问,简称为策。后来就成为一种文体。

② 范围之功:《易》系辞:"范围天地之化而不过。"韩康伯注:"范围者,拟范天地而周备其理也。"范围之功,在此作为自然界的变化规律。

③ 而必待于调摄之技:必须依靠医疗护理。

④《针灸图》:指经穴图,唐以前即有"明堂图",故排列在《千金要方》之前。

⑤ 其果何者而为之原欤?亦岂无得失去取于其间欤?原,本源。指其中哪一种是本源呢?是否也有得失取舍在这中间呢?

【按语】

针灸历史悠久,经验丰富,医著各有专长,故本段提出在针灸书中哪些是针灸学术的本源?哪些是学术的流派?及各书的优缺点等问题?并在下文加以论述。

【提要】

论述阴阳协调在自然界和人体的作用。

【原文】

对曰:天地之道,阴阳而已矣;夫人之身,亦阴阳而已矣。阴阳者,造化之枢纽,人类之根抵也①。惟阴阳得其理②则气和,气和则形亦以之和矣。如其拂③而戾④焉。则赞助调摄之功,自不容已矣。否则,在造化不能为天地立心,而化工以之而息;在夫人不能为生民立命,而何以臻寿考无疆之休哉。此固圣人赞化育⑤之一端也,而可以医家者流而小之耶?

愚尝观之《易》⑥曰:"大哉乾元⑦!万物资始。""至哉坤元⑧!万物资生。"是一元之气⑨,流行于天地之间,一阖一辟⑩,往来不穷⑪,行而为阴阳,布而为五行,流而为四时,而万物由之以化生,此则天地显仁⑫藏用⑬之常,固无庸⑭以赞助为也。然阴阳之理也,不能以无愆⑮,而雨旸⑯寒暑,不能以时若,则范围之功,不能无待于圣人也⑰。故《易》曰:"后⑱以裁⑲成天地之道,辅相⑳天地之宜,以左右㉑民,"此其所以人无夭札㉒,物无疵厉㉓,而以之收立命之功矣。

【注释】

① 造化之枢纽,人类之根抵也:指阴阳是创造化育万物的关键,是人类生存的基础。

② 理:条理,引申为协调。

③ 拂(fú佛):违背。

④ 戾(lì例):暴戾,此作严重。

⑤ 赞化育:赞,参与,辅佐。化育,天地滋养和生长万物。在此,化,指天的作用;育,指地的作用;赞,指人的作用。

⑥《易》:即《易经》、《周易》。

⑦ 乾元:阳卦之始,因称乾元。

⑧ 坤元:阴卦之始,因称坤元。

⑨ 一元之气:最基本的气,即元气。

⑩ 一阖一辟:阖,闭合;辟,开辟、开张。

⑪ 穷:穷尽。

⑫ 显仁:明朗、仁慈,指天的作用。

⑬ 藏用:贮藏、备用,指地的作用。

⑭ 无庸：不用、不须。

⑮ 愆（qiān 千）：罪过，过失、过错。

⑯ 旸（yáng 羊）：日出、天晴。

⑰ 然阴阳之理也……不能无待于圣人也：指阴阳的运行不可能没有差错，如天晴、下雨、寒暑变换，不可能经常按规律出现，因此制约的工作就不能不依靠圣人来做了。

⑱ 后：指国君。

⑲ 裁：制裁，节度的意思。

⑳ 辅相：配合。

㉑ 左右：向左向右，意为指引方向。引文见《易·泰》。

㉒ 夭札：夭折、短命。

㉓ 疵（cǐ 此）厉：灾害、疾病。

【按语】

阴阳是自然界一切事物生长变化的根本。阴阳调协，事物就会按它的规律发展，人体阴阳平衡就能维持正常的生理活动而保持健康。但阴阳运动过程中，不能永远没有差错，如人体的阴阳失调就会发生疾病，这时必需医治才能使之恢复平衡。此段提示针灸方书对提高医疗水平的意义。

【提要】

论述针、灸、药是医家不可缺一的技术。

【原文】

然而吾人，同得天地之理以为理，同得天地之气以为气。则其元气流行于一身之间，无异于一元之气流行于天地之间也。夫何①喜怒哀乐心思嗜欲之汩②于中，寒暑风雨温凉燥湿之侵于外，于是有疾在腠理者焉，有疾在血脉者焉，有疾在肠胃者焉。然而疾在肠胃，非药饵不能以济；在血脉，非针刺不能以及；在腠理，非熨焫不能以达，是针、灸、药者，医家之不可缺一者也。夫何诸家之术惟以药，而于针灸则并而弃之，斯③何以保其元气，以收圣人寿民之仁心哉④？

【注释】

① 夫何：奈何，那怎么。

② 汩（gǔ 古）：扰乱。苏轼《东坡题跋评杨氏所藏欧蔡书》："不为时世所汩没者。"

③ 斯：此，这。

【按语】

本段论述七情六淫的侵扰，使人体阴阳失调，腠理、血脉、肠胃受病，此时非针不能通其血脉，非灸无以达其腠理，非药不能治其肠胃。故强调医者必须全面掌握针、灸、药的医术，才能使病者"保其元气"，达到"寿民之仁心"。文内批评了一些人轻针重药的不正确态度，值得为医者注意。

【提要】

阐明古今方书中以《素》、《难》为主。

【原文】

然是针与灸也，亦未易言也。孟子曰："离娄①之明，不以规矩②，不能成方圆；师旷③之聪，不以六律④，不能正五音⑤。"若古之方书，固离娄之规矩，师旷之六律

也。故不溯⑥其源,则无以得古人立法之意;不穷其流,则何以知后世变法之弊
也。今以古之方书言之,有《素问》、《难经》焉,有《灵枢》、《铜人图》⑦焉,有《千金方》、
有《外台秘要》焉,有《金兰循经》⑧、有《针灸杂集》⑨焉。然《灵枢》之图⑩,或议其太
繁而杂;于《金兰循经》,或嫌其太简而略;于《千金方》,或诋其不尽伤寒之数⑪;于
《外台秘要》,或议其为医之蔽⑫;于《针灸杂集》,或论其未尽针灸之妙。溯而言
之,则惟《素》、《难》为最要。盖《素》、《难》者,医家之鼻祖⑬,济生之心法⑭,垂之万
世而无弊者也。

【注释】

① 离娄:人名,相传为黄帝时期的人,眼力极强,能在百步之外,洞察秋毫。
② 规矩:校正圆形和方形的两种工具。《孟子·离娄上》:"不以规矩,不能成方员。"
③ 师旷:人名,春秋时期晋国的乐师,《孟子·离娄上》:"师旷之聪。"
④ 六律:为中国古代的律制,共十二律,用三分损益法将一个八度分为十二个不完全相等的半音的一
种律制。各律从低到高依次为黄钟、大吕、太族、夹钟、姑洗、仲吕、蕤宾、林钟、夷则、南吕、无射、应钟。又:
奇数各律称"律",偶数各律称"吕",总称"六律"。"六吕",简称"律吕"。
⑤ 五音:亦称五声。即我国古代五种音阶中的宫、商、角、徵、羽。引文出《孟子·离娄上》。
⑥ 溯:回溯、推究。
⑦ 《铜人图》:"铜人"始于宋代,不应将此列于《千金方》之前,古代有《明堂图》。宋以后才称经穴图为
"铜人图"。此处拟作"明堂图"。
⑧ 《金兰循经》:全称《金兰循经取穴图解》,元·忽太必列著。
⑨ 《针灸杂集》:应作《针灸杂说》,元·窦桂芳编集。
⑩ 《灵枢》之图:《灵枢》原书无图,据《针灸聚英》之意,此似指《铜人针灸图》。
⑪ 或诋其不尽伤寒之数:指《千金要方》中只收载了部分《伤寒论》的内容,故原文云"不尽伤寒之数"。
诋(dǐ 底),毁谤、诬蔑。
⑫ 议其为医之蔽:指《外台秘要》中载灸法而不及针法,立论不详。
⑬ 鼻祖:始祖。
⑭ 心法:佛家语,谓经典以外的传授方法,以心相印证者也。后世通谓师徒授受曰心法。

【按语】

本段以离娄之明,无规矩不能成方圆,师旷广聪,无六律不能正五音为准则。提出针灸
亦必须有规范,并历数各种针灸方书的优缺,认为《素问》和《难经》是医家的鼻祖,后世医家
的立论均以它为依据。提示《素》《难》在针灸医著中之地位,为医家所应读之书。

【提要】

论述《素》《难》和各家方书与针灸学术发展的关系。

【原文】

夫既由《素》、《难》以溯其源,又由诸家以穷其流,探脉络①,索营卫,诊表里,
虚则补之,实则泻之,热则凉之,寒则温之,或通其气血,或维其真元②,以律③天
时,则春夏刺浅,秋冬刺深也。以袭④水土,则湿致⑤高原,热处⑥风凉也。以取⑦
诸人,肥则刺深,瘠⑧则刺浅也。又由是而施之以动、摇、进、退、搓、弹、摄、按之
法,示之以喜、怒、忧、惧、思、劳、醉、饱之忌,穷之⑨以井、荥、俞、经、合之源,究之⑩
以主客⑪,标本⑫之道,迎随、开阖之机。夫然后阴阳和,五气⑬顺,荣卫固,脉络

绥⑭,而凡腠理血脉,四体⑮百骸,一气流行,而无壅滞痿痹之患矣。不犹圣人之裁成辅相,而一元之气周流于天地之间乎?

先儒⑯曰:"吾之心正,则天地之心亦正,吾之气顺,则天地之气亦顺。"此固赞化育之极功也,而愚于医之灸刺也,亦云。

【注释】

① 脉络:此指经络。

② 真元:元气。

③ 律:效法、照样。

④ 袭:重复、沿袭。《礼记中庸》:"上律天时,下袭水土。"

⑤ 致:送往。

⑥ 处:安置。

⑦ 取:拿。用以治病的意思。

⑧ 瘠(jí 急):瘦。

⑨ 穷之:穷、尽、推究。穷之,深入推究的意思。

⑩ 究之:究,仔细推求,追查。究之,仔细追查的意思。

⑪ 主客:本经为主,表里经为客。

⑫ 标本:此指十二经各有标部(在头身),和本部(在四肢)。

⑬ 五气:指五脏之气。

⑭ 绥:安和。

⑮ 四体:此指四肢。

⑯ 先儒:从前的儒家。这里指宋代的理学家。

【按语】

此论指出自《素》、《难》以来,后世诸家对针灸学术不断有所发展,使针灸医术更臻完善。并对辨证、针灸原则、配穴、针刺深浅、刺法等有关问题作了扼要论述。既肯定《素》、《难》对针灸的重要作用,又肯定后世方书对针灸学术所作的贡献,故本篇对针灸工作者,有一定的参考意义。

2·6·2　头不可多灸策(全篇)

《针灸大成·卷之三》

本策主要论述头为诸阳之会,肌肉单薄,气血易于留滞,不宜多灸,并以此为篇名。

【提要】

论述灸治必须掌握周身经脉、腧穴和交会穴。

【原文】

问:灸穴须按经取穴,其气易连①而其病易除。然人身三百六十五络②,皆归③于头,头可多灸欤? 灸良已,间有不发者④,当用何法发之?

尝谓穴之在人身也,有不一之名,而灸之在吾人也,有至一之会⑤。盖不知其名,则昏谬⑥无措,无以得其周身之理,不观其会,则散漫靡⑦要,何以达⑧其贯通之原。故名也者,所以尽乎周身之穴也,固不失之太繁,会也者,所以贯乎周身之穴也,亦不失之太简。人而知乎此焉,则执简可以御繁;观会可以得要,而按经治疾之余,尚何疾之有不愈,而不足以仁寿斯民也哉。

【注释】

① 连：此作"疏通"之意。

② 络：指络脉、络穴。

③ 归：通。

④ 灸良已间有不发者：指灸的时间已经很久，但其中仍有不发灸疮的。

⑤ 至一之会：诸经在一处相交的会穴。

⑥ 昏谬：昏乱谬误、茫然莫解。

⑦ 靡(mí 迷)：没有、无。

⑧ 达：通达。

【按语】

此论灸治与针刺都须循经取穴，故医生必须掌握周身腧穴，熟记交会穴所贯通的经脉，以便执简御繁进行灸治，此论中肯，应为医者所重视。

【提要】

论述腧穴以十二经脉为纲纪。

【原文】

执事发策，而以求穴在乎按经，首阳不可多灸及所以发灸之术，下询承学，是诚究心于民瘼①者。愚虽不敏②，敢不掇述③所闻以对。尝观吾人一身之气，周流于百骸之间，而统之则有其宗，犹化工一元之气，磅礴④于乾坤⑤之内，而会之则有其要。故仰观于天，其星辰之奠丽⑥，不知其几也；而求其要，则惟以七宿⑦为经，二十四曜⑧为纬；俯察于地，其山川之流峙，不知其几也，而求其要，则惟以五岳⑨为宗，四渎⑩为委，而其他咸弗之求也。

天地且然，而况人之一身？内而⑪五脏六腑，外而四体百形⑫，表里相应，脉络相通，其所以生息不穷⑬，而肖形⑭于天地者。宁无所网维统纪于其间耶？故三百六十五络，所以言其烦⑮也，而非要也；十二经穴，所以言其法也，而非会也。总而会之，则人身之气有阴阳，而阴阳之运⑯，有经络循其经而按之，则气有连属⑰，而穴无不正，疾无不除。

譬之庖丁解牛⑱，会则其凑，通则其虚，无假斤斫⑲之劳，而顷刻无全牛焉。何也？彼固得其要也。故不得其要，虽取穴之多，亦无以济人；苟得其要，则虽会通之简，亦足以成功，惟在善灸者加之意焉耳。

【注释】

① 瘼：疾苦。

② 不敏：谦词，不聪明的意思。

③ 掇述：摘取、选取。述，陈述。

④ 磅礴：形容气势雄壮。

⑤ 乾坤：宇宙。

⑥ 奠丽：绚丽多彩。

⑦ 七宿：我国古代的天文学家，把天上某些星的集合体称为"宿"。东南西北方各有七宿，名称不一，合称二十八宿，如东方苍龙七宿，南方朱雀七宿，西方白虎七宿，北方玄武七宿。

⑧ 二十四曜(yào 耀)：曜，日、月、星都叫曜。二十四曜疑为二十八宿之误。二十八宿是我国古代天文

学家分周天恒星的方法。东方：角、亢、氐、房、心、尾、箕；北方：斗、牛、女、虚、危、室、壁；西方：奎、娄、胃、昴、毕、觜、参；南方，井、鬼、柳、星、张、翼、轸。

⑨ 五岳：是我国五大名山的总称。即东岳泰山，南岳衡山，西岳华山，北岳恒山，中岳嵩山。

⑩ 四渎：古称长江、黄河、淮河、济水为四渎。渎(dú 读)，河流、大川。

⑪ 内而：里面有。

⑫ 百形：百骸。

⑬ 生息不穷：绵延不绝，长期生存。

⑭ 肖形：类似、像。

⑮ 烦：繁的通用字。

⑯ 运：指阴阳之气的运行。

⑰ 气有连属：各经之气互相联系。

⑱ 庖(páo 袍)丁解牛：庖丁，即厨师。《庄子·养生主》："庖丁为文惠君解牛。"庖丁因为了解牛的结构和缝隙，所以不须刀斧，也可以很快把牛全部剖开。

⑲ 斲(zhuó 灼)：斫、削。

【按语】

本段用自然界事物比喻腧穴。认为天星虽多，但可用七宿为经，二十四曜为纬而把天体的方位区分；山川虽大，但山可用五岳为宗，江河可用四渎为委而执地理的要领。指出以十二经为纲纪，就可以掌握人体腧穴的要领。并认为针灸取穴不在多，只要熟识各交会穴所贯通的经脉，就可以执简驭繁而治愈疾病。

【提要】

论述灸治循经取穴和头部不宜多灸。

【原文】

自今观之，如灸风而取诸风池、百会；灸劳而取诸膏肓、百劳；灸气而取诸气海；灸水而取诸水分；欲去腹中之病，则灸三里；欲治头目之疾，则灸合谷；欲愈腰腿，则取环跳、风市；欲拯手臂，则取肩髃、曲池，其他病以人殊①，治以疾异。

所以得之心而应之手者，罔不昭然②有经络在焉，而得之则为良医，失之则为粗工，凡以辨诸此也。至于首为诸阳之会，百脉之宗，人之受病固多，而吾之施灸宜别，若不察其机而多灸之，其能免夫头目旋眩，还视不明之咎③乎？不审其地④而并灸之，其能免夫气血滞绝⑤、肌肉单薄之忌乎？是百脉之皆归于头，而头之不可多灸，尤按经取穴者之所当究心⑥也。若夫灸之宜发，或发之有速而有迟，固虽系于人之强弱不同，而吾所以治之者，可不为之所耶⑦？

【注释】

① 人殊：殊，特殊。因人而异的意思。

② 罔不昭然：没有不显现的。

③ 咎：过失、事故。

④ 地：在此指腧穴所在部位。

⑤ 气血滞绝：气血瘀滞阻塞。

⑥ 究心：注意的意思。

⑦ 可不为之所耶：意即能不去深入研讨吗？

【按语】

本段论述灸治取穴的两个原则:一是灸治应循经取穴。这是针灸取穴重要方法之一,很有实用意义。二是认为头为诸阳之会,肌肉单薄,气血易于留滞,不宜多灸。这是根据古代灸治常以数百壮或百壮容易伤经破络而提出的。尽管现代灸治的壮数已没有这么多,但这一观点仍可供临床参考。

【提要】

论述发灸疮方法。

【原文】

观东垣灸三里七壮不发,而复灸以五壮即发。秋夫①灸中脘九壮不发,而渍以露水,熨以热履,熯②以赤葱,即万无不发之理。此其见之《图经》、《玉枢》诸书,盖班班具载,可考而知者。吾能按经以求其原,而又多方以致其发,自无患乎气之不连,疾之不疗,而于灼艾之理,斯过半矣。

【注释】

① 秋夫:人名,即徐秋夫。

② 熯(hàn 汉):焙。

【按语】

古灸治须有灸疮,现提出发灸疮方法:一是灸壮过少不发者,可多灸数壮。二是用热履或烘干赤葱熨灸处。此论除现已少用之热履熨不符消毒要求外,余供临床参考。

【提要】

论述灸治必须善于辨证、掌握经穴和补泻方法。

【原文】

抑愚又有说焉,按经者法也,而所以神明之者,心①也。苏子有言:一人饮食起居,无异于常人,而愀然②不乐,问其所苦,且不能自言,此庸医之所谓无足忧,而扁鹊、仓公之所望而惊焉者。彼惊之者何也?病无显情,而心有默识,诚非常人思虑所能测者。令之人徒曰:吾能按经,吾能取穴,而不于心焉求之,譬诸刻舟而求剑,胶柱而鼓瑟,其疗人之所不能疗者,吾见亦罕矣。

然则善灸者奈何?静养以虚此心,观变以运此心,旁求博采以旷此心,使吾心与造化相通,而于病之隐显,昭然无遁情焉③。则由是而求④孔穴之开阖,由是而察气候之疾徐,由是而明呼吸补泻之宜,由是而达⑤迎随出入之机,由是而酌从卫取气,从荣置气之要,不将从手应心,得鱼兔而忘筌蹄⑥也哉!此又歧黄之秘术,所谓百尺竿头进一步者。不识执事以为何如?

【注释】

① 心:心思、意念。

② 愀(qiǎo 巧)然:容色变动的样子。

③ 昭然无遁情焉:情况显露无所隐藏。昭,明显、显著。遁,逃、隐去。

④ 求:掌握。

⑤ 达:明了。

⑥ 筌蹄:捕鱼与捕兔的竹器。《庄子·外物篇》:"筌者所以在鱼,得鱼而忘筌,蹄者所以在兔,得兔而忘

蹄。"后人以"筌蹄"二字,比喻达到一定目的的的手段。

【按语】

本段是作者对灸治医者提出要求:一是要善于思考,及时根据病情变化而进行辨证论治;二是要掌握经穴开合和各种补泻手法的操作;三是要广泛采集诸家经验,丰富医学理论,提高医疗水平。

2·6·3　穴有奇正策(全篇)

本策内容包括针灸起源、穴有奇正、九针、灸治、奇穴数目和用法,其中主要是论述经穴和奇穴,故以"穴有奇正"为篇名。

【提要】

论述针灸的起源,穴有奇正。

【原文】

问:九针之法,始于岐伯,其数必有取矣①。而灸法独无数焉,乃至定穴,均一审慎,所谓奇穴,又皆不可不知也。试言以考术业之专工②。

尝谓针灸之疗疾也,有数有法,而惟精于数法之原者,斯足以窥先圣之心。圣人之定穴也,有奇有正,而惟通于奇正之外者,斯足以神济世之术③,何也？法者,针灸所立之规,而数也者,所以纪其法,以运用于不穷者也。穴者,针灸所定之方,而奇也者,所以翊夫正以旁通于不测者也。数法肇于圣人,固精蕴之所寓,而定穴兼夫奇正,尤智巧之所存。善业医者,果能因法以详其数,缘正以通其奇,而于圣神心学之要,所以默蕴于数法奇正之中者,又皆神而明之焉,尚何术之有不精,而不足以康济斯民也哉？

执事发策,而以针灸之数法奇穴,下询承学,盖以术业之专工者望诸生也。而愚岂其人哉？虽然,一介之士④,苟存心于爱物,于人必有所济,愚固非工于医业者,而一念济物之心,特惓惓⑤焉。矧⑥以明问所及,敢无一言以对。夫针灸之法,果何所昉乎⑦？粤稽上古之民⑧,太朴⑨未散,元醇未漓⑩,与草木蓁蓁然⑪,与鹿豕狉狉然⑫,方将相忘于浑噩之天、而何有于疾,又何有于针灸之施也。自羲农⑬以还,人渐流于不古,而朴者散,醇者漓,内焉伤于七情之动,外焉感于六气之侵,而众疾胥⑭此乎交作矣。岐伯氏有忧之,于是量其虚实,视其寒温,酌其补泻,而制之以针刺之法焉,继之以灸火之方焉。

【注释】

① 其数必有取矣:指九针之数必然有它的道理。

② 试言以考术业之专工:从针灸专业的角度来谈谈。

③ 斯足以神济世之术:只有这样,才足以掌握高超的治病技术。

④ 一介之士:谦词,一个普通平凡的读书人。王勃《滕王阁序》:"勃三尺微命,一介书生。"

⑤ 惓惓:诚恳。真诚。

⑥ 矧:况且。

⑦ 果何所昉乎?:起源于何时?《列子》:"众昉问疑。"张湛注:"昉,始也。"

⑧ 粤稽上古之民:查考上古时代的人。

⑨ 太朴:指在蒙昧时代,尚未开化,质朴简单的生活方式。

⑩ 元醇未漓(lí 离)：元是开始；醇，纯粹、朴实；漓，水渗入地，在此作消失之意。即开始的纯朴未消失。

⑪ 蓁蓁(zhēn 真)然：草木丛杂的样子。

⑫ 狉狉(pí 皮)然：野兽成群走动的样子。

⑬ 羲农：伏羲、神农。

⑭ 胥(xū 须)：相、都、全等意，在此作相继意。

【按语】

本段论述针灸和奇穴的起源，指出针灸有数法，定穴有奇正，要"因法以详其数，缘正以通其奇。"从而说明针灸数、法、经穴、奇穴的意义。

【提要】

论述奇穴与针灸的意义。

【原文】

至于定穴①，则自正穴之外，又益②之以奇穴焉。非故为此纷纷焉③，民之受疾不同，故所施之术或异，而要之非得已也，势也，势之所趋，虽圣人亦不能不为之所也已④。然针固有法矣，而数必取于九者，何也？盖天地之数，阳主生，阴主杀，而九为老阳之数，则期以生人，而不至于杀人者，固圣人取数之意也。

【注释】

① 定穴：指确定腧穴。

② 益：补充、增加。

③ 非故为此纷纷焉：并不是故意把腧穴弄得这么复杂纷纭。故，故意。纷纭，杂乱。

④ 虽圣人亦不能不为之所也已：就是圣人也不得不这样做。

【按语】

本段讨论两个内容：一、奇穴是在针灸医疗实践中发现，又在实践中验证提高，按照治疗的需要而不断发展；二、九针的制作是根据奇数为阳，偶数为阴，阳主生、阴主杀，九为阳数，故用九数以比喻针是为救治生命而制作的。本段与《灵枢·九针》相同，可互参。

【提要】

论述九针的用途及制作的依据。

【原文】

今以九针言之，燥热侵头身，则法①乎天，以为镵针，头大而末锐焉。气满于肉分②，则法乎地，以为圆针，身圆而末锋焉。锋如黍米之锐者为锓针，主按脉取气，法乎人也。刃有三隅之象者③为锋针，主泻导痈血，法四时也。铍针以法音，而末如剑锋者④，非所以破痈脓乎？利针以法律⑤，而支⑥似毫毛者，非所以调阴阳乎？法乎星⑦则为毫针，尖如蚊虻，可以和经络，却诸疾也。法乎风⑧则为长针，形体锋利，可以去深邪，疗痿痹也。至于燔针之刺，则其尖如挺，而所以主取大气⑨不出关节者，要亦取法于野⑩而矣，所谓九针之数，此非其可考者耶！

【注释】

① 法：效法，制作的依据。

② 气满于肉分：邪气侵入于分肉之间。

③ 刃有三隅之象者：三面有刀锋的。

④ 而末如剑锋者：针尖如剑锋的。

⑤ 法律：取法于六律。

⑥ 支：在此指针。

⑦ 法乎星：取法于七星。

⑧ 法乎风：取法于八风。

⑨ 主取大气：主治邪气较盛的疾病。

⑩ 法于野：取法于九野。

【按语】

此段论述九针之形与制作的依据。九针内容包括切痈脓用的镵针、锋针、铍针；按摩用的圆针、锃针；一般针刺治疗用的毫针、长针、燔针、利针等。可见古代的九针，并不单纯指针刺工具，而是医疗器械的总称。随着社会科学的发展，现代针灸器材日益先进，但九针中的毫针，仍为针灸器材中最常用的针具。

【提要】

论述灸治壮数多少的原则。

【原文】

然灸亦有法矣，而独不详其数者，何也？盖①人之肌肤，有厚薄，有深浅，而火②不可以概施③，则随时变化，而不泥④于成数者，固圣人望人之心也⑤。今以灸法言之，有手太阴少商焉，灸不可过多，多则不免有肌肉单薄之忌，有足厥阴之章门焉，灸不可不及，不及则不免有气血壅滞之嫌⑥。至于任之承浆也，督之脊中也，手之少冲，足之涌泉也，是皆犹之少商焉，而灸之过多，则致伤矣。脊背之膏肓也，腹中之中脘也，足之三里、手之曲池也，是皆犹之章门焉，而灸之愈多，则愈善矣。所谓灸法之数，此非其仿佛者耶？

【注释】

① 盖：因为。

② 火：指灸法。

③ 概施：一般使用。

④ 泥：固守，不善于变通。

⑤ 固圣人望人之心也：这就是圣人希望人们的心愿。

⑥ 嫌：厌恶、不满意之处或做法。

【按语】

本段论述灸之壮数多少的原则，应根据穴位所在部位的肌肤厚薄深浅，结合病情需要而随机变化。举出指端井穴、面部和督脉在脊柱的经穴不宜多灸；腹、背、四肢部位经穴，则宜多灸。这种以肌肉厚薄定灸炷多少的方法，是合理的。尤其古代的灸治，动辄百壮，对肌肉单薄之部位确实是不适宜的，尽管近代灸治的壮数已大为减少，甚或已改用悬灸，但以肌肉厚薄作为定灸炷多少的原则之一，是有参考价值的。

【提要】

论述奇穴之数及其用法。

【原文】

夫有针灸，则必有会数法之全①，有数法则必有所定②之穴，而奇穴者，则又旁通于正穴之外，以随时疗症者也。而其数维何，吾尝考之《图经》，而知其七十有九焉,以鼻孔则有迎香,以鼻柱则有鼻准,以耳上则有耳尖,以舌下则有金津、玉液,以眉间则有鱼腰,以眉后则有太阳,以手大指则有骨空,以手中指则有中魁;至于八邪、八风之穴,十宣、五虎之处,二白、肘尖、独阴、囊底、鬼眼、髓骨、四缝、中泉、四关,凡此皆奇穴之所在。而九针之所刺者,刺以此也。灸法之所施者,施③以此也。苟能即此以审慎之,而临症定穴之余,有不各得其当者乎?

【注释】

① 数法之全:齐全完整的数和法。

② 定:规定。

③ 施:此指施行灸治。

【按语】

本段论述奇穴共有七十九个,这是以作者当时掌握的数目而提出来的。随着针灸医疗技术的发展,奇穴新穴日渐增多,远较此数为多了,但文内举出的奇穴,都是古代医家长期实践的经验总结,疗效比较稳定,可作临床选用。

【提要】

论述奇穴治病,不拘数法;或针或灸,或补或泻,应随证选用。

【原文】

虽然,此皆迹①也,而非所以论于数法奇正之外也。圣人之情②,因数以示,而非数之所能拘,因法以显,而非法之所能泥,用定穴以垂教③,而非奇正之所能尽,神而明之,亦存乎其人焉耳。故善业医者,苟能旁通其数法之原④,冥⑤会其奇正之奥,时⑥可以针而针,时可以灸而灸,时可以补而补,时可以泻而泻,或针灸可并举,则并举之,或补泻可以并行,则并行之,治法因乎人,不因乎数,变通⑦随乎症,不随乎法,定穴主乎心,不主乎奇正之陈迹。譬如老将用兵,运筹⑧攻守,坐作进退,皆运一心之神以为之。而凡鸟占云祲⑨、金版六韬⑩之书,其所具载方略,咸有所不拘焉。则兵惟不动⑪,动必克敌;医惟不施⑫,施必疗疾。如是虽谓之无法可也⑬,无数可也,无奇无正亦可也,而有不足以称神医于天下也哉⑭! 管见如斯,惟执事进而教之⑮。

【注释】

① 迹:脚印,痕迹,在此指上述的穴位。

② 情:在此作用意、目的解。

③ 垂教:传教。

④ 原:渊源。

⑤ 冥:深远。在此引申为深入的思索。

⑥ 时:时机,此作根据需要解。

⑦ 变通:指治法变化使用。

⑧ 运筹:运,运用;筹,计策、计谋。运筹指运用计谋。

⑨ 鸟云祲(jìn 浸):占,是古人用龟甲或蓍草推算吉凶的迷信活动。祲,古代迷信人所说的不祥之气,意为推算吉凶。

⑩ 六韬:《辞源》云:"按六韬旧题周,吕望撰,然文义不类三代,盖因庄子金版六韬之语而附会成书者也。"故名金版六韬。

⑪ 兵惟不动:兵不轻动。

⑫ 医惟不施:医不轻易施术。

⑬ 如是虽谓之无法可也:果能如此,虽然被认为无法,也没有关系。

⑭ 而有不足以称神医于天下也哉:这样的人哪能不被称为天下最高明的医生呢?

⑮ 进而教之:进一步指教。

【按语】

针灸选穴,固然有其基本的法则,本文称为"法"、"数"。法则是前人在实践中总结出来的,使学者有所遵循,但法则也受到认识水平的历史条件所限制,不一定能满足实际需要,应该在实践中不断充实提高,加以发展。故本段提出"法因乎人,不因乎数,变通在乎症,不随乎法,定穴在乎心,不在乎奇正之陈迹"。这种随症选穴,辨证论治观点,对临床有重要的指导意义。

2·6·4　针有深浅策(全篇)

本篇根据病有在阴阳、营卫等深浅不同,症状有寒热先后之区别,提出针刺深浅先后的方法,并以"针有深浅"为篇名。

【提要】

论述寒热先后的针灸方法。

【原文】

问:病有先寒后热者,先热后寒者,然①病固有不同,而针刺之法,其亦有异乎? 请试言之!

对曰:病之在于人也,有寒热先后之殊,而治之在吾人也,有同异后先之辨。盖不究②夫寒热之先后,则谬焉无措③,而何以得其受病之源;不知同异之后先,则漫焉无要④,而何以达其因病之治⑤。此寒热之症,得之有先后者,感于不正之气,而适投于⑥腠理之中,治寒热之症,得之有后先者,乘⑦其所致之由,而随加以补泻之法,此则以寒不失之惨⑧,以热则不过于灼,而疾以之而愈矣。是于人也,宁不有济矣乎? 请以一得之愚⑨,以对扬明问之万一,何如? 盖尝求夫人物之所以生也,本之于太极⑩,分之为二气⑪,其静而阴也,而复有阳以藏于其中;其动而阳也,而复有阴以根于其内,惟阴而根乎阳也⑫,则往来不穷⑬,而化生有体;惟阳而根乎阴也,则显藏有本,而化生有用⑭。然而气之运行也,不能无愆和之异⑮,而人之罹⑯之也,不能无寒热之殊。

是故有先寒后热者,有先热后寒者,先寒后热者,是阳隐于阴也⑰,苟徒以阴治之,则偏于阴,而热以之益炽矣。其先热后寒者,是阴隐于阳也⑱,使一以阳治之,则偏于阳,而寒以之益惨矣。夫热而益炽,则变而为三阳之症。未可知也。夫寒而益惨,则传而为三阴之症,未可知也。而治之法,当何如哉?

吾尝考⑲之《图经》,受之父师⑳,而先寒后热者,须施以阳中隐阴之法焉。于用针之时,先入五分,使行九阳之数,如觉稍热,更㉑进针令入一寸,方行㉒六阴之数以得气为应㉓。夫如是,则先寒后热之病可除㉔矣。其先热后寒者,用以阴中隐阳之法焉,于用针之时,先入一寸,使行六阴之数,如觉微凉,即退针,渐出五分,却行九阳之数,亦以得气为应。夫如是,则先热后寒之疾瘳㉕矣。

【注释】

① 然:不过、但是。

② 究:讲究。此作推求解。

③ 则谬焉无措:就会谬误而无应付的措施。

④ 漫焉无要:漫无边际,不得要领。

⑤ 因病之治:审因论治。

⑥ 适投于:侵入于。

⑦ 乘:追逐。在此作祛除解。

⑧ 惨:程度严重。

⑨ 一得之愚:愚者千虑,必有一得。自谦词。

⑩ 太极:《易·系辞》"易有太极,是生两仪。"太极指天地未分之前,元气混而为一,即太初太一也。

⑪ 二气:指阴阳二气。

⑫ 根乎阳也:寓于阳也。

⑬ 往来不穷:运动不止。

⑭ 用:动力。

⑮ 不能无愆(qiān 铅)和之异:不能没有正常和异常的差别。愆,错过、愆期,在此作不正常解。

⑯ 罹:遭受不幸的事称罹。此作"患"字解。

⑰ 阳隐于阴也:阳邪隐于阴分之中。

⑱ 阴隐于阳也:阴邪隐于阳分之中。

⑲ 考:考证。

⑳ 父师:老师。

㉑ 更:再的意思。

㉒ 方行:使用的意思。

㉓ 应:度。指行针次数。

㉔ 除:治愈的意思。

㉕ 瘳:病愈。

【按语】

本段论述寒热先后的病因病机和治寒热病的针灸方法,认为单用补阴或补阳治寒热,都不是审因的治疗方法。因为先寒后热是阳隐于阴,纯治其阴则热更炽;先热后寒是阴隐于阳,纯治其阳则寒更盛,必须"乘其所致之由,而随加以补泻之法"。提出按寒热出现的先后,用阳中隐阴、阴中隐阳针法以治疗。阳中隐阴属先补后泻先浅后深、治先寒后热。阴中隐阳属先泻后补,先深后浅,治先热后寒。两法是古代针法中使用较多的针法,文内详述了操作规程,宜细心体会掌握。

【提要】

论述阳中隐阴、阴中隐阳是治疗受邪部位深浅和寒热先后的针法,并提出养生防病是预防寒热病的重要方法。

【原文】

夫曰先曰后者,而所中有荣有卫之殊;曰寒曰热者,而所感有阳经与阴经之异。使先热后寒者,不行阴中隐阳之法,则失夫病之由来矣。是何以得其先后之宜乎?如先寒后热者,不行阳中隐阴之法,则不达夫疾之所致矣。其何以得夫化裁之妙乎？抑论寒热之原，非天之伤人，乃人之自伤耳。《经》曰：邪之所凑，其气必虚。

自人之荡真于情窦①也，而真者危；丧志于外华也，而醇者漓；眩心于物牵也，而萃者涣②；汩③情于食色也，而完者缺；劳神于形役也，而坚者瑕④。元阳丧，正气亡，寒毒之气，乘虚而袭。苟能养灵泉于山下出泉之时，契妙道于日落万川之中，嗜欲浅而天机深，太极自然之体立矣，寒热之毒虽威，将无隙之可投也。譬如墙壁固，贼人乌得而肆其虐哉？故先贤有言曰：夫人与其治病于已病之后，孰若治病于未病之先，其寒热之谓欤？

【注释】

① 荡真于情窦：荡，放纵。真，真气、正气。情，指爱情。窦，指孔窍。形容开始懂得爱情的时候，就纵欲毁损元气。

② 萃者涣：萃，聚集。涣，消散。指充沛的精力涣散了。

③ 汩（gǔ 谷）：水流的声音、水流的样子。在此比喻沉迷不断。

④ 瑕：玉上的斑点称瑕。在此作缺点、毛病。

【按语】

本段主要讨论两个内容：一是认为寒热先后，是感邪部位深浅不同所致，故应按深、浅、先、后选用相应的刺法。阳中隐阴、阴中隐阳针法是治疗寒热先后和病位深浅的方法，有去除病因，针达病所的作用。二是根据《内经》"邪之所凑，其气必虚"的理论，提出要重视养生防病，预防为主是减少寒热病发的根本方法。

2·6·5　经络迎随设为问答（节选）

《针灸大成·卷之四》

本篇对经络及迎随、疾徐、呼吸、开合、子午补泻等进行论述，故以经络迎随为篇名。本节与经络、诊断、候气、补泻针法等内容有关。

【提要】

论述关于奇经八脉的名称与作用。

【原文】

《难经》云：脉有奇经八脉者，不拘于十二经，何谓也？然有阳维、有阴维、有阳蹻、有阴蹻、有冲、有任、有督、有带之脉。凡此八脉，皆不拘于经，故曰：奇经八脉也。经有十二，络有十五，凡二十七，气相随上下，何独不拘于经也。然，圣人图设沟渠，通利水道，以备不然①，天雨降下、沟渠溢满，当此之时，霶霈妄行，圣人不能复图也，此络脉满溢，诸经不能复拘也。

【注释】

① 不虞（yú 于）：在此作不测解。

【按语】

奇经八脉有八条，即任、督、冲、带、阴维、阳维、阴蹻、阳蹻等。它不同于十二经，没有直接配属脏腑，无表里相配。奇经八脉在循行分布上，补充了十二经脉的不足，在生理功能上，有调节十二经脉气血的作用。本段原文见《难经·二十七难》，可互参。

【提要】

论述经络的生理与病理作用。

【原文】

答曰：经脉十二，络脉十五，外布①一身，为血气之道路也。其源内根于肾②，遒③生命之本也。根在内而布散于外。犹树木之有根本，若伤其根本则枝叶亦病矣，苟邪气自外侵之，伤其枝叶，则亦累其根本矣。或病发内生，则其势必然，故言五脏之道，皆出经隧④，以行血气。经为正经⑤，络为支络，血气不和，百病乃生，但一经精气⑥不足，便不和矣。

【注释】

① 外布：分布在体表的意思。

② 其源内根于肾：指经络与肾气有着密切的关系。因肾为先天之本，元气之根。

③ 遒：同"乃"。

④ 经隧：指经络的通路。

⑤ 正经：即十二经脉。

⑥ 精气：在此指经气。经气，是运行于经脉中之气，亦称脉气。

【按语】

本段论述人体通过经络的联系，使全身内外、脏腑五官、四肢百骸构成为一个有机的整体。在正常的生理情况下，它是人体气血运行的通路；在病理的情况下，病邪通过经络由外入内，或由内达表，所以它又是病邪传变的通路。

【提要】

论述候气与得气。

【原文】

答曰：用针之法，候气为先，须用左指，闭其穴门，心无内慕，如待贵人，伏如横弩，起若发机，若气不至，或虽至如①慢，然后转针取之。转针之法，令患人吸气，先左转针，不至，左右一提也，更不至者，用男内女外之法，男即轻手按穴，谨守勿内，女即重手按穴，坚拒勿出，所以然者，持针居内是阴部，持针居外是阳部，浅深不同，左手按穴，是要分明，只以得气为度②，如此而终不至者，不可治也。若针下气至，当察其邪正，分其虚实。《经》言邪气来者紧而疾，谷气来者徐而和，但濡虚者即是虚，但牢实者即是实，此其诀也。

【注释】

① 如：而的意思。

② 度：标准的意思。

【按语】

《灵枢·九针十二原》："刺之要，气至而有效。"针刺必先候气，候得气至是取得疗效的先决条件。本段举出一些促使气至的手法，是针刺法的发展，对临床有一定参考价值。

【提要】

论述补泻手法的操作。

【原文】

答曰：补针之法，左手重切十字缝纹，右手持针于穴上，次令病人咳嗽一声，随咳进针，长呼气一口，刺入皮三分。针手经络者，效春夏停二十四息，针足经络者,效秋冬停三十六息。催气针沉,行九阳之数,捻九撅九^①,号曰天才。少停呼气二口,徐徐刺入肉三分,如前息数足,又觉针沉紧,以生数行之,号曰人才。少停呼气三口,徐徐又插至筋骨之间三分,又如前息数足,复觉针下沉涩,再以生数行之,号曰地才。再推进一豆,谓之按,为截,为随也。此为极处,静以久留,却须退针至人部,又待气沉紧时,转针头向病所,自觉针下热,虚赢痒麻,病势各散,针下微沉后,转针头向上,插进针一豆许,动而停之,吸之乃去,徐入徐出,其穴急扪之。岐伯曰:下针贵迟,太急伤血,出针贵缓,太急伤气,正谓针之不伤于荣卫也,是则进退往来,飞经走气^②,尽于斯矣。

问:泻针之要法。

凡泻针之法,左手重切十字纵纹三次,右手持针于穴上,次令病人咳嗽一声,随咳进针,插入三分,刺入天部,少停直入地部,提退一豆,得气沉紧,搓拈不动,如前息数尽,行六阴之数,捻六撅六,吸气三口回针,提出至人部,号曰地才,又待气至针沉,如前息数足,以成数行之,吸气二口回针,提出至天部号曰人才。又待气至针沉,如前息数足,以成数行之,吸气回针。提出至皮间,号曰天才。退针一豆,谓之提,为担,为迎也。此为极处。静以久留,仍推进人部,待针沉紧气至,转针头向病所,自觉针下冷,寒热痛痒,病势各退,针下微松,提针一豆许,摇而停之;呼之乃去,疾入徐出,其穴不闭也。

【注释】

① 捻九撅九:是指一种针刺手法。其法是:针呈 45°刺入,顺着针下气传出的方向将针尖朝向病所,然后一次一次地向后扳针柄,在扳针柄的同时,针尖为向前插。如此扳九次为"撅九"。撅,同"掘",穿也,撬也。

② 飞经走气:指针下的经气沿经传导或经气传至病所。

【按语】

本段论针刺补泻手法的操作,规定要将针刺部位分为天、人、地三层(三才法),并结合呼吸、留针息数、捻针方向、飞经走气至病所等,是明代针刺补泻手法的特点,对临床有一定的作用,应予研究。

【提要】

阐述补泻应根据脉、证而定。

【原文】

问:补泻得宜。

答曰:大略补泻无逾^①三法。

一则诊其脉之动静。假令脉急者,深内而久留之,脉缓者,浅内而疾发针;脉大者,微出其气,脉滑者,疾发针而浅内之;脉涩者,必得其脉,随其逆顺久留之,必先按而循之,已发针疾按其穴,勿出其血;脉小者,饮之以药。

二则随其病之寒热。假令恶寒者,先令得阳气入阴之分,次乃转针退到阳分。令患人鼻吸口呼,谨按生成气息数足,阴气隆至^②,针下觉寒,其人自清凉矣。又有病道远者,必先使气直到病所,寒即进针少许,热即退针少许,然后却用生成息数治之。

三则随其诊之虚实。假令形有肥有瘦,身有痛有麻痒,病作有盛有衰,穴下有牢有濡,皆虚实之诊也。若在病所,用别法取之,转针向上气自上,转针向下气自下,转针向左气自左,转针向右气自右,徐推其针气自往,微引其针气自来,所谓推之则前,引之则止,徐往微来以除之,是皆欲攻其邪气而已矣。

【注释】

① 逾:超越、越过。

② 阴气隆至:指阴分之气来旺盛。根据阳盛则热,阴盛则寒,故阴盛其气应寒。

【按语】

虚则补之,实则泻之,是补泻手法的原则。至于辨别虚实,本段提出三点根据:一是脉象的急、缓、大、小、滑、涩;二是病性的寒热;三是形证的虚实。此皆与《内经》所论基本相同。但在辨虚实中,除了按四诊外,还根据针刺特点提出“穴下有牢濡,皆虚实之诊也”的以针下感觉辨虚实,这是对《内经》的发挥,是诊断方法的发展,可作临床参考。

3 歌赋选

3·1 **标幽赋**(全篇)

本赋为金元时期的针灸家窦汉卿所著。"标幽"就是把幽冥隐晦、深奥难懂的针灸理论,标而明之的意思,故赋名《标幽赋》。

【提要】

阐述针灸要掌握经络阴阳,辨证论治和四时的针刺方法。

【原文】

拯救之法,妙用者针。察岁时于天道,定形气于予心。春夏瘦而刺浅,秋冬肥而刺深。不穷经络阴阳,多逢刺禁;既论脏腑虚实,须向经寻。

【按语】

针灸是一种疗效很好的治疗方法,它的疗效是通过调整经络气血而取得的。故强调要"察岁时"、"穷经络阴阳"、"论脏腑虚实"。

【提要】

阐述十二经脉流注次序和手足三阴三阳走向规律。

【原文】

原夫起自中焦①,水初下漏②。太阴为始,至厥阴而方终;穴出云门,抵期门而最后。正经十二,别络走三百余支;正侧偃伏,气血有六百余候。手足三阳,手走头而头走足;手足三阴,足走胸而胸走手。要识迎随,须明逆顺。

【注释】

① 原夫起自中焦:指十二经脉的流注,始于手太阴肺经,肺经起于中焦。

② 水初下漏:古代用铜壶滴漏以计算时间,将昼夜十二时辰,分为一百刻。水初下漏,指壶水下漏于寅时的初刻。

【按语】

本节提出要掌握十二经脉的分布、起止和流注规律,手足三阴三阳经的走向规律和全身的腧穴,以及迎随补泻针法,才能提高针灸的疗效。

【提要】

阐述十二经气血多少,针下气至的感觉。

【原文】

况夫阴阳,气血多少为最。厥阴、太阳,少气多血;太阴、少阴,少血多气;而又气多血少者,少阳之分;气盛血多者,阳明之位。先详多少之宜①,次察应至之气。轻滑慢而未来,沉涩紧而已至。既至也,量寒热而留疾②;未至也,据虚实而候气。气之至也,如鱼吞钩饵之沉浮;气未至也,如闲处幽堂之深邃③,气速至而效速,气迟至而不治。

【注释】

① 先详多少之宜：根据各经脉的气血多少，以决定泻出气还是泻出血。经脉气血多少见于《素问·血气形志》及《灵枢》、《五音五味》、《九针》等篇，内容略有不同，可互参。

② 量寒热而留疾：根据寒证和热证，而决定久留针还是速刺不留针。留，指留针。疾，速，指迅速出针。《灵枢·经脉篇》："热则疾之；寒则留之。"

③ 如闲处幽堂之深邃：好像在幽静的厅堂，寂然无所闻一样。比喻未得气时，指下空虚的感觉。

【按语】

以气血多少而决定针刺时出气出血，近代已少用，可作参考。本段提出的"轻慢滑而未来，沉紧涩而已至"，临床上仍常用以作为医生辨别针下气至与否的感觉。本段还提出得气后，应根据寒热不同而运用不同的针法，故有一定实用的意义。

【提要】

阐述针刺比喻五行。

【原文】

观夫九针之法，毫针最微，七星上应①，众穴主持。本形金也②，有镌邪扶正③之道；短长水也④，有决凝开滞之机⑤。定刺象木⑥，或斜或正；口藏比火，进阳补羸⑦。循机扪而可塞以象土⑧，实应五行而可知。然是三寸六分，包含妙理；虽细桢于毫发，同贯多岐⑨。可平五脏之寒热，能调六腑之虚实。拘挛闭塞，遣八邪而去矣，寒热痹痛，开四关⑩，而已之。

【注释】

① 七星上应，众穴主持：指毫针上应七星，天有七星，九针之中，毫针排第七，上应于七星。《灵枢·九针论》："九针者，天地之大数，始于一而终于九……七以法星。"《灵枢·九针十二原》："七曰毫针，长三寸六分。"由于毫针是九针中用途最广的针，可以用于任何穴位，故叫众穴主持。

② 本形金也：本形，指针的本质。金，金属。言针用金、银、铜、铁等金属制成。像五行的金。

③ 镌（juān 捐）邪扶正：镌，除去。祛除邪气，扶助正气。

④ 短长水也：针体长短不一，像江河的水流，长短宽狭不一，供气血运行，像五行中的水。

⑤ 有决凝开滞之机：毫针，有使气血瘀滞的经络恢复畅通的作用。

⑥ 定刺像木：像树木有直有斜一样，针刺的直刺、斜刺、横刺，像五行中的木。

⑦ 口藏比火，进阳补羸：进针前用口将针含热，相当于用火温热，有增添阳气，补益虚弱的作用。由于用口含针不符合消毒要求，故现已不用。

⑧ 循机扪而可塞以象土：循机，指进针前用指循经切按以宣散气血。扪而可塞，指出针时用指在穴上按压，以闭合其门，很象疏理江河的泥土，用土填塞河堤缺口一样，故象土。

⑨ 虽细桢于毫发，同贯多岐：针体虽小如毫发，却可以沟通很多经络支脉。桢，古代筑墙时两端树立的木柱。在此指针体。岐，分岔，在此指经脉循行之路径。

⑩ 四关：指两手的合谷和两足的太冲穴。

【按语】

古代的九针，以毫针用途最广。通过针刺，可以达到补虚泻实的作用。沿至近代，毫针仍为针灸治疗的主要针具。但本段将毫针和操作过程，分别比类五行。近代已经不用。

【提要】

阐述针刺过程必须密切注意病者精神意识的变化。

【原文】

凡刺者,使本神朝而后入①;既刺也,使本神定②,而气随。神不朝而勿刺,神已定而可施。定脚处③,取气血为主意;下手处,认水木是根基④。

【注释】

① 使本神朝而后入:针刺必须待病者的精神充沛的时候,才进针治疗。《灵枢·本神》:"凡刺之法,先必本于神。"神,精神、神气。

② 本神定:指病人的精神安定,没有恐惧心理。

③ 定脚处:指针刺的部位。

④ 水木是根基:水为母,木为子。指针灸前先按虚则补其母,实则泻其子的取穴法选穴。

【按语】

本节强调在针灸治病过程中,必须始终注意观察病人的精神状态,这与《内经》"凡刺之法,先必本于神"的法则是一致的。而本段更具体提出"本神朝而后入"、"神不朝而勿刺"、"本神定而气随"。对临床时防止针刺意外事故和提高针灸疗效有一定的实用意义。

【提要】

阐述腧穴有节段、表里、交叉的治疗作用。

【原文】

天地人三才也,涌泉同璇玑、百会;上中下三部也,大包与天枢、地机。阳蹻、阳维并督带,主肩背腰腿在表之病;阴蹻、阴维、任、冲脉,去心腹胁肋在里之疑。二陵、二蹻、二交①,似续而交五大②;两间、两商、两井③,相依而别两支。

【注释】

① 二陵、二蹻、二交:均为穴名。二陵,即脾经的阴陵泉穴和胆经的阳陵泉穴。二蹻,即阳蹻脉的申脉穴和阴蹻脉的照海穴。二交,即胆经的阳交穴和脾经的三阴交穴。

② 五大:指头部和两手、两足。

③ 两间、两商、两井:均为穴名。两间,即大肠经的二间穴和三间穴。两商,即肺经的少商穴和大肠经的商阳穴。两井,即三焦经的天井穴和胆经的肩井穴。

【按语】

经穴因其所在经脉和所属脏腑不同,而其治疗作用也有不同,有呈节段性的治疗作用,有长于治疗里证,有偏于肢体表证;有因经脉交叉贯通而能治多经疾病的作用。本段举出"天地人"、"上中下"、"在里"、"在表"、"五大"去区分。并指出了奇经八脉的不同主病,可作临床时的参考。

【提要】

阐述针灸必须掌握准确的取穴方法。

【原文】

大抵取穴之法,必有分寸,先审自意,次观肉分;或伸屈而得之,或平直而安定。在阳部筋骨之侧,陷下为真;在阴分郄腘之间,动脉相应。取五穴用一穴必端,取三经用一经而可正。头部与肩部详分,督脉与任脉易定。明标与本,论刺深刺浅之经;住痛移疼,取相交相贯之径①。

【注释】

① 取相交相贯之径:选用各经互相交会的腧穴。

【按语】

不同的腧穴,对脏腑组织各有其特异作用,这是前人通过长期实践的经验总结。因此本段提出要"取五穴而用一穴"、"取三经而用一经"的严格认真取穴方法。要正确地掌握好骨度的分寸,取穴的体位,筋骨郄腘等解剖标置,十二经脉起止的标本,各穴的针刺深浅以及选取多经贯通的交会穴等取穴知识,才能达到取穴准确,确保针灸疗效。这种科学性较强的取穴方法,在近代针灸学中仍起着指导作用。

【提要】

阐述掌握各种经穴的治疗作用。

【原文】

岂不闻脏腑病,而求门、海、俞、募①之微;经络滞,而求原、别、交、会②之道。更穷四根、三结③,依标本而刺无不痊;但用八法、五门④,分主客⑤而针无不效。八脉始终连八会,本是纪纲;十二经络十二原,是为枢要。

【注释】

① 门、海、俞、募:门,指以"门"命名的腧穴,如郄门、神门、幽门等穴位。海,指以"海"命名的腧穴,如血海、少海等穴位。俞,指背俞,如肝俞、肾俞等穴位。募,指胸腹部的募穴,如中府、中脘等。这些穴位都是针灸治疗脏腑疾病的重要经穴。

② 原、别、交、会:原,指十二经原穴,如合谷、神门等。别,指别络,如列缺、丰隆等。交,指数经相交的穴位,如三阴交等。会,指八会穴。此外,还有经脉循环过程中交叉相会的腧穴。由于这些腧穴贯通数经,故能治疗数经病症。

③ 四根、三结:是十二经脉根结部位的腧穴。根穴分布在四肢远端。结穴分布在头、胸、腹部。《灵枢·根结篇》:"太阳根于至阴,结于命门,命门者,目也。阳明根于厉兑,结于颡大,颡大者,钳耳也。"

④ 八法、五门:八法有指"八法流注"之说;也有指"烧山火、透天凉、阳中隐阴、阴中隐阳、子午捣臼、进气法、留气法、抽添法"一说。五门,指十二经脉肘膝关节以下各经的"井、荥、输、经、合"五个特定穴位。

⑤ 主客:指用八脉交会穴治病时,要分主和客,主客相应。如杨继洲在《针灸大成》云:"主客者,公孙主,内关客之类是也。"

【按语】

在腧穴中,有些腧穴对人体脏腑组织有特殊治疗作用,其中一部分已列入近代针灸学的特定穴,但还有很大部分尚未得到深入整理,如本节提出的门、海、交会、四根、三结、标本等,都应进一步整理总结,以充分发挥经穴的特异作用。

【提要】

阐述子午流注逐日按时开穴针法。

【原文】

一日取六十六穴之法①,方见幽微,一时取一十二经之原②,始知要妙。

【注释】

① 一日取六十六穴之法:见《针灸四书·子午流注针经》阎明广称:"昼夜十二时,气血行过六十俞也。"窦氏据此而撰赋文。按此语意指子午流注针法而言。阎氏所称昼夜气行六十俞之法,明高武在《针灸聚英》中载:"六十六穴阴阳二经相合相生养子流注歌。"

② 一时取一十二经之原:明吴崑注称:"子在手少阴,丑在手太阳,寅在手少阳,卯在手阳明,辰在手太阳,巳在手阳明,午在足少阴,未在足太阳,申在足少阳,酉在足阳明,戌在足太阳,亥在足厥阴,按时取刺各经之原。"(见《针方六集》)

【按语】

子午流注针法是一种按时开穴的针法。它以五腧穴、原穴为基础,结合人体生理活动周期的规律开穴,并且要求所开腧穴必须是穴与用宜,所以有较好的疗效。过去对此法的重视不够,因而使用不够普及。由于近年来对"生物钟"的研究有了发展,因而子午流注按时开穴的针法又再为医家们所重视。本段提出的一日取六十六穴的方法有进一步研究的必要。

【提要】

阐述针灸要掌握补泻手法、配穴方法、经络辨证和脏腑辨证。

【原文】

原夫补泻之法,非呼吸而在手指;速效之功,要交正而识本经①。交经缪刺,左有病而右畔取;泻络远针②,头有病而脚上针,巨刺与缪刺各异,微针与妙刺相通③。观部分而知经络之虚实,视浮沉而辨脏腑之寒温。

【注释】

① 速效之功,要交正而识本经:交正,指十二经有阴阳表里相互配合。凡正经属阴经,属里属脏者,其交经必是阳经,属表属腑;如正经属阳者,属表属腑者,其交经必是阴经,属里属脏。针灸时,表里配合,选取表里经的腧穴配合治疗,可收到提高疗效的作用。

② 泻络远针:指泻络法和远道刺法。

③ 微针与妙刺相通:微针,指微小纤细的毫针。妙刺,指各种巧妙的刺法。用毫针进行各种巧妙的补泻刺法,就能发挥针刺的治疗效果。

【按语】

本段列举了左病右取,右病左取,上病下取,下病上取和远道取穴法,以及治疗络脉疾病的缪刺法,治疗经脉疾病的巨刺法等,都是常用有效的方法。并且指出能否达到补泻效应,主要依靠熟练的手技操作和准确的辨证论治。这些经验对临床很有指导作用。

【提要】

阐述做好针前准备,预防针刺意外。

【原文】

且夫先令针耀,而虑针损;次藏口内,而欲针温。目无外视,手如握虎;心无内慕,如待贵人。左手重而多按①,欲令气散。右手轻而徐入,不痛之因。空心恐怯,直立侧而多晕;背目沉掐②,坐卧平而没昏。

【注释】

① 左手重而多按:针刺前,先用左手拇指指爪甲在穴位上切按,以宣散气血,减轻疼痛。

② 背目沉掐:背着病人的视线,不要让病人直接看着进针。进针前先在穴上用拇指重切穴位,以减轻针刺疼痛。

【按语】

做好进针前的准备工作,是提高疗效,保证针刺安全的重要措施。本段指出,针前首先要洁净针具,检查针体有无缺损。对饥饿、恐惧的人不要扎针。要选坐卧体位,不要站着扎针。进针时要背着病人目光,不要让病人看着进针,并用左手指甲在穴位上重力切按,以分散病者注意力。进针时,指力要轻,既可减轻针刺疼痛,又可防止晕针、断针等事故的发生。这些扎针经验,很有实用意义。

【提要】

阐述关于按时取穴。

【原文】

推于十干、十变^①,知孔穴之开阖^②;论其五行、五脏,察日时之旺衰。

【注释】

① 十干、十变:十干,即甲、乙、丙、丁、戊、己、庚、辛、壬、癸等十个天干。它是古代计算日时的符号。变,指天干与五行脏腑经络配合后的演变。此处指自然界阴阳盛衰的十干与经络气血流注规律结合的子午流注、灵龟八法等按时开穴的针法。

② 孔穴之开阖:阖,闭合。子午流注和灵龟八法,是逐日按时开穴的针灸方法。凡应时的经穴经气旺,为开穴;不应时的经穴经气衰,为阖穴或称闭穴。

【按语】

应时的经穴经气旺,不应时的经穴经气衰,是各种按时开穴针法的理论依据。

【提要】

阐述妇科病的证治。

【原文】

伏如横弩,应若发机。阴交、阳别而定血晕^①,阴蹻、阳维而下胎衣^②。痹厥偏枯,迎随俾经络接续;漏崩带下,温补使气血依归。静以久留,停针待之。

【注释】

① 阴交、阳别而定血晕:阴交,指脾经的三阴交穴和任脉的阴交穴。阳别,是三焦经阳池穴的别名。意二穴配合,可以治疗子宫出血的血晕证。

② 阴蹻、阳维而下胎衣:阴蹻,指肾经与阴蹻相通的照海穴。阳维,指三焦经与阳维相通的外关穴。胎衣在胞中,赖肾气维系,针照海以泻肾,补外关以行气,两穴补泻配合,有下胎衣的作用。

【按语】

很多妇科疾病,都是针灸治疗的适应证。本段举出治疗血晕、胞衣不下、崩漏、带下的取穴和补泻方法,有一定的参考价值。

【提要】

阐述内科杂病的证治。

【原文】

必准者,取照海治候中闭塞^①;端定处,用大钟治心内之呆痴。大抵疼痛实泻,痒麻虚补^②。体重节痛而俞居^③,心下痞满而井主,心胀咽痛,针太冲而必除^④;脾冷胃痛,泻公孙而立愈。胸满腹痛刺内关,胁痛肋痛针飞虎,筋挛骨痛而补魂门,体热痨嗽而泻魄户^⑤。头风头痛,刺申脉与金门;眼痒眼疼,泻光明与地五。泻阴郄止盗汗,治小儿骨蒸^⑥;刺偏历利小便,医大人水蛊^⑦,中风环跳而宜针,虚损天枢而可取^⑧。

【注释】

① 取照海治喉中之闭塞:照海,肾经腧穴,八脉交会穴,阴蹻脉气所发。肾经循喉咙挟舌本,肾阴不足,虚火循经上炎,可致喉痹。补之可滋水济火,清利咽喉。对喉痹、声哑咽痛、咳唾有血者刺之有效。

② 疼痛实泻,痒麻虚补:疼痛多属经络的气血瘀滞不通,故用泻法,以去其实。瘙痒麻木,多由血气虚,营卫不和所致,故用补法,以补其虚。

③ 俞居:俞,指五输穴的输穴。居,治也。

④ 心胀咽痛,针太冲而必除:古人常把“心胸”二字并用,故此处的心胀,实指心胸胀满。太冲,肝之原穴。肝经“循喉咙之后,上入颃颡”。肝气郁结则胸胁胀痛。泻太冲,有疏肝解郁、清热泻火的功效。

⑤ 体热痨嗽而泻魄户:魄户,膀胱经腧穴,与其旁一寸半的肺俞,同为治虚痨咳嗽、阴虚潮热的要穴。

⑥ 泻阴郄止盗汗,治小儿骨蒸:阴郄,手少阴心经郄穴,汗为心液,泻阴郄穴有清心泻火、除烦热而止盗汗,治疗小儿骨蒸潮热、盗汗等症状的作用。

⑦ 刺偏历利小便,医大人水蛊:偏历,手阳明大肠经的络穴。水蛊,水臌病。大肠经主津液所生病。大肠经与肺经相表里,肺为水之上源,有调节水液代谢作用。偏历兼通两经,故有利小便而医臌胀的作用。

⑧ 虚损天枢而可取:虚弱劳损病证可取天枢穴治疗。天枢,胃经腧穴,大肠募穴。胃为水谷之海,后天气血生化之源。天枢在脐旁,为治中下焦脏腑病要穴,故很多疾病引起的虚损都可取天枢配合治疗。

【按语】

本段举出的喉痛、痴呆、关节疼痛、心下痞满、心胀、胸满、腹痛、胁肋疼痛、劳嗽、头痛、眼疾、盗汗、水蛊、中风、虚损等各系统器官病症的治疗。绝大部分都是循经取穴,其中以十二经肘膝以下的五输穴、原穴、郄穴、络穴为主。这些治疗脏腑器官取穴经验,对临床很有参考价值。关于疼痛、痒麻的属虚属实,应据具体病情辨证为准。

【提要】

阐述时间的针灸宜忌,以及补泻的基本手法。

【原文】

由是午前卯后,太阴生而疾温①;离左酉南,月朔死而速冷②。循扪弹怒,留吸母而坚长③;爪下伸提④,疾呼子而嘘短⑤。动退空歇,迎夺右而泻凉⑥;推内进搓,随济左而补暖⑦。

【注释】

① 午前卯后,太阴生而疾温:午前卯后,指辰巳两个时辰(即上午七时至十一时)。太阴,在此指月亮。太阴生,指农历每月初一之后。全晦的月亮由月缺至月圆。每天在中午前的辰巳两个时辰内,太阳的光热,由弱转强,气温渐高,相当于月亮在十五之前,由月缺至月圆一样,此时宜用温补法。

② 离左酉南,月朔死而速冷:离,是八卦中之一卦,属火位,居南方,地支是午,所以离是指午时。酉在西方,由午向左转至酉时,经过未申两个时辰。月朔死,指农历每月十五之后,月亮由圆渐转月缺,至初一(朔)而全晦。每天午时以后,未申两个时辰,夕阳西下,光热由强转弱,气温渐低,相当于每月十五之后,月亮由月圆转月缺一样,此时宜用冷泻法。

③ 留吸母而坚长:指补法可以使气血旺盛。留,是留针使热。《灵枢·经脉》:“寒则留之。”吸,是吸气时出针。母,是“虚则补其母、实则泻其子”的补母穴法。坚长,指用补法治疗后,病人可精神充沛、气血旺盛。

④ 爪下伸提:爪下,是指进针前,用指甲掐切穴位,使气血宣散。行针时将针在穴内向上提高为伸为提,向下插入为纳为插。提插的次数多少、快慢、轻重,均可以区分补泻。

⑤ 疾呼子而嘘短:疾,是用疾速进针。《灵枢·经脉》:“热则疾之。”呼,是呼气时出针。子,是补母泻子取穴法的泻子法。均属泻针法。嘘,是用口慢慢地呼气,嘘短,指用泻法后,病人张口呼气的肺失清肃症状减轻了。

⑥ 动退空歇,迎夺右而泻凉:动,指针进穴内深层后,将针提插捻动。退,将针提出。空,将针提高少许,让针下有一点空隙。歇,留针。迎夺,迎着经脉来的方向斜针,《灵枢·九针十二原》:“迎而夺之。”右,以右手拇食二指持针,拇指向后退,食指向前搓,使针身向右转。上述均属泻法,病者有针下凉的感觉。

⑦ 推内进搓,随济左而补暖:推内,指针刺入穴内浅层后,缓慢将针推入深层。《难经·第七十八难》:

"得气因推而内之。"进搓,进行搓捻手法。随济,顺着经脉去的方向斜针。《灵枢·九针十二原》:"随而济之。"左,以右手拇食二指持针,拇指向前推,食指向后退,使针体向左转。上述均属补法,针后病者有针下热感。

【按语】

本节根据日月的光热强弱论述补泻的宜忌。提出午前卯后辰巳两个时辰用温补法,离左酉南未申两个时辰用泻法。这种方法,与《素问·八正神明论》:"是以天寒无刺,天温无疑,月生无泻,月满无补,月廓空无治,是谓得时而调之"基本相同。由于它有很大的局限性,近代临床上已少使用,故只能作为参考。文中提出的提插、呼吸、捻转、迎随等补泻手法,虽有一定经验,但限于歌赋体裁,不可能详细描述,故应与其他文献互相参考使用。

【提要】

阐述针灸注意事项和禁忌。

【原文】

慎之! 大患危疾,色脉不顺①而莫针;寒热风阴②,饥饱醉劳而切忌。望不补而晦不泻③,弦不夺而朔不济④;精其心而穷其法,无灸艾而坏其皮;正其理而求其原,免投针而失其位。避灸处而加四肢,四十有九⑤;禁刺处而除六俞,二十有二⑥。

【注释】

① 色脉不顺:指形色和脉象不相符。

② 寒热风阴:指天气大寒大热,刮大风和阴晦天气。

③ 望不补而晦不泻:望,即望日,是农历每月十五日。晦,即晦日,是农历每月三十日。

④ 弦不夺而朔不济:弦,有上弦下弦,上弦为阴历每月的初七、初八日;下弦为阴历每月的二十二、二十三日。朔,农历每月的初一。意思是农历每月的上弦下弦不要用泻法,初一不要用补法。

⑤ 避灸处而加四肢,四十有九:指头面、胸腹背和四肢的禁灸部位共有四十九个穴位。(禁灸穴详见《腧穴学》)

⑥ 禁刺处而除六俞,二十有二:禁刺的穴位,除掉《灵枢·背俞》认为灸之则可,刺之则不可的肺俞等六个背腧穴外,共有二十二个禁穴。(禁针穴详见《腧穴学》)

【按语】

上文将色脉不符、气候寒温、饥饱劳醉、禁针灸穴等列为针灸禁忌事项。虽然与现代针灸临床不尽相同,但其中的饥饱劳醉和某些禁针灸穴,仍为临床治疗时所应注意的。

【提要】

重申著标幽赋之目的。

【原文】

抑又闻高皇抱疾未瘥,李氏刺巨阙而后苏;太子暴死为厥,越人针维会而复醒。肩井、曲池,甄权刺臂痛而复射;悬钟、环跳,华佗刺躄足而立行。秋夫针腰俞而鬼免沉疴,王纂针交俞而妖精立出,取肝俞与命门,使瞽士视秋毫之末;刺少阳与交别,俾聋夫听夏纳之声。

嗟夫! 去圣逾远,此道渐坠①。或不得意而散其学,或愆其能而犯禁忌。愚庸智浅、难契于玄言②,至道渊深,得之者有几? 偶述斯言,不敢示诸明达者焉,庶几乎童蒙之心启③。

【注释】

① 此道渐坠(zhuì 追)：这些高深的针灸学术逐渐衰落。

② 难契于玄言：契，切合、符合。玄言，深奥的道理。意即很难符合深奥的理论。

③ 庶几乎童蒙心启：也许对初学者的思路有所启发吧。心，意念、思路。

【按语】

　　本段用古时候名医的针灸治疗病案，说明针灸疗效的神验，进而叙述了由于针道渐衰，致使从事针灸专业的人，或"不得意而散其学"，"惩其能而犯禁"。作者鉴于针灸学的理论深奥，"愚庸智浅，难契于玄言"及"得之者有几？"等原因，著述本赋，以使深奥的针灸理论，能够标而明之，以利于初学者学习。

3·2　百症赋（全篇）

　　本赋论述多种病证的针灸辨证论治，配方取穴方法，因此以《百症赋》命名。

【提要】

　　阐述头面五官疾病的针灸辨证取穴配方。

【原文】

　　百症俞穴，再三用心。囟会连于玉枕、头风疗以金针①。悬颅颔厌之中，偏头痛止②；强间、丰隆之际，头痛难禁③。原夫面肿虚浮，须仗水沟、前顶④；耳聋气闭，全凭听会、翳风⑤。面上虫行有验，迎香可取⑥；耳中蝉噪有声，听会堪攻。目眩兮，支正、飞扬⑦；目黄兮，阳纲、胆俞⑧。攀睛攻少泽肝俞之所⑨，泪出刺临泣、头维之处⑩。目中漠漠，即寻攒竹、三间⑪；目觉䀮䀮，急取养老、天柱⑫。观其雀目肝气，睛明、行间而细推⑬；审他项强伤寒，温溜、期门而主之⑭。廉泉、中冲，舌下肿痛堪取⑮；天府、合谷，鼻中衄血宜追⑯。耳门、丝竹空，住牙疼于顷刻；颊车、地仓穴，正口喎于片时。喉痛兮，液门、鱼际去疗⑰；转筋兮，金门、丘墟来医⑱。阳谷、侠溪，颔肿口噤并治⑲；少商、曲泽，血虚口渴同施⑳。通天去鼻内无闻之苦㉑，复溜祛舌干口燥之悲㉒。哑门、关冲，舌缓不语而要紧㉓；天鼎、间使，失音嗫嚅而休迟㉔。太冲泻唇喎以速愈㉕，承浆泻牙疼而即移㉖。

　　【注释】

　　① 囟会连于玉枕、头风疗以金针：囟会，督脉腧穴，在前头部。玉枕，足太阳膀胱经腧穴，在后头部。督脉与膀胱经均入于脑，故二穴前后配合，有祛风、通络、止头痛的作用。

　　② 悬颅颔厌之中，偏头痛止：悬颅、颔厌二穴均为足少阳胆经腧穴，在侧头部。二穴配合，有宣泄局部风热邪气，通经止痛作用。可治疗肝胆风热，邪客于少阳经引起的偏头痛。

　　③ 强间、丰隆之际，头痛难禁：引起头痛的原因有风、热、湿、痰、气虚、血虚等多种。丰隆，胃经络穴，别走太阳，连络脾胃二经，有健脾化湿除痰作用，对因痰湿循经上攻之头痛，有降逆除痰功效，是上病下取法。强间，督脉经腧穴，在后头属局部取穴方法，能通经镇痛。二穴配合是远道与局部配穴方法。

　　④ 原夫面肿虚浮，须仗水沟、前顶：面肿虚浮，指颜面及眼睑浮肿。《金匮要略·水气病脉证并治》："腰以上肿，当发汗乃愈。"水沟前顶均为督脉经穴。水沟是手足阳明、督脉之会。《类经图翼》："若风水面肿，针此一穴，出水尽，即顿愈。"前顶，《针灸聚英》："主头风目眩，面赤肿，水肿，小儿惊痫，瘛疭，肿痛。"

　　⑤ 听会翳风：三焦经和胆经均有支脉从耳后入耳中，出耳前。脉气阻滞，常出现耳聋。听会，足少阳胆经腧穴。翳风，手少阳三焦经腧穴。二穴均在耳部周围，能疏通耳部经气，为治疗耳聋、耳鸣要穴。

⑥ 面上虫行有验,迎香可取:面部皮肤象有虫爬行的感觉,多是血分有热。迎香穴在鼻翼旁,手阳明大肠经腧穴,是手足阳明之会,阳明多气多血,热盛血燥所致的面部疾病,泻迎香穴,能清燥热止面痒。

⑦ 支正、飞扬:支正,手太阳小肠经络穴。飞扬,足太阳膀胱经络穴。两经均有经脉分布于眼。小肠与心相表里,心经又连目系。膀胱经起于目内眦,与肾经相表里。《灵枢·大惑论》:"骨(肾)之精为瞳子。"故支正飞扬二穴与眼的关系很密切,上下配合,治目眩而有效。

⑧ 目黄兮,阳纲、胆俞:目黄是黄疸病特有症状。主要是肝胆湿热,或脾肾寒湿所致。阳纲、胆俞均为膀胱经腧穴,胆俞又是胆之背俞穴,故有疏通胆道,调理脾胃,清热化湿的作用。可治疗黄疸。

⑨ 攀睛攻少泽肝俞之所:攀睛,即胬肉攀睛。少泽,小肠经井穴,小肠经分布于眼内外眦,与心相表里,心经连目系。肝俞,肝的背俞,肝开窍于目。二者相配,有清心火、明目去翳的作用。

⑩ 泪出刺临泣、头维之处:头临泣,足少阳胆经之腧穴,是胆、膀胱、阳维三脉之会。头维,足阳明胃经腧穴,又为胃经与胆经之会穴。二穴均分布于前额。胆经起于目外眦,胃经起于鼻,在眼眶下循行,胆与胃的经别,都连于"目系",故二穴配合能治泪出。

⑪ 目中漠漠(mò 莫),即寻攒竹、三间:漠,沙漠。漠漠,在此作密布貌解,目中漠漠,指视物纷乱不清。攒竹,足太阳膀胱经腧穴。三间,手阳明大肠经输穴,两经均有经别连于目系。膀胱经起于目内眦,阳经主表,故二穴以治外感风热、目生翳膜、目视不清者为宜。

⑫ 目觉䀮䀮,急取养老、天柱:目觉䀮䀮,指视觉不清。养老,手太阳小肠经郄穴。小肠经脉至目内眦和目外眦,又主液所生病,故为气血亏损、津液不能上奉所致的目视不明常用穴。天柱,足太阳膀胱经穴,膀胱经脉起于目内眦,与肾相表里。《灵枢·大惑论》:"骨之精为瞳子。"对精气不足的目视不明有效。《灵枢·口问》:"泣不止则液竭,液竭则精不灌,精不灌则目无所见矣,故命曰夺精,补天柱。"

⑬ 观其雀目肝气,睛明、行间而细推:雀目,为夜间视物不清。肝藏血,开窍于目,肝血不上荣于目,故在暗处不能视物。睛明,足太阳膀胱经腧穴,是手足太阳、阳明、阴蹻、阳蹻脉之会。诸经均与眼连系,取睛明又是局部取穴。行间,是足厥阴肝经之荥穴,肝经连于目系,开窍于目,属上病下取法。二穴配合,以滋肝明目。

⑭ 审他项强伤寒,温溜、期门而主之:项强伤寒,是指外感寒邪,见脉浮、头项强痛而恶寒的太阳病症。温溜,手阳明大肠经郄穴,有疏通卫阳解表退热作用,适用于外感早期。期门,是足厥阴肝经募穴,足厥阴最后的穴位。伤寒刺期门,有宣泄邪气,使不再传经的作用。

⑮ 廉泉、中冲,舌下肿痛堪取:舌为心之苗,舌下肿痛,心火炽盛者居多。廉泉,任脉经穴,任脉和阴维之会,在喉结上方。有清局部邪热、消肿止痛的作用。中冲,手厥阴心包经井穴。心包为心之外卫,属火。泻中冲有清心泻火的作用。

⑯ 天府、合谷,鼻中衄血宜追:天府,肺经腧穴,肺开窍于鼻。《灵枢·寒热病》:"暴瘅内逆,肝肺相搏,血溢鼻口,取天府。"合谷,手阳明大肠经原穴。大肠经上挟鼻孔,与肺相表里。合谷与天府表里配合,有疏风清热止血的作用。

⑰ 喉痛兮,液门、鱼际去疗:咽喉为肺胃门户,喉痛有寒、热、虚、实之分,此处指肺胃热炽之实证。液门,三焦经的荥穴。鱼际,肺经荥穴。《难经·六十八难》:"荥主身热。"泻液门、鱼际,有疏风清热、利咽喉的作用。

⑱ 转筋兮,金门、丘墟来医:金门,膀胱经的郄穴,阳维脉发之处。《灵枢·经脉》:膀胱经的循行"下合腘中,以下贯腨内"。故金门穴能缓解小腿转筋。丘墟,足少阳胆经原穴,胆与肝相表里,肝主筋,有舒筋活络的作用。

⑲ 阳谷、侠溪,颔肿口噤并治:颔肿口噤,多由外感风热,温毒侵袭所致。阳谷,小肠经经穴,属火。小肠经的支脉循颈上颊至目外眦。侠溪,足少阳胆经荥穴。《灵枢·经脉》:胆经"下耳后,循颈。""别锐眦,下大迎,合于手少阳,抵于䪼,下加颊车,下颈,合缺盆。"故泻此二穴,有清热解毒、消肿散结的作用,能治疗颔肿口噤。

⑳ 少商、曲泽,血虚口渴同施:血虚口渴,指温热病,血虚生热,化燥伤津,口干渴饮的症状。少商,手太

阴肺经井穴,能泻肺热。曲泽,手厥阴心包经合穴,能清心火。二穴配合,有清热泻火、生津解渴的功效。

㉑　通天去鼻内无闻之苦:鼻内无闻,指鼻不闻香臭或鼻塞不通。通天,足太阳膀胱经腧穴,为治疗鼻疾常用腧穴。

㉒　复溜祛舌干口燥之悲:舌干口噪,多因阴虚火旺。复溜,足少阴肾经的经穴,属金。肾经循喉咙、挟舌本,肾经属水,复溜属金,肾阴不足,补复溜,是虚则补其母的取穴法。补复溜能滋阴降火,生津解渴,故治舌干口燥之症。

㉓　哑门、关冲,舌缓不语而要紧:哑门,督脉腧穴。《甲乙经》"瘖门入系舌本。"(瘖门即哑门)"舌缓瘖不能言,刺哑门。"关冲,三焦经井穴。《灵枢·经筋》:"其支者,当曲颊,系舌本。""其病当所过者,即转筋舌卷。"故哑门、关冲能治舌缓不语。

㉔　天鼎、间使,失音嗫嚅而休迟:天鼎,手阳明大肠经腧穴,在颈部为局部取穴。间使,手厥阴心包经的经穴。心包为心之外卫,代心受邪。心开窍于舌,与发声有密切关系。《灵枢·顺气一日分为四时》:"病变于音者,取之经。"故二穴配合,可治失音嗫嚅之症。嗫嚅,语言塞涩,想说又说不出话来的样子。

㉕　太冲泻唇喎以速愈:太冲,肝经原穴。肝主筋,主风。《灵枢·经脉》指出,肝经支脉是"下颊里,环唇内。"唇喎属于肝阳上逆,肝风内动,风中经络者,泻太冲,有平肝熄风的作用,可治疗唇喎。

㉖　承浆泻牙疼而即移:承浆,为任脉经穴,任脉、足阳明之会。任脉上颐环唇,足阳明胃经"入上齿中,环出挟口环唇,下交承浆"。故承浆治风火牙痛、阳明郁热的牙痛,有清热泻火、消肿止痛的作用。

【按语】

本段讨论二十多种头面五官病证的配穴处方。主要方法有五官局部邻近取穴,循经远道取穴,背腧取穴等三种。其中以五官邻近取穴最多,循经远道取穴次之,背俞又次之,这与脏腑病证,多以俞募取穴之法不同。在五官局部邻近取穴,有疏泄局部邪气,宣通局部经气,活血散瘀,消肿止痛的作用,是治疗五官病证的重要取穴方法。循经远道取穴和背俞取穴多用于慢性病证,可起到互相配合的作用。

【提要】

阐述外感病的取穴配方。

【原文】

项强多恶风,束骨相连于天柱①;热病汗不出,大都更接于经渠②。

【注释】

①　项强多恶风,束骨相连于天柱:项强恶风,是伤寒太阳病的症状。束骨、天柱都是足太阳膀胱经的腧穴,束骨又是输穴。《难经·六十八难》:"俞主体重节痛。"天柱,在颈项局部,有疏散头部风邪,缓解颈项强痛的疗效。

②　热病汗不出,大都更接于经渠:大都,足太阴脾经荥穴,脾主肌肉,荥主身热。经渠,手太阴肺经的经穴,肺主皮毛。《难经·六十八难》:"经主喘咳寒热。"经渠能发汗解表,止咳平喘。二穴配合有共奏发汗解表,退热的作用。

【按语】

本段提出治疗外感风寒以太阳经穴为主,治外感风热以肺经穴为主,虚者佐以脾经腧穴,对外感疾病的针灸配穴,有一定的启示。

【提要】

阐述四肢、胸胁疾病的取穴配方。

【原文】

且如两臂顽麻,少海就傍于三里;半身不遂,阳陵远达于曲池①。建里、内关,扫尽胸中之苦闷②；听宫、脾俞，祛残心下之悲凄③。久知胁肋疼痛，气户、华盖有灵④；腹内肠鸣，下脘、陷谷能平⑤。胸肋支满何疗，章门、不容细寻⑥。膈痛饮蓄难禁，膻中、巨阙便针⑦。胸满更加噎塞，中府意舍所行；胸膈停留瘀血，肾俞、巨髎宜征。胸满项强，神藏、璇玑已试，背连腰痛，白环委中曾经⑧。

【注释】

① 半身不遂，阳陵远达于曲池：阳陵泉，为胆经合穴，筋之会穴。胆经与肝经相表里，肝藏血主筋。阳陵泉有通经活络舒筋壮骨的作用，可治疗四肢筋骨不利。曲池，手阳明大肠经合穴。《灵枢·终始》："从腰以上者，手太阴阳明皆主之。"故阳陵曲池相配，可治疗半身不遂偏枯瘫痪。

② 建里内关，扫尽胸中之苦闷：建里，任脉经穴。内关，手厥阴心包经络穴，八脉交会穴之一，通于阴维。《难经·二十九难》："阴维为病，苦心痛。"二穴配合，有宽胸利膈、降逆止呕的作用，可治疗胸部疾患。

③ 听宫、脾俞，祛残心下之悲凄：听宫，手太阳小肠经腧穴，是手太阳、手足少阳三脉的会穴。小肠与心相表里，心藏神。脾俞，脾的背俞穴，有健脾生血作用。二穴配合，可消除因心气虚祛出现悲哀、消极、忧愁、不安的症状。

④ 久知胁肋疼痛，气户、华盖有灵：气户，阳明胃经腧穴。华盖，任脉腧穴。二穴皆在胸中，有宣通胸胁局部经络，行气止痛的作用。

⑤ 腹内肠鸣，下脘、陷谷能平：下脘，任脉经穴，是任脉与足太阴脾经的会穴。陷谷，足阳明胃经的输穴，经脉内连脾胃。二穴均有化湿行湿、调理脾胃的作用，故可治胃肠疾病。

⑥ 胸胁支满何疗，章门、不容细寻：章门，肝经腧穴，肝胆经之会穴，脾的募穴，脏之会穴。在胁肋部，有疏肝解郁，宽胸止痛作用。不容，足阳明胃经穴，穴近胸膈。二穴配合，可治胸胁胀痛。

⑦ 膈痛饮蓄难禁，膻中、巨阙便针：《金匮要略》："饮后水流在胁下，咳唾引痛，谓之悬饮。"膻中，是任脾、肾、三焦、小肠诸脉之会，气之会穴，心包的募穴。有清肃肺气，加强气机运化水液作用。巨阙，任脉腧穴，心的募穴，有治心胸满痛，咳逆痰饮的作用。

⑧ 背连腰痛，白环委中曾经：腰背痛多为风寒湿、湿热等邪侵袭；或肾气不足，跌仆损伤所致。白环，即白环俞，在腰骶部。委中，在腘窝横纹中点。均为足太阳膀胱经腧穴。委中又是膀胱的下合穴。本经循行于腰背，下腘中。《灵枢·经脉》："是主筋所生病……项背腰尻腘腨脚皆痛。"二穴同用，属局部与循经远道取穴配穴法，为治疗腰腿痛常用配方。

【按语】

胸为心肺的所在，十二经脉除了膀胱经外，其他的经脉都循行于胸胁部，或起于胸中，故引起胸胁疾病的原因较复杂。本段按胸胁病证的病位、症状、病因、病机，提出辨证取穴方法。如属气机不舒作痛者，以局部取穴与循经远道取穴、宣通气机为主。如因痰饮或瘀血内停者，以局部取穴或用募穴以利气散结，消除局部病邪等，对临床有一定参考价值。

【提要】

阐述痉挛抽搐病证的针灸取穴配方。

【原文】

脊强兮水道、筋缩①，目眴兮颧髎、大迎②，痉病非颅息而不愈③，脐风须然谷而易醒④。委阳、天池，腋肿针而速散⑤；后溪、环跳，腿疼刺而即轻⑥。

【注释】

① 脊强兮水道筋缩：筋缩，对筋脉挛缩所致的脊柱背强直有较好疗效。水道，足阳明胃经腧穴。《素问·骨空论》："督脉生病治督脉，治在骨上，甚者在脐下营。"二穴前后配合，是治疗脊背强直有效配方。

② 目眴兮颧髎、大迎：颧髎，手太阳小肠经腧穴，是手太阳、手少阳之会。《灵枢·经脉》小肠经脉"其

支者别颊上頔,抵鼻至目内眦,斜络于颧。""从缺盆循颈上颊至锐眦。"大迎,足阳明胃经腧穴,手足阳明之会。胃经起于鼻,从眼眶下循鼻外侧下行。因二穴均有经脉与眼睑连系,故能治眼睑𥆧动。

③ 痉病非颅息而不愈:痉病,多由高热伤津,筋脉失养,以致出现痉挛抽搐,或角弓反张的症状。颅息,手少阳三焦经分布在耳后的腧穴。在颅息泻出血,有清热泻火、镇痉和止吐的作用。

④ 脐风须然谷而易醒:脐风,即婴儿破伤风。然谷,足少阴肾经的荥穴。《灵枢·经脉》:肾经"上贯肝膈循喉咙入肺中。""其支者,复从肺出络心,注胸中。"《难经·六十八难》:"荥主身热。"故然谷一穴并通心、肝、肺、肾经。泻然谷,有清热泻火、益阴潜阳、熄风镇痉的作用,可治疗脐风。

⑤ 委阳、天池,腋肿针而速散:天池,手厥阴心包经腧穴,在乳外一寸。《灵枢·经脉》:心包经"其支者,循胸出胁,下腋三寸,上抵腋下"。"是动则病腋下肿……"委阳,足太阳膀胱经腧穴,三焦腑的下合穴。三焦与心包相表里,在心包经脉所过之处,发生肿痛,二穴上下相应,俾能宣通经络、加速腋肿的消散。

⑥ 后溪、环跳,腿疼刺而即轻:后溪,手太阳小肠经的输穴,八脉交会穴之一,通于督脉。《素问·骨空论》:督脉"别绕臀至少阴与巨阳(足太阳膀胱经),中络者,合少阴,上股内廉后,贯脊属肾。"后溪通于督脉,与膀胱经连接,故治下肢疼痛而有效,是下病上取法。环跳,足少阳胆经在髀枢部的腧穴,亦是足少阳与足太阳之会穴。足太阳膀胱经是动病,"腰似折,髀不可以曲,腘如结,腨如裂"。胆经所生病,"胸、胁、肋、髀、膝外廉、胫绝骨及诸节皆痛"。故环跳穴是针灸治疗下肢疼痛的重要经穴。

【按语】

本段列举各种痉挛抽搐,角弓反张等抽风证候的取穴配方。使用的穴位,包括督脉、手足太阳、足阳明、手足少阳等阳经以及足少阴经腧穴。这些穴位均有清热泻火、镇痉熄风、滋水涵木的作用。但抽风病情复杂,临证时应根据具体情况进行辨证施治。

【提要】

阐述神志疾病的针灸取穴配方。

【原文】

梦魇不宁,厉兑相谐于隐白①;发狂奔走,上脘同起于神门②。惊悸怔忡,取阳交、解溪勿误③;反张悲哭,仗天冲、大横须精。癫疾必身柱、本神之令④,发热仗少冲、曲池之津⑤。岁热时行,陶道复求肺俞理⑥;风痫常发,神道还须心俞宁⑦。

【注释】

① 梦魇(yǎn 演)不宁,厉兑相谐于隐白:魇,噩梦,或睡中惊叫。多由痰火扰乱,或思虑伤脾,或心肾不交,或气血虚弱所致。厉兑,足阳明胃经井穴。隐白,足太阴脾经井穴,十三鬼穴之一。二穴配合,健脾除痰,使心神安宁,梦魇亦随之消失。

② 发狂奔走,上脘同起于神门:《难经·二十二难》:"重阳者狂,重阴者癫。"《灵枢·经脉》足阳明胃经病候:"病至则恶人与火,闻木声则惕然而惊,心欲动,独闭户塞牖而处,甚则欲上高而歌,弃衣而走……"故伤寒有阳明热盛发狂之症。上脘,是任脉、手太阳、足阳明之会,有化滞除痰、安神定志作用。神门,手少阴心经输穴,心之原穴,心藏神,故神门统治心烦、癫狂、失眠、怔忡、健忘。二穴配合,有清热除痰、宁心安神的作用。

③ 惊悸怔忡,取阳交、解溪勿误:阳交,足少阳胆经腧穴,足少阳、阳维之会,阳维之郄穴。胆主决断,胆气虚则易惊。《难经·二十九难》:"阳维维于阳,阴维维于阴,阴阳不能自相维,则怅然失志,溶溶不能自收持。"故阳交能调摄阴阳。解溪,足阳明胃经的经穴。本穴属火,胃经的母穴,补火生土,能健脾胃,补气血,益心脾,故以二穴配合治疗惊悸怔忡。

④ 癫疾必身柱、本神之令:本神,足少阳胆经、阳维脉之交会。肝胆相表里,诸风掉眩皆属于肝。身柱,督脉经穴。《难经·二十八难》:"督脉者,起于下极之俞,并于脊里,上至风府,入属于脑。"二穴配合,可清热熄风,开窍醒神。

⑤ 发热仗少冲、曲池之津：少冲，手少阴心经井穴。心藏神，属火。热病神昏谵语，泻少冲，能清热泻火，开窍醒神。曲池，手阳明大肠经合穴。阳明为两阳合明，阳气至盛，泻曲池有解表清热的作用。二穴配合，可治疗一般热症。

⑥ 岁热时行，陶道复求肺俞理：岁热时行，指有季节性的温热病。陶道、督脉经腧穴，督脉、足太阳之会。督脉统督诸阳，《针灸大成》"主痎疟寒热，洒淅脊强，烦满"。肺俞，足太阳膀胱经腧穴，肺脏精气在背部转输之处，温邪上受，首先犯肺，故肺俞为调理肺脏的要穴。本方以陶道治标，肺俞治本，为标本兼治之法。

⑦ 风痫常发，神道还须心俞宁：风痫，即癫痫病。神道，督脉经腧穴，左右心俞穴之中间。心俞，膀胱经腧穴，心的背俞穴，心脏精气在背部输注之处。心藏神，督脉入属于脑。故取神道、心俞能治癫痫病。《素问·刺热论》："热病气穴，五椎下间（神道穴）主肝火。"故神道又治肝热。二穴配合，有清心开窍、镇肝熄风、止痉的作用。

【按语】

本段对惊悸怔忡，失眠多梦，癫、狂、痫等神志病证，用督、任、心、脾、足三阳等经的腧穴治疗，提示了针灸治疗神志疾病的主要经脉和辨证取穴的规律。

【提要】

阐述常见内科杂病的针灸取穴配方。

【原文】

　湿寒湿热下髎定①，厥寒厥热涌泉清②。寒慄恶寒，二间疏通阴郄暗③；烦心呕吐，幽门开彻玉堂明④。行间、涌泉，主消渴之肾竭⑤；阴陵、水分，去水肿之脐盈⑥。痨瘵传尸，趋魄户、膏肓之路⑦；中邪霍乱，寻阴谷、三里之程⑧。治疸消黄，谐后溪、劳宫而看；倦言嗜卧，往通里、大钟而明。咳嗽连声，肺俞须迎天突穴；小便赤涩，兑端独泻太阳经⑨。刺长强于承山，善主肠风新下血，针三阴于气海，专司白浊久遗精。且如肓俞、横骨，泻五淋之久积⑩；阴郄，后溪，治盗汗之多出。脾虚谷以不消，脾俞、膀胱俞觅；胃冷食而难化，魂门、胃俞堪责。

【注释】

① 湿寒湿热下髎定：下髎，足太阳膀胱经腧穴，是足太阴脾经、足厥阴肝经、足少阳胆经之会。有健脾利湿、清下焦湿热的作用。

② 厥寒厥热涌泉清：指阴阳失调，厥气上逆的症状。《素问·厥论》："阳气衰于下，则为寒厥，阴气衰于下，则为热厥。"涌泉，足少阴肾经井穴。肾为人身元阴元阳所在。《灵枢·顺气一日分为四时》："病在脏取之井。"故涌泉可治厥证，热厥宜针泻，寒厥宜灸补。

③ 寒慄恶寒，二间疏通阴郄暗：寒慄恶寒，为热病早期症状之一。《素问·至真要大论》："诸噤鼓慄，如丧神守，皆属于火。"二间，手阳明大肠经荥穴。《灵枢·经脉》：手阳明经"气盛有余，则当脉所过者热肿，虚则寒慄不复。"阴郄，手少阴心经郄穴，二穴配合，可治因热病而发生的寒慄恶寒病证。热证宜针泻，虚证可灸补。

④ 烦心呕吐，幽门开彻玉堂明：幽门，足少阴肾经在腹部的腧穴，是肾经、冲脉之会。肾经从肾上贯肝膈。玉堂，任脉腧穴，在胸骨部。幽门、玉堂都属于局部取穴，有宽胸和胃，降逆止呕的作用。

⑤ 行间、涌泉，主消渴之肾竭：行间，足厥阴肝经的荥穴，属火，又为肝经子穴。实则泻其子，泻之有清热泻火的作用。涌泉，足少阴肾经井穴，属木，为肾经之子穴，按照实则泻其子法，肾热泻之，有清热养阴的作用。

⑥ 阴陵、水分，去水肿之脐盈：阴陵，足太阴脾经合穴。脾主运化。水分，任脉腧穴。《铜人腧穴针灸图经》："若水病灸之大良，可灸七壮至百壮，禁不可针，针水尽即毙。"二穴同用，有健运脾阳，利水消肿的作用。

　　⑦ 瘰瘵传尸,趋魄户、膏肓之路:瘰瘵传尸,即瘰瘵病。魄户,足太阳膀胱经腧穴,在肺俞穴旁开一寸半,与肺俞同为治疗肺脏病的要穴。膏肓,足太阳膀胱经腧穴,在魄户穴下一椎,为治疗虚痨、虚损疾患常用有效经穴。

　　⑧ 中邪霍乱,寻阴谷、三里之程:中邪,指突然发病。霍乱,指胃肠绞痛,上吐下泻,主要由于胃肠虚寒,升降失常所致。阴谷,足少阴肾经合穴。《灵枢·顺气一日分为四时》:"病在胃,及以饮食不节得病者,取之于合。"灸阴谷温肾阳,理下焦之虚寒。三里,即足三里,足阳明胃经合穴,胃的下合穴。《灵枢·邪气脏腑病形》:"合治内腑。"为针灸治疗肠胃病重要腧穴。二穴同用,有温中散寒,健脾胃,止吐泻的作用。

　　⑨ 小便赤涩,兑端独泻太阳经。小便色赤艰涩疼痛,多为心热移于小肠所致。兑端,督脉经穴。督脉统督诸阳,为阳脉之海,在头项的经穴多与膀胱经相交会,故泻兑端有清利湿热的作用。太阳经,指手太阳小肠经合穴小海穴,小肠有分清别浊的功能。小肠与心相表里,心热移于小肠所致的小便赤痛,口舌溃烂,泻兑端、小海二穴,有清热泻火、利尿通淋的作用。

　　⑩ 且如肓俞、横骨,泻五淋之久积:肓俞穴、横骨穴都是足少阴肾经腧穴,足少阴和冲脉的交会穴。肾主水,与膀胱相表里。二穴位于小腹,属局部取穴,有清热利尿、通淋止痛的作用。

【按语】

　　本段阐述了针灸治疗消渴、黄疸、水肿、瘰瘵、淋病、呕吐等十八种病证的取穴配方,对脏腑疾病的辨证取穴有一定的临床实用价值。

【提要】

　　阐述外科方面病证取穴规律。

【原文】

　　鼻痔必取龈交①,瘿气须求浮白②。大敦、照海,患寒疝而善蠲③;五里、臂臑,生疬疮而能治④。至阴、屏翳,疗痒疾之疼多⑤;肩髃、阳溪,消瘾风之热极⑥。

【注释】

　　① 鼻痔必取龈交:鼻痔,即鼻息肉。龈交,即龈交穴,是督脉在上唇内的腧穴,是督、任、胃三经之会。督脉从额至鼻柱,胃经起于鼻,任脉至口唇而与督脉相接,三经均与鼻有密切关系,故针灸龈交能驱风湿邪气,泻除鼻内蕴热。《甲乙经》:"鼻中瘜肉不利,鼻头额颊中痛,鼻中有蚀疮,龈交主之。"

　　② 瘿气须求浮白:浮白,胆经与膀胱经的交会穴。胆经起于目锐眦,循颈,下入缺盆。膀胱经起于目内眦,经头顶而下行于颈项。二经均循行颈项,浮白是两经的交会穴,故可调和气血,治疗颈项肿大的瘿气疾患。

　　③ 大敦、照海,患寒疝而善蠲:大敦,足厥阴肝经井穴,肝经"循股阴,入毛中,过阴器,抵小腹……"肝胆相表里,胆经"出气冲,绕毛际,横入髀厌中"。与外阴小腹关系密切。照海,足少阴肾经腧穴,阴蹻脉气所发之处。肾经从肾上贯肝膈,足少阴的经筋,结于阴器。照海并通肾和阴蹻,故能治疝痛。二穴配合,可治因寒气侵袭下焦,肝肾脉气壅滞所致的少腹疼痛,阴囊肿大,偏坠作痛的疝症。

　　④ 五里、臂臑,生疬疮而能治:疬疮,即瘰疬。五里、臂臑都是手阳明大肠经腧穴。《灵枢·经脉》:手阳明大肠经是"从缺盆循颈上颊。"臂臑更是手少阳、三焦、手足太阳、阳维之会。一穴而通多经到颈项,为治瘰疬有效要穴。二穴配合,能疏调三焦气滞,宣导阳明气血,除痰化湿,开郁散结,为治疗瘰疬常用要穴。

　　⑤ 至阴、屏翳,疗痒疾之疼多:至阴,足太阳膀胱经井穴,肾经始发之处。《灵枢·经脉》:"肾足少阴之脉,起于小趾之下,斜走足心……"肾水不足,心火亢盛,热盛血躁,则皮肤痒痛。膀胱主一身之表,至阴滋补肾阴,以水济火,凉血润燥,止皮肤之痒痛。屏翳,足阳明胃经腧穴。阳明多气多血,胃经主血所生病,泻之可清阳明气血之热,而止痒痛。

　　⑥ 肩髃、阳溪,消瘾风之热极:瘾风,即风疹块。肩髃和阳溪,都是手阳明大肠经的腧穴,肩髃又是手阳明、手太阳、阳蹻三脉之会。大肠与肺相表里,肺合皮毛,故风热所致的瘾疹,取肩髃、阳溪有效。

【按语】

本段所论瘿气、瘰疬、疝痛、瘾风等都是外科病证,由于针灸有清热解毒、消肿止痛、化痰散结的作用,故对治疗很多外科病有效。

【提要】

阐述妇科经带胎产疾病的取穴配方。

【原文】

抑又论妇人经事改常,自有地机、血海①;女子少气漏血,不无交信、合阳②。带下产崩,冲门、气冲宜审③;月潮违限,天枢、水泉细详④。肩井乳痈而极效⑤,商丘痔瘤而最良⑥。脱肛趋百会、尾翠之所,无子搜阴交、石关之乡⑦。

【注释】

① 妇人经事改常,自有地机、血海:经事改常,指月经不调。地机,足太阴脾经郄穴。血海,脾经腧穴。脾统血,与胃相表里,脾胃为后天气血生化之源。郄穴,是气血深聚之处,血海为血聚汇之所。二穴配合,有调气养血,补脾摄血作用,可治疗妇女月经疾病。

② 女子少气漏血,不无交信、合阳:少气漏血,是气虚不能摄血,冲任不固,经血淋沥不断的病证。交信,足少阴肾经腧穴,阴蹻脉的郄穴。肾乃元阴元阳所系,肾气不足,冲任不固可致少气漏血。交信穴有固肾培元,补气摄血的作用。合阳,足太阳膀胱经腧穴。膀胱与肾相表里,合阳是膀胱经第一行的腰中支脉与第二行挟脊支脉,在腘窝会合后的经穴,故名。《千金方》:"合阳主癏疝,崩中。"二穴配合,有补虚摄血的功效。

③ 带下产崩,冲门、气冲宜审:带下多由脾肾气虚,湿热或痰湿所致。产崩,多因冲任损伤,脾不统血,或肝经火旺,血热妄行,或瘀血郁滞,血不归经而致。冲门,是脾经分布在小腹部的腧穴,脾肝二经的交会穴,有调理脾肝两脏功能,固摄收敛,使血归经,健脾去湿止带作用。气冲,足阳明胃经腧穴,胃经与冲脉交会,有固摄冲任作用。二穴均靠近胞宫,为治妇科病的腧穴。

④ 月潮违限,天枢、水泉细详:天枢,足阳明胃经腧穴,大肠募穴,足阳明胃经、足少阴肾经、冲脉之会穴。胃为后天气血之源,肾藏精为先天之本。冲为血海,肾气盛,冲任通,月事按时而下。水泉,足少阴肾经郄穴,为肾经气血深聚之处。二穴配合有补肾益精,通经止痛的作用。

⑤ 肩井乳痈而极效:肩井,足少阳胆经腧穴,是足少阳胆经、手少阳三焦经、足阳明胃经和阳维四脉之会穴。胃经在胸部经乳而下行,胆经循胸过季胁结募穴于乳下,胆与肝相表里,故肩井有疏肝解郁,清热散结,消肿止痛的作用。对治疗因饮食厚味,胃火上蒸,或忿怒忧郁,肝经气滞所致的乳痈,有一定的疗效。

⑥ 商丘痔瘤而最良:痔瘤,即痔漏。商丘,足太阴脾经的经穴。脾主肌肉,主水谷的运化,若湿热注入大肠,则生痔瘤。商丘清热化湿,可治疗痔瘤。

⑦ 无子搜阴交、石关之乡:阴交,是任脉、冲脉、足少阴肾经之会穴。石关,为肾经与冲脉之会。任脉冲脉皆起于胞中,冲为血海,任主胞胎,故与女子精血有密切关系。肾为先天之本,藏精之处。二穴是冲任脉、肾经分布在脐腹部的腧穴,对妇女经带胎产有直接温补下焦,益精培元,调理冲任作用。

【按语】

本段专论妇女月经不调、闭经、崩漏、带下、妇人无子等妇科疾病的取穴配方。选用任、冲、脾、胃、肾、督等经脉均与精血胎产有关。配方多以局部取穴和循经远道取穴配合,尤多选取能贯通数经的交会穴。这些经验,对临床有一定指导意义。

【提要】

阐述关于积痢、疟癖等慢性病证的针灸取穴。

【原文】

中脘主乎积痢①,外丘收乎大肠②。寒疟兮商阳、太溪验③,疟癖兮冲门、血海强④。

【注释】

① 中脘主乎积痢：中脘，胃之募穴，腑之会穴，任脉、手太阳小肠经、手少阳三焦经、足阳明胃经四脉之会。取中脘，有补益脾胃，调整三焦功能以清除肠胃积滞治积痢的作用。

② 外丘收乎大肠：意即外丘穴能治疗脱肛。外丘，足少阳胆经郄穴。足少阳胆经的经筋结于尻部，胆经又与督脉络穴长强交会。故针灸外丘穴，可以作用于肛门治疗脱肛。

③ 寒疟兮商阳、太溪验：寒疟是由于寒气内伏，再感风邪而发作的疟疾。以寒多热少、头痛、无汗、脉紧为主症。商阳，手阳明大肠经井穴，大肠与肺相表里，故针灸商阳，有解表发汗退热的作用。太溪，足少阴肾经输穴、原穴，有振奋肾阳、消除阴寒作用。二穴配用，有温阳解表，扶正祛邪，发汗退热的作用。

④ 痃(xuán 悬)癖(pǐ 匹)兮冲门、血海强：痃，在脐两旁，有条状筋块扛起或痛或不痛。癖，指潜匿于两胁之间的积块，平时寻摸不见，痛时才有形迹。冲门、血海，均为足太阴脾经腧穴，冲门是足太阴脾经与足厥阴肝经的会穴。脾统血，肝藏血。二穴同用，有健脾疏肝、行气活血、消除积块的作用。

【按语】

痃癖积块，向被认为难治，但前人用针灸治疗有效，这些辨证施治、取穴配方规律，有作进一步研究的必要。

【提要】

强调针灸医生要树立良好的医德。

【原文】

夫医乃人之司命，非志士而莫为；针乃理之渊微，须至人①之指教。先究其病源，后攻其穴道，随手见功，应针取效。方知玄里之玄②，始达妙中之妙。此篇不尽，略举其要。

【注释】

① 至人：很有学问的人。

② 玄里之玄：深奥中的深奥。

【按语】

本段根据针灸的理论深博，内容丰富，适应证广，疗效迅速等特点，对针灸医生提出要求：①要树立全心全意为病者治疗，还要有牢固的专业知识。认为"医乃人之司命，非志士莫为"。②要深入钻研针灸理论，学习前人的经验。认为"针乃理之渊微，须至人之指教。"③要结合临床实践，首先进行辨证论治，然后取穴和行针。只有这样，才能达到"随手见功，应针而效。"才能理解针灸的"玄里之玄"、"妙中之妙"的治疗效果。

3·3 玉龙赋（全篇）

"玉龙"是强调本赋象玉龙一样，十分珍贵，是不易多得的针灸文献。《玉龙赋》是把玉龙歌的精要部分用赋的体裁写成，便于诵读和传授。由于内容切合实用，向来被用以指导临床取穴。

【提要】

阐述本赋是《玉龙歌》的主要内容精选而成。

【原文】

夫参博以为要，辑简而舍烦，总玉龙以成赋①，信金针以获安。

【注释】

① 总玉龙以成赋:本赋总辑宋代杨氏玉龙歌而成。《玉龙歌》首载于元代王国瑞的《扁鹊神应针灸玉龙经》中。

【按语】

玉龙歌虽然内容丰富,但文句冗长,繁杂难记。本赋精选其内容,赋词简练,故有利于学习和流传。

【提要】

阐述中风、头痛、鼻渊、耳聋、咳嗽痰多等症的取穴。

【原文】

原夫卒暴中风,顶门、百会;脚气连延,里、绝、三交①。头风鼻渊,上星②可用;耳聋腮肿、听会偏高。攒竹、头维,治目疼头痛③;乳根、俞府,疗气嗽痰哮。

【注释】

① 脚气连延,里、绝、三交:脚气,这里是指中风后遗症的下肢疾病。里,足三里。绝,绝骨穴,是髓之会穴。三交,三阴交穴,是足三阴交会处。三穴配合,有健脾去湿、强壮筋骨的作用。

② 上星:督脉经穴,有清泄诸阳之热的作用,对前头痛、鼻渊、鼻衄有疗效。

③ 攒竹、头维,治目疼头痛:攒竹,足太阳膀胱经腧穴,膀胱经起于目内眦,上额交巅,膀胱经是动病是"冲头痛,目似脱……"攒竹在眉头部,有疏风清热、止痛的作用。头维,足阳明胃经腧穴,也是胃经与胆经的会穴,胃经在眼眶下循行。胆经起于目锐眦,胆经的所生病是"头痛、颔痛、目锐眦痛、缺盆中肿痛"。二穴同用,对治疗偏正头痛,目赤肿痛有效。

【提要】

阐述痔漏、疝气、瘰疬、瘾疹、虚劳、痴呆以及腿膝肿痛的取穴。

【原文】

风市、阴市,驱腿脚之乏力;阴陵、阳陵,除膝肿之难熬。二白医痔漏①,间使剿疟疾;大敦去疝气,膏肓补虚劳。天井治瘰疬瘾疹,神门治呆痴笑咷。

【注释】

① 二白医痔漏:二白,经外奇穴,在腕横纹上四寸,桡侧腕屈肌腱两侧,一手两穴,有止血作用。

【提要】

阐述咳嗽、气喘、疝气、疮痍等症的取穴。

【原文】

咳嗽风痰,太渊、列缺宜刺①,尪羸喘促,璇玑、气海当知②。期门、大敦,能治坚疝疝气③;劳宫、大陵,可疗心闷疮痍④。

【注释】

① 咳嗽风痰,太渊、列缺宜刺:太渊,手太阴肺经输穴,肺之原穴。列缺,肺经络穴。肺主皮毛,风寒外束,肺失肃降出现咳喘,痰多。二穴配合,有疏风解表、止咳平喘的作用。

② 尪(wāng 汪)羸(léi 雷)喘促,璇玑、气海当知:尪羸,瘦弱。璇玑,任脉在胸部的经穴,刺之能缓解胸痛、喉痒、咳嗽,气喘等症状。气海,为任脉腧穴,有补益真气,固本培元的作用,为久病体弱,短气喘促等病证的治本要穴。二穴配合,有标本并治之妙。

③ 期门、大敦,能治坚疝疝气:期门,肝的募穴,肝、脾、阴维三脉之会。大敦,肝经井穴。肝经过阴器,抵小腹。肝主疏泄,肝藏血。二穴配合,可疏肝行气,祛瘀散结,祛寒止痛,消散疝癖疝气。

④ 劳宫、大陵,可疗心闷疮痍:疮痍,即疮疡。《素问•至真要大论》:"诸痛痒疮,皆属于心。"劳宫,手厥

阴心包络经的荥穴,荥主身热。大陵,心包经的输穴,原穴,属土,心包经的子穴,实则泻其子。二穴同用,能清心泻火,凉血解毒,治疮疡创伤。

【提要】

阐述心悸、疟疾、脚气、眼疾、尿多、乳肿等症的取穴。

【原文】

心悸虚烦刺三里①,时疫瘖疟寻后溪②。绝骨、三里、阴交,脚气③宜此;睛明、太阳、鱼尾④,目症凭兹。老者便多,命门兼肾俞而着艾⑤;妇人乳肿,少泽与太阳之可推⑥。

【注释】

① 心悸虚烦刺三里:心悸虚烦,是虚劳病常见症状。足三里,胃经合穴,有调理脾胃、补中益气、调和气血的作用。故针刺足三里,能治心悸虚烦之症。

② 时疫瘖疟寻后溪:时疫,为季节性流行性的急性传染病。瘖疟,为疟疾的统称。后溪,手太阳小肠经输穴,八脉交会穴之一,通于督脉。太阳主表,督脉统督诸阳,故后溪有清热解表的作用。

③ 脚气:指干湿脚气的病证。

④ 鱼尾:经外奇穴,在目锐眦外侧,有清热泻火、止痛消肿的作用。主治风热火邪所致的目赤肿痛,畏光羞明。

⑤ 老者便多,命门兼肾俞而着艾:老年人小便频数,夜尿多,小便失禁,多由肾气不足、命门火衰、下元虚寒、气虚不摄所致。命门,督脉经穴,肾俞、膀胱经腧穴,肾的背俞穴,肾脏精气输注于背部之处。用艾炙温肾壮阳,有固本培元的作用。

⑥ 妇人乳肿,少泽与太阳之可推:乳肿,是乳痈的症状。少泽,手太阳小肠经井穴,小肠与心相表里,手少阴之经筋,上入腋,交太阳挟乳里结胸中。太阳,瞳子髎之别名,足少阳胆经腧穴,胆经、三焦经、小肠经三经的会穴。《灵枢·经筋》:"其者上乘胁季胁,上走胁前廉,系于膺乳,结于缺盆……支者结于目眦为外维。"二穴的经脉均到乳,能清热解毒、消肿止痛,有治乳肿的作用。

【提要】

阐述咳嗽、背痛、黄疸、痔疾、泄泻等症的取穴。

【原文】

身柱蠲嗽,能除膂痛①,至阳却疸,善治神疲②,长强、承山,灸痔最妙;丰隆、肺俞,痰嗽称奇③,风门主伤冒寒邪之嗽④,天枢理感患脾泄之危⑤。

【注释】

① 身柱蠲嗽,能除膂痛:身柱,督脉经穴,左右两肺俞的中间,有宣通肺气、止咳除痰的作用,可治脊膂疼痛,与肺俞同为治肺脏疾患的要穴。

② 至阳却疸,善治神疲:至阳,督脉经穴,在第七胸椎棘突下陷中,位于肝、膈背俞之间。能清热去湿、健脾退黄,故为治黄疸要穴。

③ 丰隆、肺俞,痰嗽称奇:痰嗽,指以痰多为特征的咳嗽。丰隆,是足阳明胃经络穴,别走太阴脾经,沟通两经脉气。痰,多由脾湿而成。丰隆有健脾胃、化湿浊、除痰降逆作用。肺俞,有宣通肺气、止咳除痰的作用。二穴相配,有除痰止咳的作用。

④ 风门主伤冒寒邪之嗽:风门,足太阳膀胱经在背部的腧穴,膀胱经与督脉的会穴,是风邪出入之门户,有疏散风寒、发汗解表的作用。为治感冒风寒引起咳嗽常用穴。

⑤ 天枢理感患脾泄之危:天枢,足阳明胃经腧穴,大肠经的募穴,治理肠胃疾病要穴。针灸天枢能健脾化湿,调中止泻。可治脾胃虚弱、消化不良引起的泄泻。

【提要】

阐述伛偻、痿伛,伤寒、癫痫、蛊胀、脚痛等症的取穴。

【原文】

风池、绝骨,而疗乎伛偻①;人中、曲池,可治其痿伛②。期门刺伤寒未解,经不再传③;鸠尾针癫痫已发,慎其妄施④。阴交、水分、三里,蛊胀宜刺⑤;商丘、解溪、丘墟,脚痛堪追。

【注释】

① 风池、绝骨,而疗乎伛(yǔ 羽)偻(lóu 楼):伛偻,即曲背,驼背。《素问·生气通天论》:"阳气者精则养神,柔则养筋,开阖不得,寒气从之,乃生大偻。"风池,足少阳胆经腧穴,手少阳三焦经、足少阳胆经、阳维、阳蹻四脉之会。胆经主骨所生病,胆又与肝相表里,肝主筋。绝骨,为八会穴的髓会,髓藏于骨,髓以养骨。二穴配合,能治疗筋脉拘急、背曲不能挺直的伛偻病症。

② 人中、曲池,可治其痿伛:痿伛是肌肉痿弱无力,背脊弯曲的病证。《素问·痿论》:"治痿独取阳明者何也? 岐伯曰:阳明者,五脏六腑之海,主润宗筋,宗筋主束骨而利机关也……故阳明虚,则宗筋纵,带脉不引,故足痿不能用也。"人中是督脉腧穴,手阳明、足阳明、督脉之会。曲池,手阳明大肠经合穴。二穴相配,行阳明经气,补气血,壮筋骨,可治疗痿证背脊弯曲的病证。

③ 期门刺伤寒未解,经不再传:意思是针刺期门穴,可治伤寒未愈之证候。在《伤寒论》刺期门证候共五条,其症各见该条。期门,肝经腧穴,肝之募穴。是十二经最后的经穴,刺期门,以泻其邪,使不再传经。

④ 鸠尾针癫痫已发,慎其妄施:鸠尾,亦名尾翳,任脉的络穴。任脉行于腹,统任诸阴,与督脉相连接。督脉行于背,统督诸阳。针灸鸠尾有调理阴阳、定志宁神的作用。但鸠尾穴在胸膈间深部,内为重要脏腑所在,深刺恐生意外,故强调谨慎,不能妄施。

⑤ 阴交、水分、三里,蛊胀宜刺:阴交,即三阴交,足太阴脾经穴,足三阴经(肝、脾、肾)之会穴。脾主运化水湿,肾主水,故三阴交有健脾利湿作用。水分,能利水消肿。足三里,调理脾胃,加强运化功能。三穴配合,有健脾化湿,利水消肿,使因水毒结聚所致的蛊胀病出现的腹胀、尿少、黄疸症状得以缓解消除。

【提要】

阐述腕、臂、肘、肩、背痹痛,黄疸,伤寒无汗,伤寒有汗等症的取穴。

【原文】

尺泽理筋急之不用,腕骨疗手腕之难移。肩脊痛兮,五枢兼于背缝;肘挛痛兮,尺泽合于曲池。风湿传于两肩,肩髃可疗;壅热盛乎三焦,关冲最宜①。手臂红肿,中渚、液门要辨②,脾虚黄疸,腕骨、中脘何疑③。伤寒无汗,攻复溜宜泻;伤寒有汗,取合谷当随④。

【注释】

① 壅热盛乎三焦,关冲最宜:关冲,手少阳三焦经的井穴。三焦与心包相表里,热病传变由上焦传入中焦胃为顺传;传入心包络,为逆传。泻关冲有清三焦热盛的作用。

② 手臂红肿,中渚液门要辨:手臂红肿,为火热邪盛的阳证。中渚,手少阳三焦经输穴。液门,手少阳三焦经荥穴。《难经·六十八难》曰:"荥主身热,俞主体重节痛。"二穴配合,有清热泻火,凉血解毒,消肿止痛。

③ 脾虚黄疸,腕骨、中脘何疑:脾胃虚寒或寒湿发黄,用腕骨中脘穴。腕骨,手太阳小肠经原穴,小肠与心相表里,二经皆属火,能祛寒化湿,祛黄疸。中脘,任脉经穴,是小肠经、三焦经、胃经、任脉之会,腑的会穴,胃之募穴。二穴配合,有健脾胃、化湿、祛黄疸的作用。

④ 伤寒无汗,攻复溜宜泻;伤寒有汗,取合谷当随:感冒风寒无汗,是腠理闭密的表实证。复溜,足少阴肾经的经穴,属金,与肺金相应。经穴治喘咳寒热,故泻复溜,对身热无汗者有发汗解表的功效。伤寒有汗

是腠理不固的表虚证。合谷,是手阳明大肠经的原穴,大肠与肺相表里,阳经主表,肺合皮毛,故补合谷能固表止汗。

【提要】

阐述饱满气逆、脉伏、小腹胀、便秘、喘咳、口㖞、鼻塞、臂痛等症的取穴。

【原文】

欲调饱满之气逆,三里可胜;要起六脉之沉匿,复溜称神①。照海、支沟,通大便之秘②;内庭、临泣,理小腹之膜。天突、膻中医喘嗽③,地仓、颊车疗口㖞。迎香攻鼻窒为最,肩井除臂痛如拿。

【注释】

① 要起六脉之沉匿,复溜称神:六脉,指左右手的寸关尺三部脉。沉匿,指脉沉伏不见,是阳气不舒、气血困滞所致。复溜,足少阴肾经的经穴,属金,为肾经的母穴。补复溜,能振奋肾阳,畅行气血。

② 照海、支沟,通大便之秘:照海,足少阴肾经穴。肾司二阴,有滋阴增液作用。支沟,手少阳三焦经的经穴,五行属火,主泻火及气化。二穴配合,有鼓动气机、润燥通便的作用。

③ 天突、膻中医喘嗽:天突,任脉经穴,为任脉、阴维脉之会。膻中,在胸部两乳之间,为心包经之募穴,是脾、肾、三焦、小肠、任咏之会,八会穴之一,气之会穴。二穴配合,有理气止咳、降逆平喘的作用。

【提要】

阐述牙痛、眼疾、翻胃、虚汗、心悸、梦遗、尸劳、腰痛、足肿等症的取穴。

【原文】

二间治牙疼,中魁理翻胃而即愈①;百劳止虚汗②,通里疗心惊而即瘥。大小骨空,治眼烂能止冷泪;左右太阳,医目疼善除血翳。心俞、肾俞,治腰肾虚乏之梦遗;人中、委中,除腰脊痛闪之难制。太溪、昆仑、申脉,最疗足肿之迍③;涌泉、关元、丰隆,为治尸劳之例④。

【注释】

① 中魁理翻胃而即愈:中魁,经外奇穴,在手背中指近端,指关节的中点,为主治噎膈,反胃呕吐,鼻衄的有效穴。

② 百劳止虚汗:《中国医学大辞典》:"百劳穴,大椎穴之别名,是手三阳、足三阴、督脉之会。"有固表止汗作用。另一说,百劳为经外奇穴,在大椎上二寸,两侧各旁开一寸,治瘰疬、咳嗽、虚劳等病症。

③ 太溪、昆仑、申脉,最疗足肿之迍:太溪,足少阴肾经输穴、原穴。昆仑,足太阳膀胱经经穴。申脉是足太阳膀胱穴,阳蹻脉起点,八脉交会穴之一,通于阳蹻脉。三穴均分布于足踝,有通经活络,消肿止痛作用。可治疗足部肿痛、活动障碍。迍,难于行进的样子。

④ 涌泉、关元、丰隆,为治尸劳之例:尸劳,是一种传染性的痨瘵病。涌泉,足少阴肾经井穴,肾藏精,元阴元阳所在。《灵枢·顺气一日分为四时》:"病在藏,取之井。"故涌泉能滋肾养阴。关元,任脉经穴,小肠之募穴,足三阴、任脉之会,治疗虚损。丰隆,足阳明胃经络穴,能健脾胃,除痰浊。三穴配合,有补虚损、养阴益气除痰的作用。

【提要】

阐述惊风抽搐,肾气亏损,头风头痛,目赤痛,腹中痞块,大便秘结,九种心痛,赤带白带等症的取穴。

【原文】

印堂治其惊搐①,神庭理乎头风。大陵、人中频泻,口气全除②;带脉、关元多灸,肾败堪攻③。腿脚重疼,针髋骨、膝关、膝眼④;行步艰楚,刺三里、中封、太冲。

取内关于照海,医腹疾之块⑤;搐迎香于鼻内,消眼热之红⑥。肚痛秘结,大陵合外关于支沟;腿风湿痛,居髎兼环跳于委中。上脘、中脘,治九种心痛⑦;赤带、白带,求中极之异同⑧。

【注释】

① 印堂治其惊搐:印堂,经外奇穴,为督脉所过之部位,能开窍醒神,故可用以治疗小儿急慢性惊风。

② 大陵、人中频泻,口气全除:口臭,多为心脾火热上薰于口所致。大陵,心包经输穴、原穴。《灵枢·九针十二原》:"阳中之太阳,心也,其原出于大陵。"人中,督脉、手阳明大肠经、足阳明胃经三脉之会,经脉均入齿中,胃又与脾相表里,脾开窍于口,脾经连舌本,散舌下。心脾火热上炎发生口臭舌疮,二穴同泻,有清热泻火,除口气臭秽的功效。

③ 带脉、关元多灸,肾败堪攻:肾败,即肾气亏损。带脉,足少阳胆经穴,胆经带脉之会,与肾经经别相连。《灵枢·经别》:"足少阴之正。至腘中,别走太阳而合,上至肾,当十四椎,出属带脉。"关元,任脉经穴。关系人身的精血元气的部位。二穴同用,有补肾益精、固本培元的功效。

④ 髋骨、膝关、膝眼:髋骨,经外奇穴,在梁丘穴外开一寸五分。膝关,足厥阴经穴,在阴陵泉后一寸。膝眼,经外奇穴,在膝膑尖两侧凹陷中。三穴均主治腿膝痹痛。

⑤ 取内关于照海,医腹疾之块:内关,心包经络穴,联络三焦,八脉交会穴之一,通于阴维脉。心包经主脉所生病,三焦为阳气之父,包络为阴血之母。阴维维诸阴,故内关能治腹中气血凝结。照海,足少阴肾经,阴跷脉发起之处。《难经·二十九难》:"阴跷为病,阳缓而阴急。"照海能补肾,调和阴阳。二穴配合有宣导气血、疏通经络、医腹疾之块的作用。

⑥ 搐迎香于鼻内,消眼热之红:搐(chù 畜),牵动。这里作针刺解。迎香于鼻内,指内迎香穴。在内迎香搐刺出血,能清热泻火,治目赤痛。

⑦ 上脘、中脘,治九种心痛:九种心痛,泛指上腹部和前胸部的疼痛。二穴均为任脉腧穴,任脉循腹胸至咽喉,只要根据虚实寒热辨证,分别进行针灸补泻治疗,有消食导滞,健胃和中,温中散寒,清脾胃湿热,宽胸利膈,调气止痛的作用。

⑧ 赤带、白带,求中极之异同:赤带、白带虽然病因不同,但在中极穴施行不同的针灸补泻手法,却同样可以获得满意效果。中极,任脉腧穴,为肝、脾、肾、任脉之会,膀胱经之募穴。补之能健脾补肾,固摄冲任;泻之清热化湿,舒肝解郁。故为治疗带下的重要腧穴。

【提要】

阐述心虚热壅,目昏血溢和闪挫疼痛等症的取穴。

【原文】

又若心虚热壅,少冲明于济夺;目昏血溢,肝俞辨其实虚①。当心传之玄要,究手法之疾徐。或值挫闪疼痛之不足,此为难拟定之可袪。辑管见以便诵读,幸高明而无哂诸②。

【注释】

① 目昏血溢,肝俞辨其实虚:目昏即视物昏花,为肝肾不足、血气虚弱所致。血溢,指目睛红赤,多由肝胆火上炎而成。肝俞,足太阳膀胱经穴,肝的背俞穴。肝开窍于目,故肝虚补之,有补益肝血作用。肝实泻之,有泻肝胆火旺作用。

② 哂(shěn 审)诸:不要见笑它。

【按语】

本赋主要内容有两个方面:一是广泛讨论了内、外、妇、儿、五官科常见病症的针灸辨证论治的规律。内容丰富,如内科病证,就涉及心、肺、胃肠、泌尿、生殖、神志、运动等系统的疾病;外科有疮痍、瘰疬、疝气、痔漏等病症。其中痿偭、蛊胀、腹中结块、尸劳、瘰疬都是难治的病症,黄疸、时疫瘄疟是传染性疾病,而前人都列入针灸治疗的范围。这些经验,对扩大现今针灸科的治疗范围,提高疗效,都有实际的指导意义。二是在辨证取穴方面,本文有以下的规律:即五官科疾病,以在五官局部邻近取穴为主;四肢疾病以循经取穴与局部取穴配合使用;脏腑病证,以循经取穴为主,配合俞募取穴;外感时邪,以循经取穴为主;外科病证则以循经取穴为主,配合经外奇穴。此外,本赋对经外奇穴也很重视,全赋应用经外奇穴约占全部用穴的十分之一,这种辨证取穴规律,对指导针灸治疗取穴配方很有实用价值。

3·4　通玄指要赋(全篇)

通玄指要,是将深奥难明的针灸理论,与临床实践互相贯通,择要地用歌赋加以指出的意思,故名《通玄指要赋》它和《标幽赋》同为窦汉卿所著。但《标幽赋》偏重于理论的阐明,而本赋多侧重于治疗取穴的论述,是对针灸临床有参考价值的文献。

【提要】
阐述针灸有驱邪扶正,调和阴阳的治疗作用。

【原文】
必欲治病,莫如用针。巧运神机①之妙,工开圣理②之深。外取砭针,能蠲邪而扶正;中含水火③,善回阳而倒阴④。

【注释】
① 巧运神机:善于运用针灸医术。
② 圣理:古代高明的针灸理论。
③ 水火:指寒热。在此指补热泻凉的针刺法。
④ 善回阳而倒阴:能够泻除亢盛的阳热和使过盛的阴寒恢复温暖。

【按语】
本节指出针灸能祛邪扶正,调和阴阳,故能够治疗疾病。

【提要】
阐述针灸要掌握经络、腧穴和刺灸方法。

【原文】
原夫络别支殊,经交错综,或沟池溪谷以歧异①,或山海丘陵而隙共②。斯流派以难揆③,在条纲而有统。理繁而昧,纵补泻以何功? 法捷而明,自迎随而得用。

【注释】
① 沟池溪谷以歧异:经穴所在部位的深浅阔狭不同,气血流注有异,故经穴的命名也有区别。沟,是比较狭窄,如水沟、支沟。池,是比较浅的,如曲池、阳池。溪,是肉之小会,如解溪、阳溪。谷,是肉之大会,如合谷、前谷。
② 山海丘陵而隙共:也是形容经穴所在部位的状态。山,形容肌肉较丰厚的腧穴,如承山。海,是比较深的,如血海。丘、陵,都是骨肉凸高部位的腧穴,如丘墟、阳陵。隙,是骨节间的孔隙,亦指特定穴的隙穴,如阴隙、隙门。
③ 斯流派以难揆:经络的支流和派别难于掌握。揆(kuí 葵),掌握。

【按语】
本段提出必须掌握经络的循行分布和各类腧穴的作用,针刺才能取得良好效果。否则,虽然做了补泻刺法,也是徒劳无功的。

【提要】

阐述行步难移、脊臂强痛、风伤项急、头晕目眩等症的取穴。

【原文】

且如行步难移,太冲最奇①。人中除脊臂之强痛②,神门去心性之呆痴。风伤项急、始求于风府③;头晕目眩,要觅于风池④。

【注释】

① 且如行步难移,太冲最奇:太冲,足厥阴肝经输穴、原穴。肝主筋,藏血。《素问·五脏生成》:"故人卧血归于肝,肝受血而能视,足受血而能步,掌受血而能握,指受血而能摄。"《灵枢·九针十二原》:"五脏有疾,当取十二原。"太冲有舒筋活络的作用,可治下肢瘫、痹、痿等症。

② 人中除脊臂之强痛:人中,督脉经腧穴。《难经·二十九难》:"督之为病,脊强而厥。"人中,有通调督脉经气血、治脊臂强痛的作用。

③ 风伤项急、始求于风府:督脉为阳脉之海,表为阳。风寒外束肌表,颈项强痛,恶风寒者。泻风府,有疏风散寒、解除颈项强急症状的作用。

④ 头晕目眩,要觅于风池:风池,足少阳胆经腧穴。肝与胆相表里。《素问·至真要大论》:"诸风掉眩,皆属于肝。"肝开窍于目,肝血虚,则视物不明,肝胆火旺,则目赤痛。故风池有疏风解表、清利头目的作用,可治眩晕。

【提要】

阐述五官、四肢、黄疸等疾病的取穴。

【原文】

耳闭须听会而治也,眼痛则合谷以推之①。胸结身黄,取涌泉而即可②;脑昏目赤,泻攒竹以偏宜。但见两肘之拘挛,仗曲池而平扫;四肢之懈惰,凭照海以消除③。

【注释】

① 眼痛则合谷以推之:合谷,手阳明大肠经原穴。阳明行人身之前。《四总穴歌》:"面口合谷收。"故取合谷,有清阳明热的作用,可治目赤痛。

② 胸结身黄,取涌泉而即可:胸结身黄指肝胆热邪结于胸中,出现胸胁胀满疼痛黄疸,口干烦热之病症。涌泉,足少阴肾经井穴。《灵枢·经脉》:"肾足少阴之脉……从肾上贯肝膈,入肺中,注胸中。""口热舌干、咽肿、上气、嗌干及痛烦心、心痛、黄疸……"泻涌泉,有清热去湿、开郁退黄的作用。

③ 四肢之懈惰,凭照海以消除:照海,足少阴肾经的腧穴,阴蹻脉始发之处,八脉交会穴之一,通于阴蹻。肾藏精主骨。《难经·二十九难》:"阴蹻为病,阳缓而阴急,阳蹻为病,阴缓而阳急。"故取照海穴,能治四肢懈惰的疾病。

【提要】

阐述牙痛、项强、气逆上冲、小便不利,腹胀等病证的取穴。

【原文】

牙齿痛,吕细堪治①;头项强,承浆可保②。太白宣通于气冲③,阴陵开通于水道④。腹膨而胀,夺内庭以休迟;筋转而疼,泻承山而在早。

【注释】

① 牙齿痛,吕细堪治:吕细,即肾经太溪穴的别名。牙痛,除外感风寒化热,或胃肠积热等原因引起外,由于肾主骨,齿为骨之余,阴虚火旺,亦可引起牙痛。太溪是肾经原穴,能滋肾,故可治虚火牙痛。

② 头项强，承浆可保：承浆，任脉经穴。冲、任、督皆起于胞中，一源三歧，督脉上抵头项，任、督脉气相通。用位在前面的阴脉治疗背侧阳经的头项强，属从阴引阳的取穴方法。

③ 太白宣通于气冲：太白，是足太阴脾经原穴，能宣导气血。气冲，足阳明胃经腧穴，冲脉的起始部，能治气逆上冲。

④ 阴陵开通于水道：水道，足阳明胃经腧穴。阴陵，即脾经合穴阴陵泉。二穴配合，有健脾利水、疏通水道的作用。可治疗小便不利、水肿等。

【提要】

阐述膝、腕、脚痛，癫、狂、痫、疟疾、积瘀、胃脘病等症的取穴。

【原文】

　　大抵脚腕痛，昆仑解愈；股膝疼，阴市能医。痫发癫狂兮，凭后溪而疗理；疟生寒热兮，仗间使以扶持。期门罢胸满血膨而可已①。劳宫退胃翻心痛亦何疑。

【注释】

① 期门罢胸满血膨而可已：期门，足厥阴肝经募穴。肝经分布于胁肋、肝藏血，募穴又是脏腑气血在胸腹结聚的部位，故期门可治肝气郁结，气滞血瘀所致的胸满血膨之病证。

【提要】

阐述疝痛、五劳病症的取穴。

【原文】

　　稽夫大敦去七疝之偏坠，王公①谓此；三里却五劳之羸瘦②，华佗言斯。

【注释】

① 王公：指唐代医家王焘。

② 三里却五劳之羸瘦：胃为后天气血生化之源。胃经合穴足三里，有健脾胃、滋气血作用，是强壮要穴。故能治因患五劳而衰弱消瘦的病证。故有"若要安，三里常不干"之说。五劳，即肺劳、心劳、脾劳、肝劳、肾劳。

【提要】

阐述黄疸、眼鼻、膝肘疾病的取穴。

【原文】

　　固知腕骨祛黄①，然骨泻肾②，行间治膝肿目疾③，尺泽去肘痛筋紧。目昏不见，二间宜取④；鼻窒无闻，迎香可引。

【注释】

① 腕骨祛黄：腕骨，手太阳小肠经原穴。《灵枢·经脉》小肠经："主液所生病者，耳聋，目黄……"泻腕骨有清热利湿、退黄疸的作用。

② 然骨泻肾：然骨，即然谷穴。是足少阴肾经荥穴。《难经·六十八难》："荥主身热。"故泻然谷能清热除烦，有泻肾之功。

③ 行间治膝肿目疾：行间，足厥阴肝经荥穴。肝开窍于目，经脉连于目系，经脉气血阻痹，壅滞不通，则经脉过处红肿热痛，肝火炽盛，则目睛赤痛。泻行间可以清热泻火、清肝明目、消肿止痛的作用。

④ 目昏不见，二间宜取：二间，手阳明大肠经荥穴。经脉从手走头，止于前面部。《难经·六十八难》："荥主身热。"泻二间有清热疏风明目去翳的作用，可治疗因风热所致的目昏不见的病症。

【提要】

阐述四肢腰脊、头痛眼疾、咳嗽等病症的取穴。

【原文】

肩井除两臂难任①；丝竹疗头痛不忍②。咳嗽寒痰，列缺堪治③；眵𥉀冷泪，临泣尤准④。髋骨⑤将脚痛以祛残，肾俞把腰疼而泻尽。

【注释】

① 肩井除两臂难任：肩井，足少阳胆经腧穴，在肩上，是胆、三焦、胃、阳维四脉之会，能宣通肩背经络气血，为治疗肩背痛、臂不举的常用要穴。

② 丝竹疗头痛不忍：丝竹，即丝竹空穴，手少阳三焦经腧穴，是三焦经和胆经连接之处。少阳行人身之侧。取本穴有疏风散热、通络止痛的作用，可治疗偏头痛。

③ 咳嗽寒痰，列缺堪治：列缺，手太阴肺经络穴。《灵枢·经脉》："是主肺所生病，咳上气、喘喝……"有宣肺止咳、除痰顺气作用。更由于肺经由此别走阳明，补之以温阳化水、宣肺散寒，有治咳嗽寒痰的作用。

④ 眵(chī吃)𥉀(miè灭)冷泪，临泣尤准：眵𥉀，眼分泌物较稠厚，多属热证。冷泪，泪出清稀，多为寒证。临泣，指头临泣穴，足少阳胆经腧穴，是足少阳、太阳、阳维三脉之会。胆经起于目锐眦，临泣与眼的关系密切。热证宜用泻法，虚症宜用补法或多灸，为治眼病常用穴。

⑤ 髋骨：足少阳胆经环跳穴的别名。

【提要】

举前人治尸厥、泻死胎的病案以证实针灸的疗效。

【原文】

以见越人治尸厥于维会①，随手而苏。文伯泻死胎于阴交，应针而陨。

【注释】

① 维会：《针灸大成》：维会"乃玉泉穴，在脐下四寸是穴，手之三阳脉，维于玉泉，是足三阳脉会，治卒中尸厥，恍惚不醒人事。"玉泉穴，即任脉中极穴的别名，在脐下四寸，膀胱的募穴，是足三阴任脉之会。

【按语】

本文列举三十多种常见病证的针灸辨证施治方法，是窦氏用经络学理论指导辨证取穴的经验总结。取穴配方有循经远隔取穴和局部取穴，其中以五输、原、络、郄、背俞穴为主。反映出前人配穴处方的经验和规律，宜细心体会。

【提要】

强调针灸必需辨证施治。

【原文】

圣人于是察麻与痛，分实与虚。实则自外而入也，虚则自内而出欤！

【按语】

本段强调了针灸治疗必须遵循辨证论治的原则，并以麻痛为例，辨别虚证和实证，以及进一步辨证求因。以便作出准确诊断和合理配穴治疗。

【提要】

提示补母泻子取穴法。

【原文】

是故济母而裨其不足①，夺子而平其有余②。

【注释】

① 是故济母而裨其不足：是补母泻子取穴法中，虚则补其母的取穴方法。济母，即补其母穴。裨，与"补"同。

② 夺子而平其有余：即补母泻子取穴法中，实则泻其子的取穴方法。

【按语】

虚则补其母,实则泻其子,是针灸治疗的补母泻子取穴法。十二经脉的五输穴均配属五行,使用时,可按补母泻子法选穴。

【提要】

阐述经络在针灸治疗的重要性。

【原文】

观二十七之经络,一一明辨。据四百四之疾症①,件件皆除。故得夭枉都无,跻②斯民于寿域;几微已判③,彰往古之玄书。

【注释】

① 四百四之疾症:指古代归纳针灸能治疗的病症约有四百四种的意思。

② 跻:与登同。

③ 几微已判:近乎微妙的理论已经分析明白。

【按语】

此段一再强调经络学说在针灸治疗的重要作用。

【提要】

以心、胸、胁、肋、腰腿、头项等病证治疗为例,说明循经取穴的方法。

【原文】

抑又闻心胸病,求掌后之大陵;肩背患,责肘前之三里。冷痹肾败,取足阳明之土①,连脐腹痛,泻足少阴之水②。脊间心后者,针中渚而立瘥;胁下肋边者,刺阳陵而即止。头项痛,拟后溪以安然。腰脚疼,在委中而已矣。夫用针之士,于此理苟能明焉,收祛邪之功,而在乎捻指。

【注释】

① 冷痹肾败,取足阳明之土:冷痹肾败,指寒湿所致的腰膝痹痛。与肾气不足有一定关系。《素问·至真要大论》:"胕肿,骨痛,阴痹者,按之不得,腰脊头项痛,时眩,大便难,阴气不用。饥不欲食,欬唾则有血,心如悬,病本于肾,太溪绝,死不治。"足阳明之土,即足阳明胃经合穴足三里。胃经属土,足三里配五行也属土,故足三里为土经的土穴。

② 连脐腹痛,泻足少阴之水:连脐腹痛多属寒痛。《金匮要略·腹满寒疝宿食病脉证治》:"夫瘦人,绕脐痛,必有风冷"。足少阴之水,指足少阴肾经合穴阴谷穴。阴谷穴配五行属水。肾经挟脐行于腹,泻阴谷有泻除寒邪止腹痛的作用。

【按语】

此段进一步强调经络学说在针灸治疗的重要作用,并以经脉的循行分布规律为依据,提出按经取穴方法。如心胸的病证,以心包经穴为主的取穴方法,是因心包经循胸出胁之故。胁肋疾病可取循行人身之侧的少阳胆经穴为主的取穴方法。腰脚部痛,可取循行于人身背后的足太阳经穴为主的取穴方法。肩部疾患可取循行于肩背的手阳明经穴为主的取穴方法。与《四总穴诀》的"肚腹三里留,腰背委中求,头项寻列缺,面口合谷收"一样,体现循经取穴原则在临床上的具体运用。还补充了胸、胁、肩部的取穴方法,对针灸临床有一定的参考价值。

3·5　席弘赋

席弘是明代针灸家。本赋介绍他针灸治疗的经验,故名为《席弘赋》。内容反映出元、明时期的针刺手法,以及作者配穴选穴和使用经外奇穴的经验。对针灸临床有一定参考价值。

【提要】

强调针灸必须掌握穴位和补泻手法。

【原文】

凡欲行针须审穴,要明补泻迎随诀①,胸背左右不相同②,呼吸阴阳男女别③。

【注释】

① 要明补泻迎随诀:补泻迎随有两个意思:一是补泻手法。《灵枢·九针十二原》:"迎而夺之,恶得无虚,追而济之,恶得无实。"即逆着经脉来的方向斜针为泻法,顺着经脉去的方向斜针为补法。二是在经气旺盛的时间针刺,为泻法的针刺时间,在经气已过的时间针刺,为补针的时间,见下表:

经络 时间	肺经	大肠经	胃经	脾经	心经	小肠经	膀胱经	肾经	心包经	三焦经	胆经	肝经
经气旺盛时辰 经气已过时辰	寅 卯	卯 辰	辰 巳	巳 午	午 未	未 申	申 酉	酉 戌	戌 亥	亥 子	子 丑	丑 寅

② 胸背左右不相同:胸背左右都是指人身部位的阴阳。胸腹为阴,背为阳;右为阴,左为阳。

③ 呼吸阴阳男女别:针刺补泻可因呼吸、阴阳、男女而有所区别。《医经小学》:"呼气时左转为补,吸气时右转为泻。"《神应经》:"人身左边,右手以大指向前捻为补,大指后退为泻;人身右边,右手以大指后退捻而为补,前进捻为泻。男子为阳,午前左捻为补,右捻为泻,午后右捻为补,左捻为泻。女人为阴,与此相反。"

【按语】

本段阐述了明代的补泻手法,它的特点是把《内经》的疾徐、迎随、呼吸、开合、提插等单式手法,结合阴阳、男女、左右、九六等发展为复式补泻手法。明代补泻手法是针刺手法的发展,应认真深入研究掌握。

【提要】

头痛、耳聋、喉风、心疼手颤、虚喘和肩臂肘痹痛的取穴配方。

【原文】

气刺两乳求太渊,未应之时泻列缺①;列缺头痛及偏正,重泻太渊无不应②。耳聋气痞听会针,迎香穴泻功如神。谁知天突治喉风③。虚喘须寻三里中。手连肩脊痛难忍,合谷针时要太冲④。曲池两手不如意,合谷下针宜仔细。心疼手颤少海间,若要除根觅阴市。但患伤寒两耳聋,金门、听会疾如风⑤。五般肘痛寻尺泽,太渊针后却收功⑥。

【注释】

① 气刺两乳求太渊,未应之时泻列缺:气,指气病。两乳,指两乳之间的"膻中穴"。任脉的腧穴,心包募穴,八会穴之一,气之会穴。主治气病。太渊,肺经的原穴,脉之会穴。列缺,肺经络穴。肺主气,司呼吸。《灵枢·九针十二原》:"五脏六腑有疾者,皆取其原也。"

② 列缺头痛及偏正,重泻太渊无不应:即泻列缺和太渊穴,能治偏头痛和前额头痛。列缺,肺经络穴,与手阳明大肠经相络。手阳明从手走头,故列缺亦能治头顶痛。《四总穴歌》:"头项寻列缺。"太渊,肺经原穴。肺主皮毛,开窍于鼻,外邪侵犯,先从皮毛口鼻而入合于肺。泻太渊,能疏风解表治外感头痛。

③ 天突治喉风:肺胃素有积热,感风热时邪,风火相煽,蕴结喉嗌,出现咽喉突然肿痛,呼吸困难,吞咽

不利,或伴痰涎壅盛,牙关拘急,神志不清等症状。天突,任脉经穴,在咽喉部,能泄局部邪气,清热解毒,利喉嗌,平喘咳。

④ 手连肩脊痛难忍,合谷针时要太冲:即合谷和太冲相配,左右四穴配合,又名四关穴,治肢体痹痛有一定疗效。

⑤ 但患伤寒两耳聋,金门、听会疾如风:因外感风寒而致的耳聋,取金门、听会二穴治疗,可迅速收效。金门,足太阳膀胱经的郄穴。太阳主表,足太阳头部支脉,从巅至耳上角,郄穴有治本经急重病证作用。金门配听会,能散风寒,清利头目诸窍。故可治因外感引起的耳聋。

⑥ 五般肘痛寻尺泽,太渊针后却收功:指由风、寒、湿、火、痰等邪侵犯所致的肘部疼痛,取尺泽、太渊治疗。《灵枢·终始》:"腰以上者,手太阴阳明皆主之。"

【提要】

阐述食癖气块、胃中有积、心胸满、痫症、小肠气痛等病症的取穴配方。

【原文】

手足上下针三里,食癖气块凭此取①。鸠尾能治五般痫,若下涌泉人不死②。胃中有积刺璇玑,三里功多人不知。阴陵泉治心胸满,针到承山饮食思。大杼若连长强寻,小肠气痛③即行针。

【注释】

① 手足上下针三里,食癖气块凭此取:食癖,多因饮食无节,伤及脾胃,邪气搏结成块,潜匿两胁。气块,多因情志抑郁,气机阻滞,积聚而成。手三里,手阳明大肠经腧穴。足三里,胃经合穴。两经均布于胸腹。二穴均有健运脾胃、行气活血的作用,故能治食癖气块。

② 鸠尾能治五般痫,若下涌泉人不死:五痫,古代按痫证发作时,喉中发出的声音而分为马痫、牛痫、猪痫、羊痫、鸡痫,临证时不必拘泥。鸠尾,见《玉龙赋》注释。涌泉,足少阴肾经井穴。涌泉治癫痫,有交通心肾、醒神开窍的作用。

③ 小肠气痛:指小肠从腹下入阴囊,发生阴囊胀痛的病证。

【提要】

阐述腰、膝、脚痛,淋症,伤寒、难产等病症的取穴配方。

【原文】

委中专治腰间痛,脚膝肿时寻至阴。气滞腰痛不能立,横骨、大都宜救急。气海专能治五淋,更针三里随呼吸①。期门穴主伤寒患,六日过经尤未汗,但向乳根二肋间②,又治妇人生产难。

【注释】

① 随呼吸:指随呼吸而行补泻手法。

② 乳根二肋间:指乳下二肋间的期门穴。

【提要】

阐述耳、眼病症的取穴配方。

【原文】

耳内蝉鸣腰欲折,膝下明存三里穴,若能补泻五会间,且莫向人容易说①。睛明治眼未效时,合谷、光明②安可缺。

【注释】

① 耳内蝉鸣腰欲折……且莫向人容易说:耳为肾窍,腰为肾之府,耳鸣腰痛是肾虚所致。五会,即地五会穴,胆经腧穴。胆经从耳后入耳中,出耳前。故地五会,能疏通胆经经气,治耳鸣耳聋。足三里,胃经合

穴。胃为后天之本,肾得水谷精气滋养,精气充沛,耳鸣腰折之症自除。

② 光明:足少阳胆经的络穴,与足厥阴肝经为表里。肝开窍于目,肝受血而能视,胆经起于目锐眦。光明一穴通行肝胆,故为治眼病要穴。

【提要】

阐述癫症、寒咳、牙痛以及腰、肩、膝、脚痛等病症的取穴配方。

【原文】

人中治癫功最高,十三鬼穴①不须饶。水肿水分兼气海,皮内随针气自消。冷嗽先宜补合谷,却须针泻三阴交②。牙痛腰痛并咽痹,二间阳溪疾怎逃③。更有三间、肾俞妙,善除肩背浮风劳。若针肩井须三里,不刺之时气未调。最是阳陵泉一穴,膝间疼痛用针烧。委中腰痛脚挛急,取得其经血自调。脚痛膝肿针三里,悬中、二陵、三阴交,更向太冲须引气,指头麻木自轻飘。

【注释】

① 十三鬼穴:十三鬼穴为治癫狂痫的经外奇穴,有两种。一是孙真人十三鬼穴:人中(鬼宫),少商(鬼信),隐白(鬼垒),大陵(鬼心),申脉(鬼路),大杼(鬼枕),颊车(鬼床),承浆(鬼市),间使(鬼营),上星(鬼堂),女玉门头男阴下(鬼藏),曲池(鬼臣),舌下中缝(鬼封)。二是徐秋夫鬼病十三穴:人中、神庭、风府、舌下中缝、承浆、颊车、少商、大陵、间使、乳中、阳陵、隐白、行间。二者均为治疗癫狂痫的重要穴。

② 冷嗽先宜补合谷,却须针泻三阴交:冷嗽,即寒咳,外感风寒者有恶寒发热头痛,喉痒咳嗽,痰白而清稀。合谷,手阳明大肠经原穴,大肠与肺相表里,补合谷有温补阳气作用。三阴交,脾经穴,足三阴之交会穴。泻三阴交,能健脾除湿。二穴配合,能温散寒邪,除痰止咳。

③ 牙痛腰痛并咽痹,二间阳溪疾怎逃:咽痹,即咽喉肿痛。二间,手阳明大肠经荥穴。阳溪,手阳明大肠经穴。手阳明循颈上颊,入下齿中。《难经·六十八难》:"荥主身热。"《灵枢·一日分为四时》:"病变于色取之荥。""病变于音取之经。"外感风热,或胃肠积热,火热之邪循经上犯,发生齿痛,咽喉肿痛。二穴同用,有清热泻火、消肿止痛的作用。取二间,阳溪治腰痛,主要是用于热痹和偏于湿胜的著痹,可清热利湿,宣通经络。

【提要】

阐述转筋、腹痛、寒痹、伤寒病的取穴。

【原文】

转筋目眩针鱼腹①,承山、昆仑立便消。肚疼须是公孙妙,内关相应必然瘳②。冷风冷痹疾难愈,环跳腰间针与烧。风府、风池寻得到,伤寒百病一时消③。阳明二日寻风府,呕吐还须上脘疗。

【注释】

① 鱼腹:即小腿腓肠肌的肌腹部。因其形似鱼腹,故名。

② 肚疼须是公孙妙,内关相应必然瘳:公孙,足太阴脾经络穴,别走阳明胃经,八脉交会穴之一,通于冲脉,故为腹痛及脾胃疾病要穴。《灵枢·经脉》:"足太阴之别,名曰公孙……实则肠中切痛,虚则鼓胀,取之所别也。"内关,手厥阴心包经络穴,历络三焦,八脉交会穴之一,通于阴维。《难经·二十九难》:"阴维为病,苦心痛。"公孙与内关配合治疗腹疼,是八脉交会法,主治胃、心、胸的病证。

③ 风府、风池寻得到,伤寒百病一时消:风府,督脉腧穴,是督脉、足太阳、阳维之会。督脉统督诸阳,为阳脉之海。风池,足少阳胆经腧穴,手足少阳、阳维之会。风池、风府有疏风解表散寒作用,为治伤寒要穴。

【提要】

阐述心痛、疟癖、小便失禁、便秘、腰腿痛等症的取穴。

【原文】

妇人心痛心俞穴,男子痃癖三里高①。小便不禁关元好,大便闭涩大敦烧。髋骨腿疼三里泻,复溜气滞便离腰。

【注释】

① 男子痃癖三里高:痃,是脐两旁有筋块扛起。癖,是潜匿于两胁间的积块。足三里为足阳明胃经合穴。阳明多气多血。《灵枢·顺气一日分为四时》:合穴治"经满而血者",泻足三里有活血散瘀、行气散结的作用,为治肚腹疾病的要穴。

【提要】

疝气、小肠气等症的取穴。

【原文】

从来风府最难针,却用工夫度浅深,倘若膀胱气未散,更宜三里穴中寻。若是七疝小腹痛,照海、阴交、曲泉针;又不应时求气海,关元同泻效如神①。小肠气撮痛连脐,速泻阴交莫在迟,良久涌泉针取气,此中玄妙少人知。

【注释】

① 若是七疝小腹痛,照海、阴交、曲泉针;又不应时求气海,关元同泻效如神:指冲疝、狐疝、癀疝、瘕疝、癏疝、疝瘕、癃疝等七疝病,可用照海、三阴交、曲泉、气海、关元等治疗。照海,足太阴脾经腧穴,阴蹻脉起始部。三阴交,足太阴脾经穴,足三阴经之交会。曲泉,足厥阴肝经合穴。三经均至小腹,肝经绕毛际过阴器,肝之别络经胫上睾。气海、关元,任脉之穴。任主诸阴。诸穴配合,有调和气血、舒肝解郁、行气止痛之功效。

【提要】

小儿脱肛、噎膈、肩、背、腰、胯疼痛等症的取穴。

【原文】

小儿脱肛患多时,先灸百会次鸠尾,久患伤寒肩背痛,但针中渚得其宜①。肩上痛连脐不休,手中三里便须求②,下针麻重即须泻,得气之时不用留。腰连胯③痛急必大,便于三里攻其隘④,下针一泻三补之,气上攻噎⑤只管在,噎不住时气海灸,定泻一时立便瘥。

【注释】

① 久患伤寒肩背痛,但针中渚得其宜:风寒邪客于肩背,引起肩背经络气血阻闭不通,发生肩背痹痛。中渚,手少阳三焦经的输穴。三焦经循臑外上肩,交出足少阳之后,上项。三焦为阳气之父,俞穴主治体重节痛,故中渚能祛风散寒,通络止痛。

② 肩上痛连脐不休,手中三里便须求:肩痛连脐从经脉循行属于手阳明大肠经的路径。《灵枢·经别》手阳明的经别:"别于肩髃入柱骨,下走大肠……"手三里,手阳明大肠经穴,与足三里手足相应,治肚腹疾患。

③ 胯(kuà 跨):腰两侧与大腿之间的部分。

④ 隘(ài 碍):险要的地方。

⑤ 噎(yē 耶):指食物堵住食管,咽下难的症状。

【提要】

阐述捻转补泻、子午补泻的操作方法以及咽喉急症的取穴。

【原文】

补自卯南转针高①,泻从卯北莫辞劳②,逼针泻气须令吸③,若补随呼气自调④。左右捻针寻子午⑤，抽针行气自迢迢⑥，用针补泻分明说，更用搜穷本与标。咽喉最急先百会，太冲、照海及阴交，学者潜心宜熟读，席弘治病名最高。

【注释】

① 补自卯南转针高：即拇指前捻，食指往后退，使针体从卯东位向南转，是捻转补泻的补针手法。

② 泻从卯北莫辞劳：即拇指向后退，食指向前推，使针体由卯、（东）向北转，是捻转补泻的泻针手法。

③ 逼针泻气须令吸：即吸气时将针推进，是呼吸补泻的泻法进针法。

④ 若补随呼气自调：即随着呼气时进针，是呼吸补泻的补法进针法。

⑤ 左右捻针寻子午：针刺补泻手法，有"子午倾针"、"子午捣臼"等。

⑥ 迢迢（tiáo 条）：远、长。比喻针感放散很远。

【按语】

本赋主要介绍针灸家席弘的针灸治病经验。内容包括补泻针法、配穴治疗两方面。是金元以来的针灸歌赋中，理论和临床经验较为丰富的著作之一。在针刺补泻法方面提出迎随补泻，结合呼吸、左右、男女、阴阳等，用不同的捻转方向，以达到补泻目的。故本赋对针刺手法的发展有一定的影响。在治疗方面，文内所举的五十个病证的配穴处方，占百分之八十是循经取穴，并结合上病下取、下病上取、局部取穴而灵活运用。本赋的配方取穴规律可归纳为：四肢病证多在患肢循经取穴；脏腑病证多用俞募取穴与五输穴配合；五官病证多用五官局部邻近与循经取穴配合；外感病证取风池、风府、金门等三阳经腧穴。这些经验对针灸辨证取穴有指导意义。

3·6 行针指要歌（全篇）

本篇主要阐述针灸治疗风、痰、湿等十种临床常见病证的取穴配方方法，故名为《行针指要歌》。

【提要】

指出风、水、结、劳、虚、气、嗽、痰、吐、翻胃等病证的针灸配方。

【原文】

或针风，先向风府、百会中①。或针水，水分挟脐上边取②。或针结，针着大肠泄水穴③。或针劳，须向膏肓及百劳④。或针虚，气海、丹田、委中奇⑤。或针气，膻中一穴分明记。或针嗽，肺俞、风门须用灸。或针痰，先针中脘、三里间⑥。或针吐，中脘、气海、膻中补。翻胃吐食一般医，针中有妙少人知⑦。

【注释】

① 或针风，先向风府、百会中：风，这里泛指各种风病。风府，督脉经穴，督脉、足太阳、阳维脉的会穴。能疏风解表，治外风。百会，督脉经穴，足太阳、手足少阳、足厥阴五脉之会。治肝风内动。《针灸大成》：主头风中风，言语蹇涩，口噤不开，偏风半身不遂，风痫，青风、心风，角弓反张，羊鸣多哭，语言不择，发时即死，吐沫。二穴配合泛治各种风证。

② 或针水，水分挟脐上边取：水，指水湿内停而引起的水肿病证。水分穴有泻水消肿作用。《铜人腧穴针灸图经》："水病灸之大良，可灸七壮至百壮止，禁不可针，针水尽即毙。"现代临床针灸均用，但要小心操作。

③ 或针结，针着大肠泄水穴：结，凝结、凝聚。病邪凝结经络，气血运行受阻的病证，病邪凝结部位不同，就出现不同的症状。针着大肠泄水穴，指针刺大肠俞和大肠经属水的二间穴。大肠俞，足太阳膀胱经腧穴。大肠经气输注之处，与二间配合，有疏导气血、调理肠胃的作用，故能治疗少腹病、便血、水肿、喉痹等邪

结的病症。

④ 或针劳,须向膏肓及百劳:劳,是一种慢性虚损疾病。膏肓,足太阳膀胱经腧穴。百劳,经外奇穴。均为治疗虚劳喘咳之效穴。

⑤ 或针虚,气海、丹田、委中奇:泛指一切虚损病证,用气海、丹田、委中治疗有很好疗效。丹田即关元穴,小肠之募穴,足三阴、任脉之会,在脐下三寸。气海,任脉经穴,在脐下寸半。二穴均有补肾纳气、固本培元的作用,为强壮要穴。委中,膀胱经合穴,膀胱经的下合穴,膀胱与肾相表里,二经的经别均在腘窝会合,上行至肾,故补委中能壮腰健肾。《四总穴歌》云:"腰背委中求。"三穴配合,有补虚扶羸的作用。

⑥ 或针痰,先针中脘、三里间:痰病,有风痰、热痰、寒痰、燥痰、痰饮、宿痰、伏痰、顽痰、痰火、痰核等,多由脾湿而致。中脘,任脉腧穴,胃的募穴,八会穴的腑会。足三里,胃经合穴,胃的下合穴。脾胃相表里,二穴配合,能调理脾胃,化湿除痰。

⑦ 或针吐,中脘、气海、膻中补,翻胃吐食一般针,针中有妙少人知:吐,主要是胃失和降,气反上逆所致。有胃寒、胃热、伤食、痰浊之分。本条用补法治疗,当属虚寒证。中脘,任脉腧穴,胃之募穴,腑的会穴。补或灸中脘,有温中焦、降逆止吐作用。膻中,任脉腧穴,心包之募穴,气之会穴,能调上焦之气,宽胸和中,理气止呕。翻胃吐食,多为胃气虚弱,命火不足,不能腐熟水谷,胃失和降所致。取气海、中脘、膻中三穴治疗,与呕吐一样可以收到疗效。

【按语】

本歌赋介绍了风、水、痰、气等十种病证的针灸治疗取穴方法。选用的腧穴很有代表性,可作临床时参考。

主要参考书目

《黄帝内经素问》	唐·王冰注
《黄帝内经太素》	隋·杨上善撰注
《素问经注节解》	清·姚止庵
《黄帝内经素问集注》	清·张隐菴集注
《素问直解》	清·高世栻注解
《素问释义》	清·张琦撰
《素问注证发微》	明·马莳
《素问识》	日本·丹波元简撰
《难经白话解》	陈璧琉编著
《黄帝内经素问校释》	山东中医学院　河北医学院校释
《类经》	明·张介宾类注
《灵枢经》	明·吴勉学师古校本
《灵枢注证发微》	明·马莳
《黄帝内经灵枢集注》	清·张隐菴集注
《灵枢识》	日本·丹波元简著
《灵枢经校释》	河北医学院校释
《灵枢经白话解》	陈璧琉　郑卓人合编
《千金要方》	唐·孙思邈撰
《类证活人书》	清·林开燧撰
《针灸资生经》	宋·王执中撰
《针灸问对》	明·汪机编
《医门法律》	清·喻昌撰
《针灸大成》	明·杨继洲著
《针灸聚英》	明·高武著